新纂香譜 香譜

點校本

沈暢 點校

重慶出版集團 重慶出版社

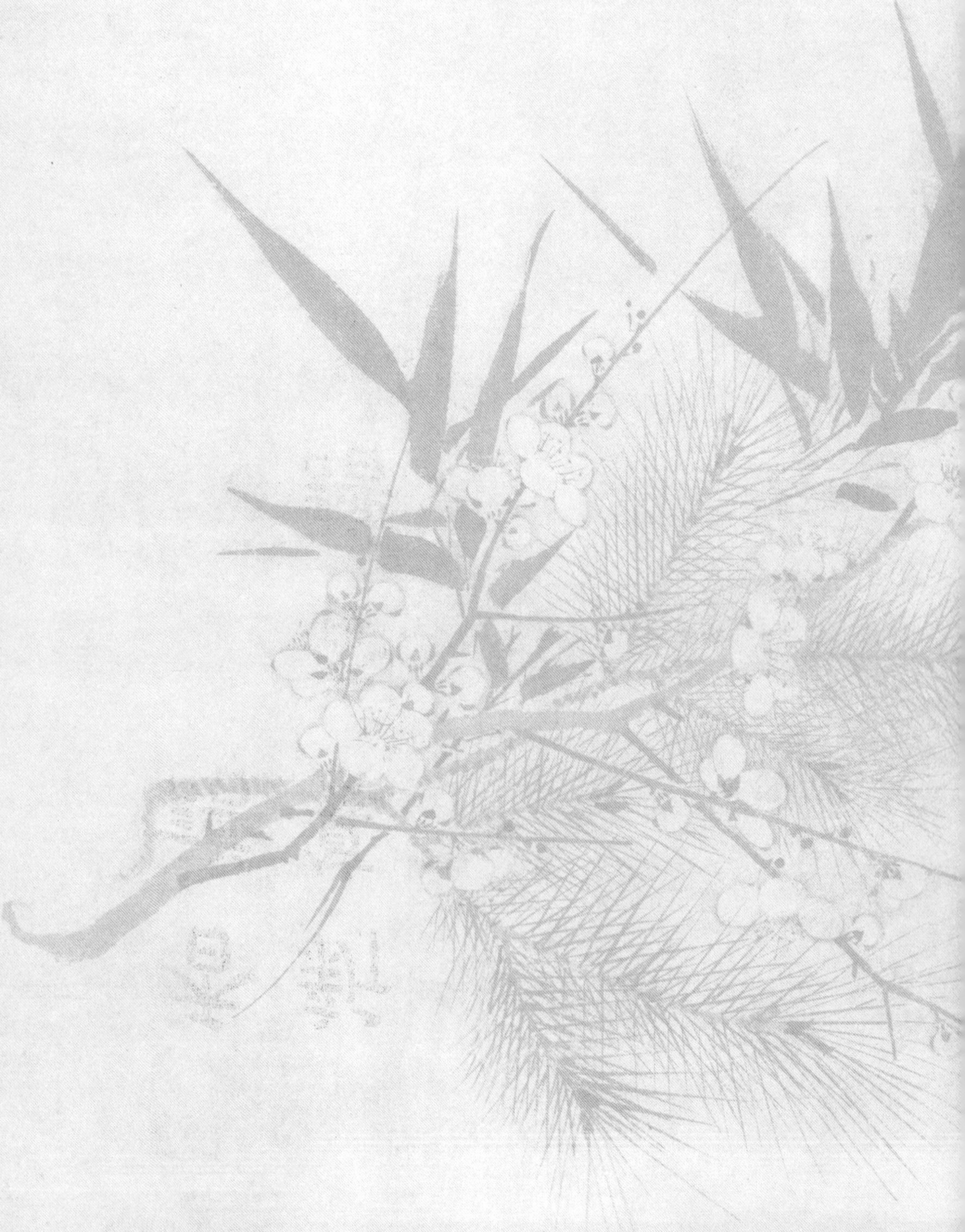

出版說明

香事由來已久，散見歷代文獻。洪、陳《香譜》，雖曾見於今坊間書市，然而僅以某版本，如《四庫本》，稍加標點而成，欠缺系統的文獻整理工作。有見及此，承真樓投入巨大資源，組織版本及文獻學專業人士，歷數寒暑，點校是書。

惟能力所限，書成僅印千冊，傳於港臺以及日本，影響有限，不利文化傳播，大陸書市難得一見。近年大陸香事甚盛，治香者甚眾，客觀條件所限，原版書無法廣傳。及後幸得重慶出版社襄助，終能在大陸書市出現，幸甚，然距離計劃立項時已八年矣！

本書重新印行，然字句一切按原版面貌，惟排版稍加改動。

Preface

The practice of using aromatics has a long history, and as such, has been enriched over the dynasties with evolving customs and beliefs, as a reaction to environment, historical and social changes throughout the long and winding course of Chinese past.

Today in China, the traditional art of using aromatics is seeing a resurgence in popularity, and it is important that we do not lose focus on the spiritual and cultural aspects of this elegant art by becoming too distracted by the commercial persuasions that sometimes attend this art. One only has to look at the markets for agarwood and antique censers to understand this. While agarwood and censers of course have an important place in Chinese incense culture, they are only a small part of the rich tradition of aromatics use. This art contains components that are symbolic, spiritual and philosophical. It is an expression of a lifestyle, representing the high moral value, lofty temperament and the love of knowledge of the literati in China.

To understand the full scope of incense and aromatic culture in ancient China, revisiting the primary textual and historical sources is of paramount importance.

Chinese literati have a great tradition of bibliography, and take pride in their efforts in collating and editing books. The exercise of bibliographical research was seen as helping to train critical thinking, as well as preserving and transmitting skills and knowledge.

In the Song dynasty - when China was recovering from the decline of the Tang dynasty, scholars sought to recover lost skills and practices of the past dynasties by compiling encyclopedia on topics whose transmission of information and knowledge were endangered. The selection of aromatics as one of those topics confirms its significance in the eyes of the Song scholars. At that point of history, aromatic use was an integral part of different levels of Chinese society. Incense was used for religious and medical purposes, as well as daily cleansing and nourishing.

As a result of the efforts of the Song scholars, today we still have two of these guidebooks on incense available, though in many different editions: Hong's Guidebook on Incense 洪芻香譜 and Chen's Guidebook on Incense 陳敬香譜. The editions that have survived were printed or hand-copied in different periods of time, such as the Ming and Qing Dynasty. As is the nature of hand-copied texts, errors in the transcription process were bound to occur. Some editions of the incense guidebooks have more chapters, while others may have more orthographical errors. Because of this, vigorous bibliographic research and editing, by cross-referencing all the different editions, are required for the clarification and verification of the original content.

Producing a critical edition of these two guidebooks for the convenience of future research and study is the first part of the project on the two incense guidebooks that Chinese Cultural Studies Center has undertaken, in order to help revive the elegant tradition of aromatic use. We hope that our work will find resonance in modern society, and help lend depth and meaning to a study of China's rich cultural legacy, and rekindle the love of culture and learning in our young people today.

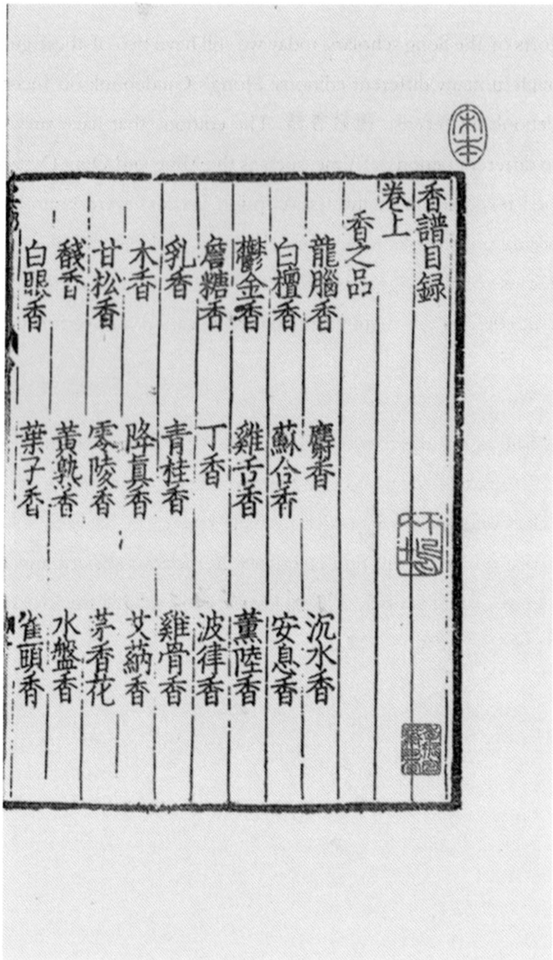
香譜目録
卷上
香之品
龍腦香 麝香 沉水香
白檀香 蘇合香 安息香
鬱金香 雞舌香 薰陸香
詹糖香 丁香 波律香
乳香 青桂香 雞骨香
木香 降眞香 艾蒳香
甘松香 零陵香 茅香花
馢香 黃熟香 水盤香
白眼香 葉子香 雀頭香

中國國家圖書館藏 南宋刻《百川學海》本(一)

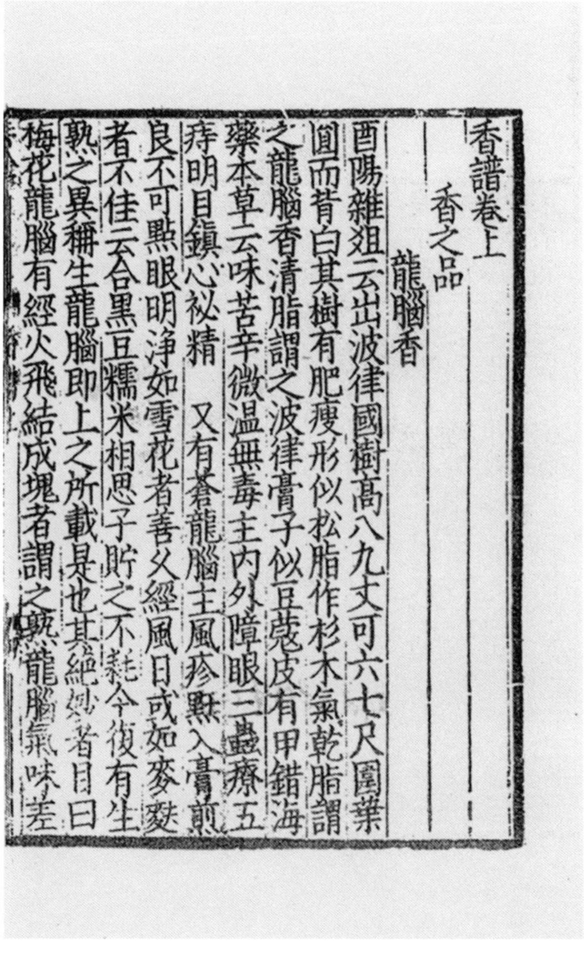

香譜卷上

香之品

龍腦香

酉陽雜俎云出波律國樹高八九丈可六七尺圍葉圓而背白其樹有肥瘦形似松脂作杉木氣乾脂謂之龍腦香清脂謂之波律膏子似豆蔻皮有甲錯海藥本草云味苦辛微溫無毒主內外障眼三蟲療五痔明目鎮心秘精　又有蒼龍腦主風疹䵟入膏煎良不可點眼明淨如雪花者善久經風日或如麥麩者不佳云合黑豆糯米相思子貯之不耗今復有生熟之異稱生龍腦即上之所載是也其絕妙者目曰梅花龍腦有經火飛結成塊者謂之熟龍腦氣味差

中國國家圖書館藏南宋刻《百川學海》本(二)

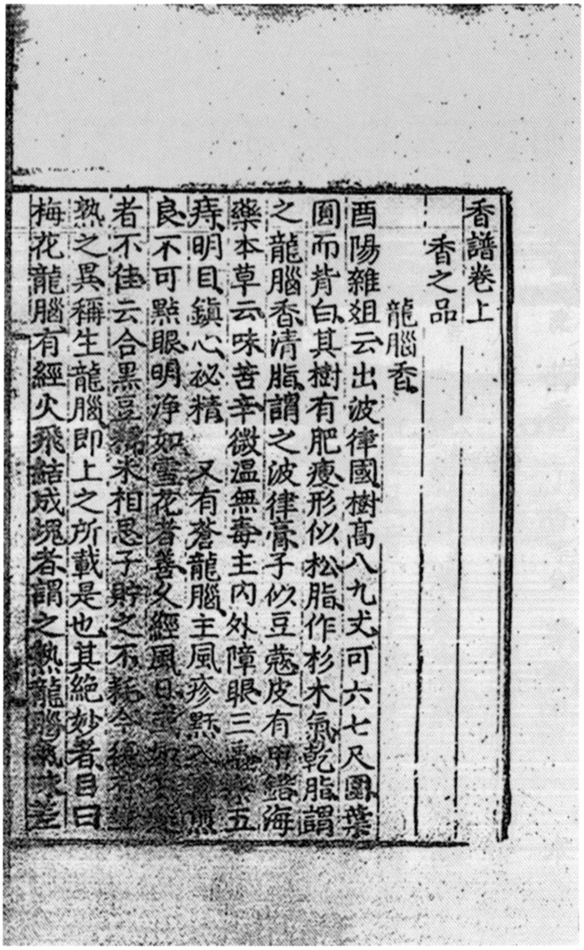

香譜卷上

香之品

龍腦香

酉陽雜俎云出波律國樹高八九丈可六七尺圍葉圓而背白其樹有肥瘦形似松脂作杉木氣乾脂謂之龍腦香清脂謂之波律膏子似豆蔻皮有甲錯海藥本草云味苦辛微温無毒主内外障眼三蟲治五痔明目鎮心祕精　又有蒼龍腦主風疹䵟入膏煎良不可點眼明淨如雪花者善久經風日或如麥麩者不佳云合黑豆糯米相思子貯之不耗今復有生熟之異稱生龍腦即上之所載是也其絶妙者目曰梅花龍腦有經火飛結成塊者謂之熟龍腦氣味差

明弘治十四年華珵刻《百川學海》初印本

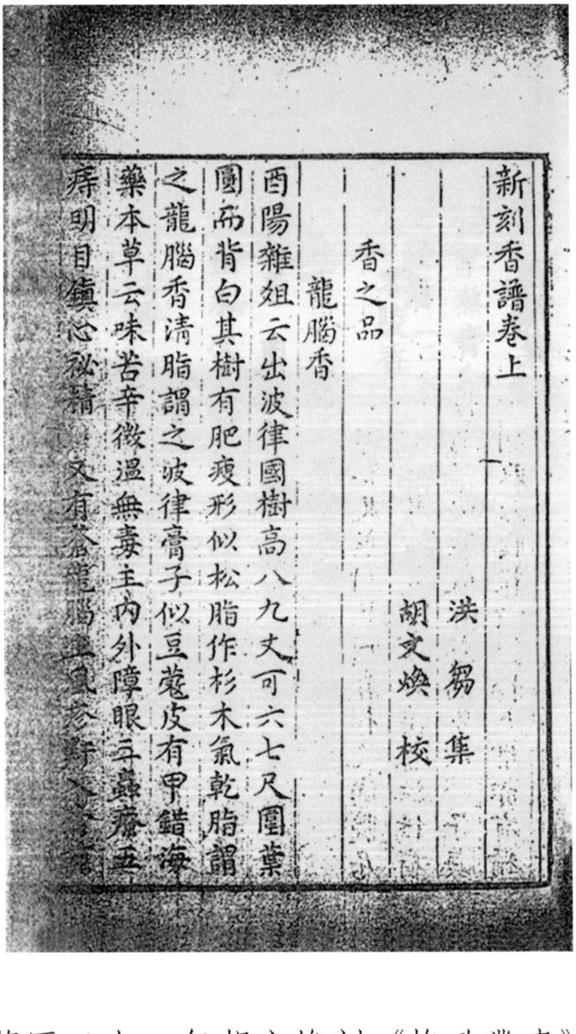

新刻香譜卷上

洪芻　集

胡文煥　校

香之品

龍腦香

酉陽雜俎云出波律國樹高八九丈可六七尺圍葉圓而背白其樹有肥瘦形似松脂作杉木氣乾脂謂之龍腦香清脂謂之波律膏子似豆蔻皮有甲錯海藥本草云味苦辛微温無毒主内外障眼三蟲療五痔明目鎮心秘精[illegible]文有蒼龍腦[illegible]

明萬曆三十一年胡文煥刻《格致叢書》本

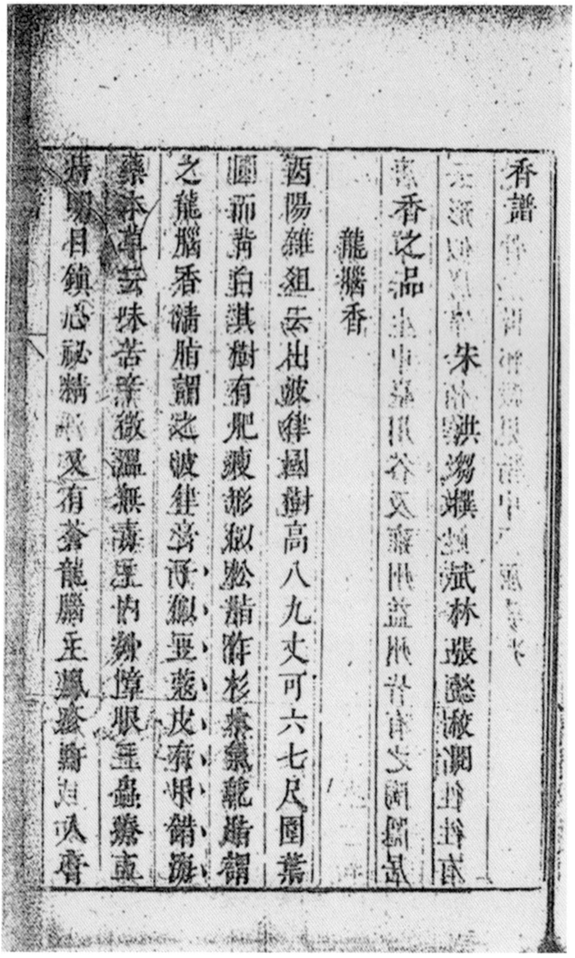

中國國家圖書館藏 明末刻《百川學海》本

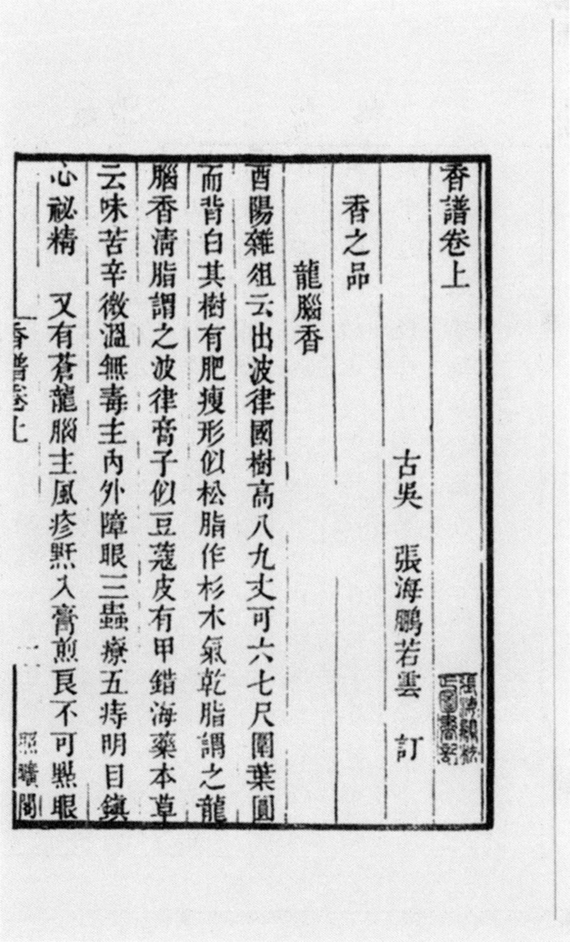
香譜卷上

古吳 張海鵬若雲 訂

香之品

龍腦香

酉陽雜俎云出波律國樹高八九丈可六七尺圍葉圓而背白其樹有肥瘦形似松脂作杉木氣乾脂謂之龍腦香清脂謂之波律膏子似豆蔻皮有甲錯海藥本草云味苦辛微溫無毒主內外障眼三蟲療五痔明目鎮心祕精 又有蒼龍腦主風疹䵟入膏煎良不可點眼

香譜卷上 一 照曠閣

清嘉慶十年張海鵬曠照閣刻《學津討原》本

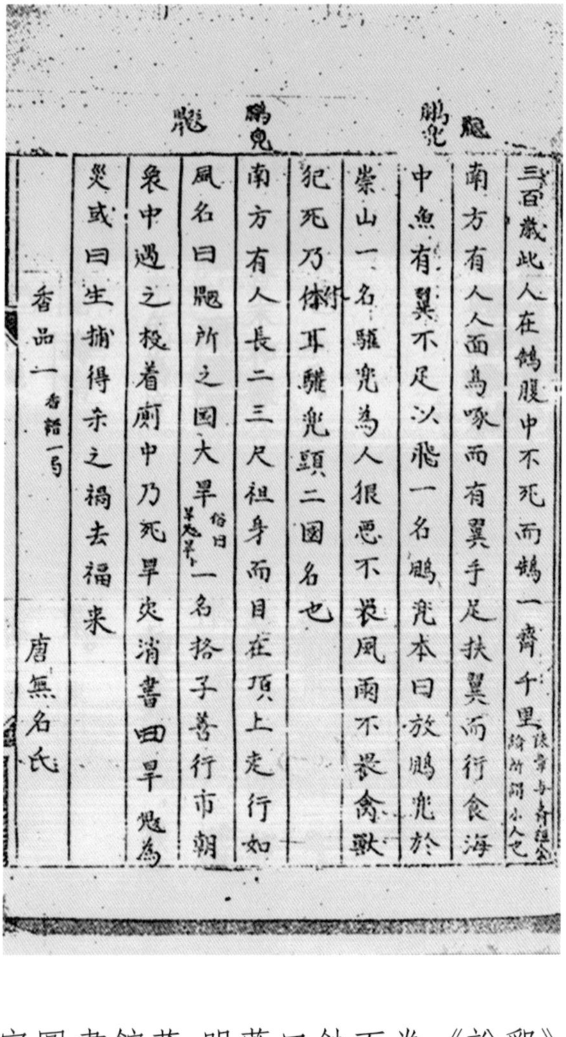
三百歲此人在鵠腹中不死而鵠一舉千里張華與齊諧合論所謂小人也

鵬兜 魃

南方有人人面鳥喙而有翼手足扶翼而行食海中魚有翼不足以飛一名鵬兜本曰放鵬兜於崇山一名驩兜為人很惡不畏風雨不畏禽獸犯死乃休耳驩兜頭二國名也

南方有人長二三尺袒身而目在頂上走行如風名曰魃所之國大旱俗曰旱魃一名格子善行市朝衆中遇之投着廁中乃死旱災消書田旱鬼為災或曰生捕得杀之禍去福來

香品一 香譜一 唐無名氏

中國國家圖書館藏 明藍口鈔百卷《說郛》本(一)

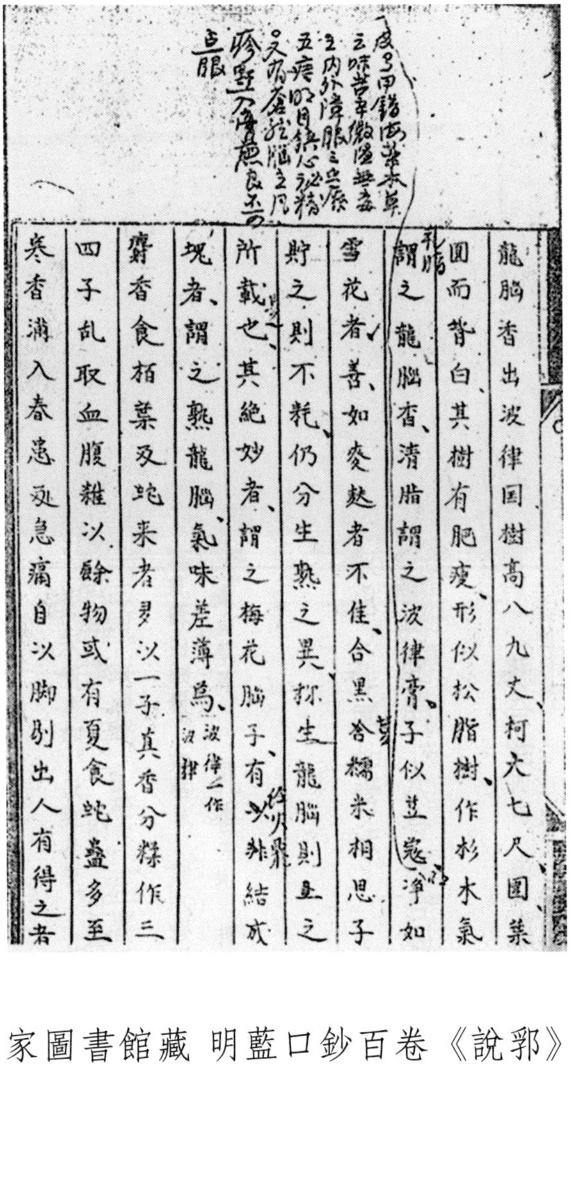
龍腦香出波律國，樹高八九丈，可大七尺，圍葉圓而背白，其樹有肥瘦，形似松脂樹，作杉木氣。
謂之龍腦香，清脂謂之波律膏，子似豆蔻，淨如雪花者善，如麥麩者不佳，合黑豆、糯米、相思子貯之則不耗，仍分生熟之異，稱生龍腦則是之所載也，其絕妙者，謂之梅花腦子，有以火飛結成塊者，謂之熟龍腦，氣味差薄焉。波律一作汲律
麝香食栢葉及蛇來者，易以一子真香分糅作三四子，乱取血腹雜以餘物，或有夏食蛇蟲多至寒香滿，入春患急痛，自以脚剔出，人有得之者

中國國家圖書館藏 明藍口鈔百卷《說郛》本(二)

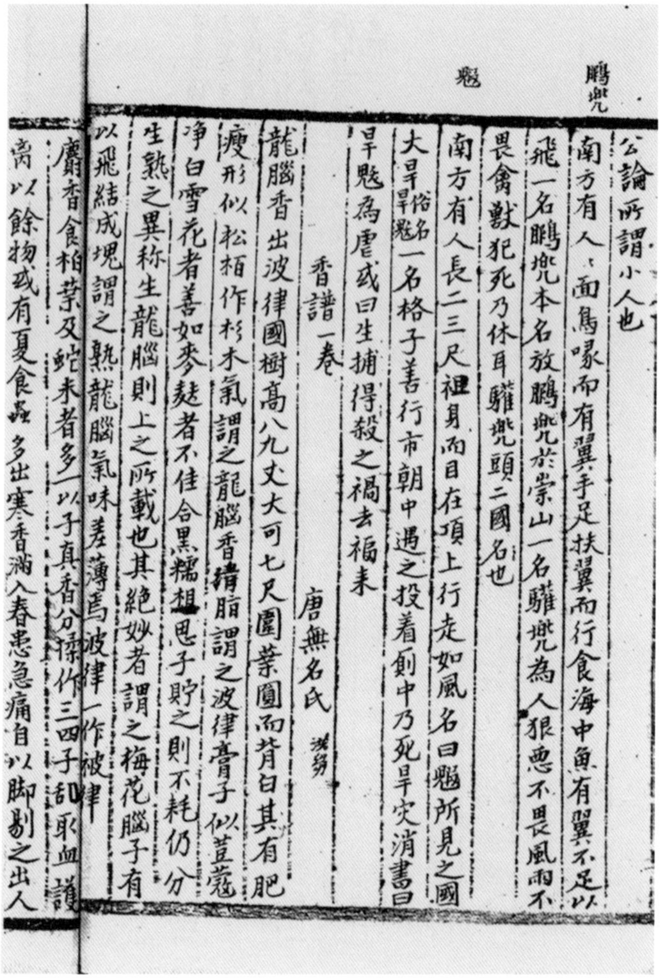
鵬兇　魃

公論所謂小人也
南方有人，面鳥喙而有翼，手足扶翼而行，食海中魚，有翼不足以
飛，一名鵬兇，本名放鵬兇，於崇山，一名驩兜，為人狠惡，不畏風雨，不
畏禽獸，犯死乃休耳。驩兜頭，二國名也
南方有人，長二三尺，袒身而目在頂上，行走如風，名曰魃，所見之國
大旱。俗名旱魃。一名格子，善行市朝中，遇之投着廁中乃死，旱灾消。書曰
旱魃為虐。或曰生捕得殺之，禍去福来
香譜一卷　唐無名氏　洪芻
龍腦香出波律國，樹高八九丈，大可七尺圍，葉圓而背白，其有肥
瘦，形似松柏，作杉木氣，謂之龍腦香，清脂謂之波律膏，子似荳蔻
淨白雪花者善，如麥麸者不佳，合黑糯相思子貯之則不耗，仍分
生熟之異，称生龍腦，則上之所載也，其絶妙者謂之梅花腦，子有
以飛結成塊，謂之熟龍腦，氣味差薄焉。波律一作被律
麝香食柏葉及蛇来者多，以子真香分搽作三四子，乱取血讃
膏以餘物，或有夏食蟲多，出寒香滿入春患急痛，自以脚剔之出人

上海圖書館藏 明弘治十八年鈔百卷《說郛》本
(百衲本)

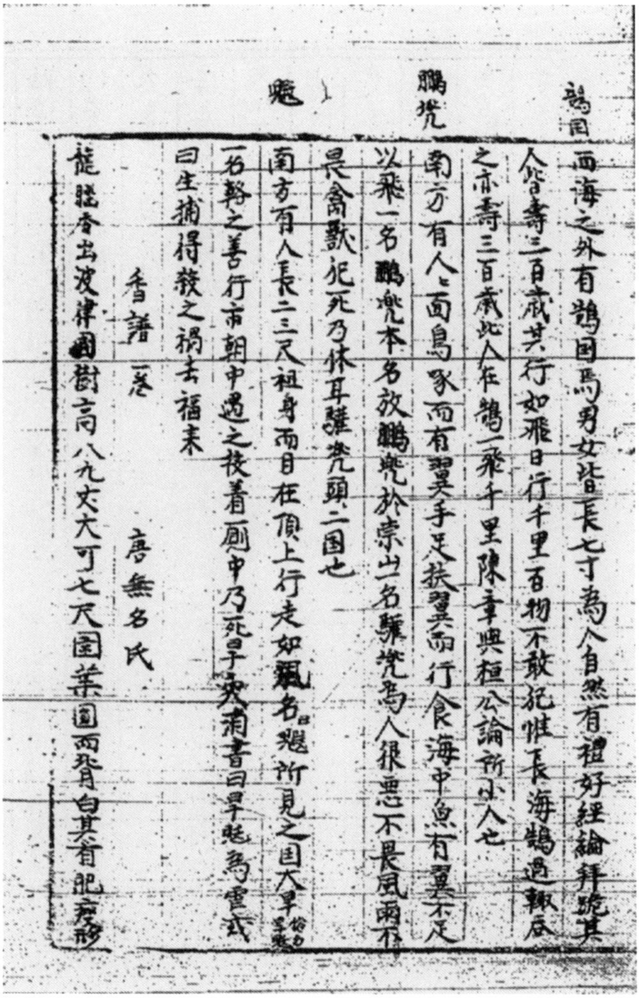
鵠国　西海之外有鵠国焉男女皆長七寸為人自然有禮好經綸拜跪其人皆壽三百歲其行如飛日行千里百物不敢犯惟畏海鵠過輙吞之亦壽三百歲此人在鵠一飛千里陳章與桓公論所小人也

鸜兜　南方有人人面鳥喙而有翼手足扶翼而行食海中魚有翼不足以飛一名鸜兜本名放鸜兜於崇山一名驩兜為人狠惡不畏風雨不畏禽獸犯死乃休耳驩兜頭二国也

魃　南方有人長二三尺袒身而目在頂上行走如飄名曰魃所見之国大旱俗名旱魃一名狢之善行市朝中遇之投著廁中乃死旱子災消書曰旱魃為虐或曰生捕得殺之禍去福來

香譜　一卷　唐無名氏

龍腦香出波律國樹高八九丈大可七八尺圍葉圓而背白其香肥者形

中國臺灣圖書館藏
明嘉靖年間鈔百卷《說郛》本

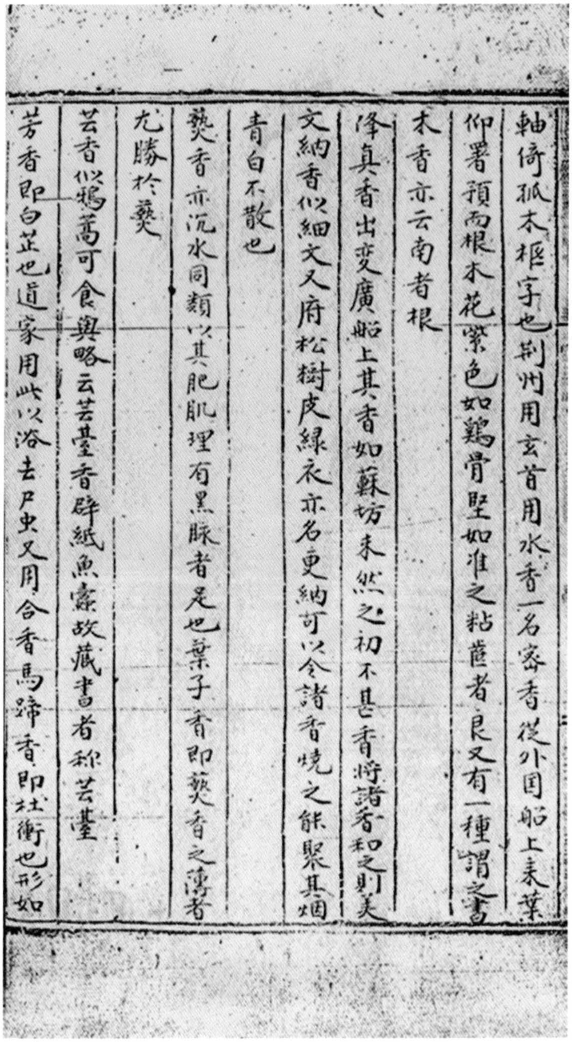
軸倚狐木柜字也荆州用玄首用水香一名密香從外国船上来葉
仰署預而根木花紫色如鷄骨堅如准之粘茝者良又有一種謂之雷
木香亦云南者根
降真香出交廣船上其香如蘇坊末然之初不甚香將諸香和之則美
文納香似細文又府松樹皮綠衣亦名更納可以合諸香燒之能聚其烟
青白不散也
蘹香亦沉水同類以其肥肌理有黑脉者是也葉子香即蘹香之薄者
尤勝於蘹
芸香似鴉蒿可食與略云芸基香辟紙魚蠹故藏書者稱芸基
芳香即白芷也道家用此以浴去尸虫又用合香馬蹄香即杜衡也形如

中國國家圖書館藏
涵芬樓舊藏明鈔百卷《說郛》本

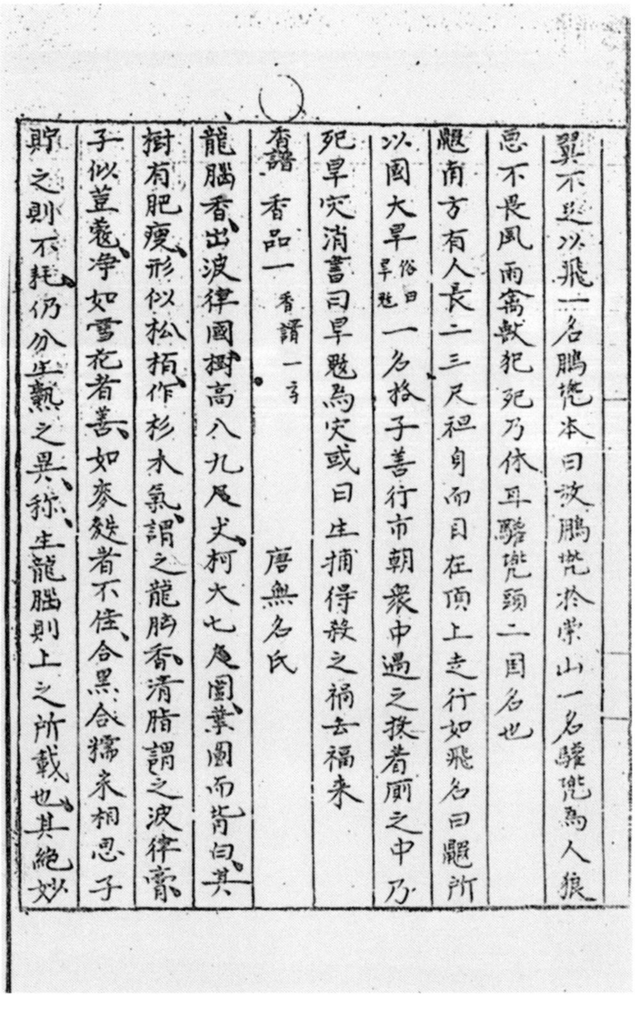

翼不能以飛一名鵬?本曰故鵬?於常山一名驢?爲人狼
惡不畏風雨畜獸犯死乃休耳驢?頭二同名也
魃南方有人長二三尺袒身而目在頂上走行如飛名曰魃所
以國大旱俗曰旱魃一名狢子善行市朝衆中遇之投着廁之中乃
死旱災消書曰旱魃爲災或曰生捕得殺之禍去福來
香譜 香品一 香譜一之 唐無名氏
龍腦香出波律國樹高八九丈大七八圍葉圓而背白其
樹有肥瘦形似松楠作杉木氣謂之龍腦香清脂謂之波律膏
子似荳蔻皮如雪花者善如麥麩者不佳合黑合糯米相思子
貯之則不耗仍分生熟之異稱生龍腦則上之所載也其絕妙

中國國家圖書館藏
明世學樓鈔百卷《說郛》本

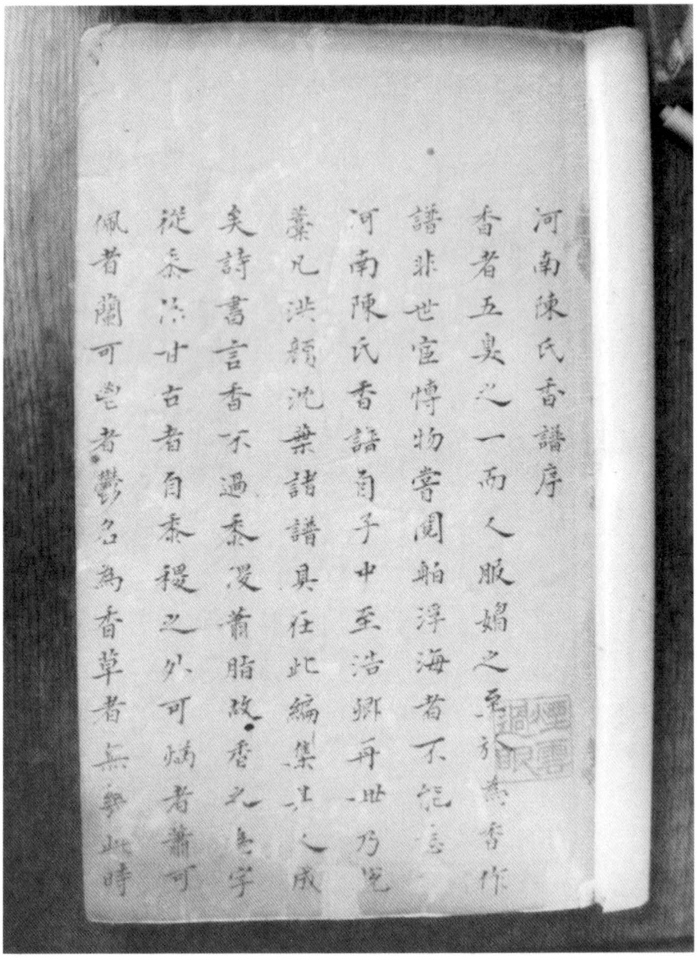
河南陳氏香譜序
香者五臭之一而人服媚之至於為香作
譜非世宦博物嘗閱舶浮海者不能悉
河南陳氏香譜自子中至浩卿再世乃克
纂凡洪顏沈葉諸譜具在此編集其大成
矣詩書言香不過黍稷蕭脂故香之為字
從黍作甘古者自黍稷之外可焫者蕭可
佩者蘭可鬯者鬱名為香草者無幾此時

中國科學院國家科學圖書館藏清初鈔本序文

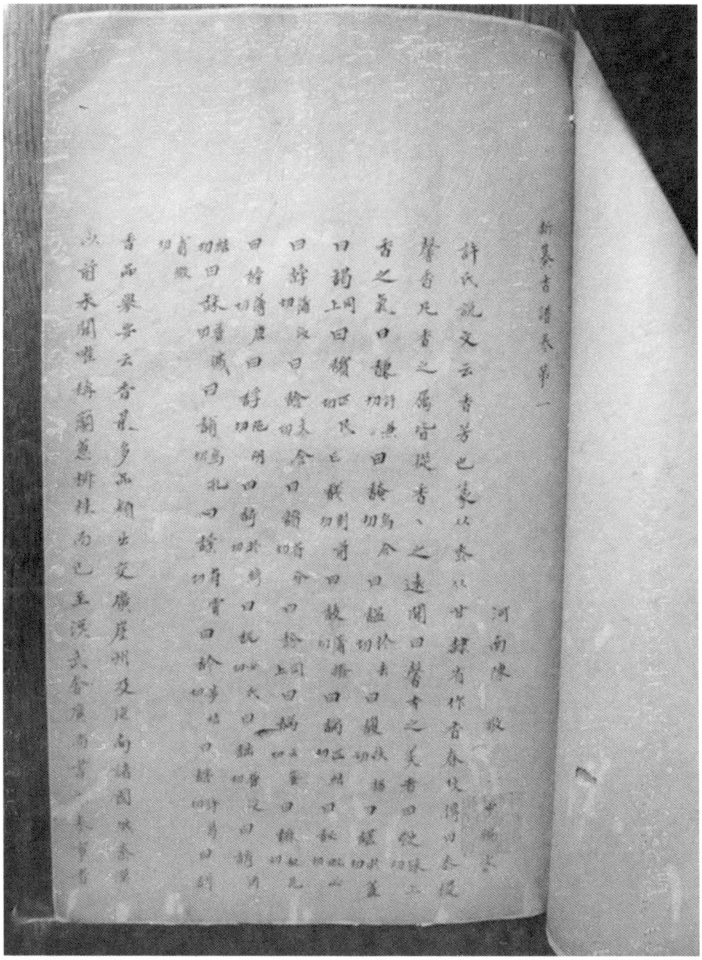

中國科學院國家科學圖書館藏清初鈔本卷一

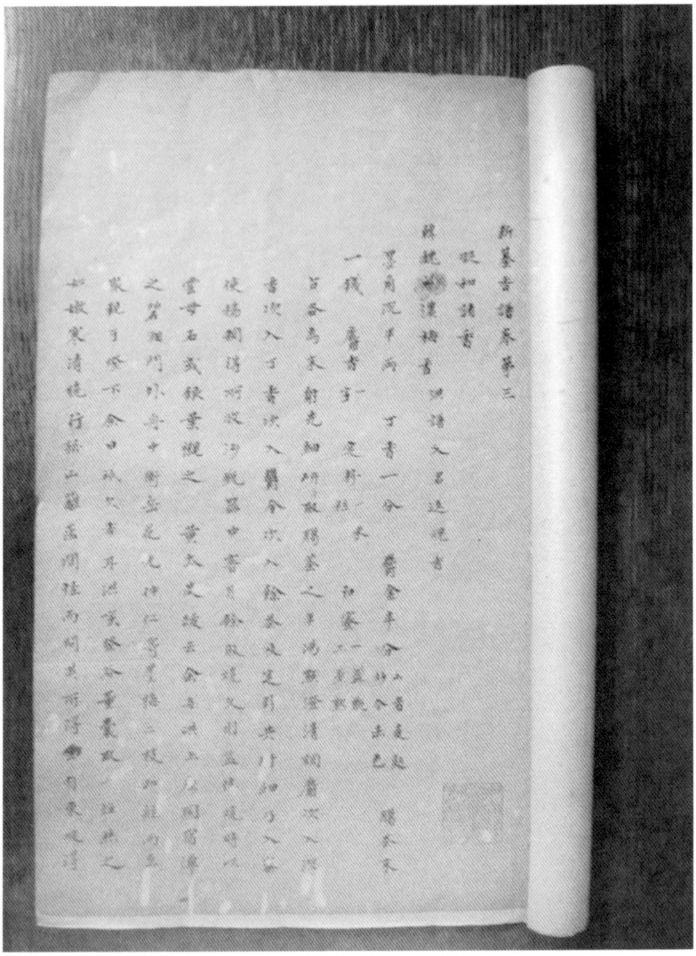

中國科學院國家科學圖書館藏清初鈔本卷三

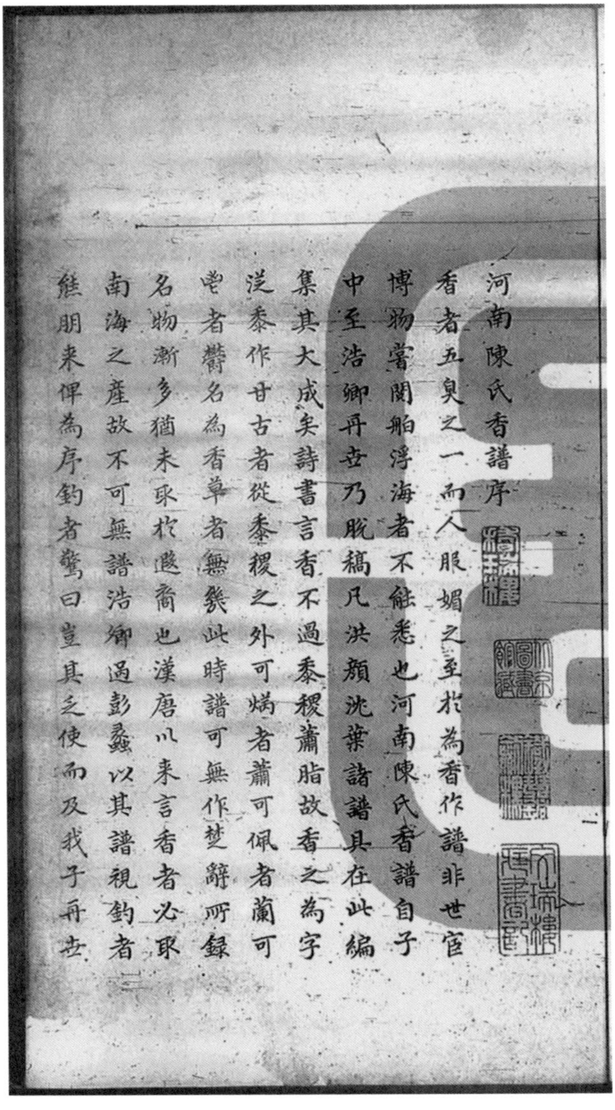

河南陳氏香譜序
香者五臭之一而人服媚之至於為香作譜非世宦
博物嘗閱舶浮海者不能悉也河南陳氏香譜自子
中至浩卿再世乃脫稿凡洪顏沈葉諸譜具在此編
集其大成矣詩書言香不過黍稷蕭脂故香之為字
從黍作甘古者從黍稷之外可焫者蕭可佩者蘭可
鬯者鬱名為香草者無幾此時譜可無作楚辭所錄
名物漸多猶未取於遐裔也漢唐以来言香者必取
南海之産故不可無譜浩卿過彭蠡以其譜視鈞者
熊朋来俾為序鈞者驚曰豈其乏使而及我子再世

鐵琴銅劍樓舊藏清鈔本序

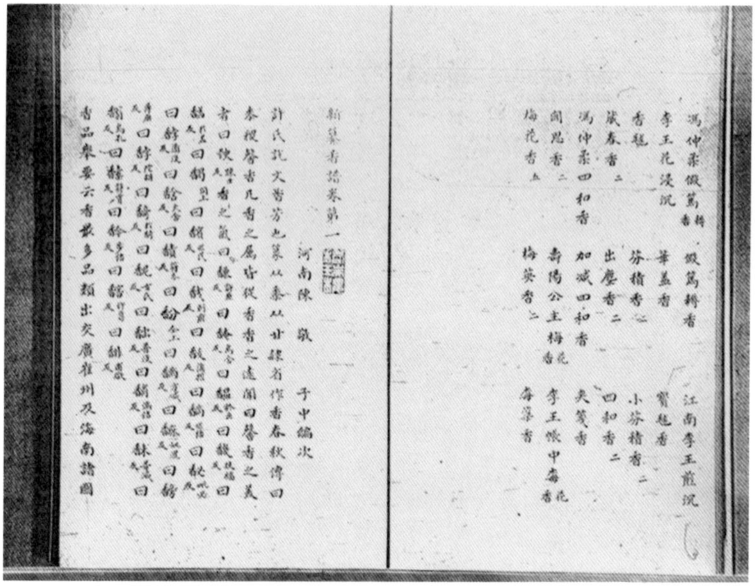

鐵琴銅劍樓舊藏 清鈔本卷一

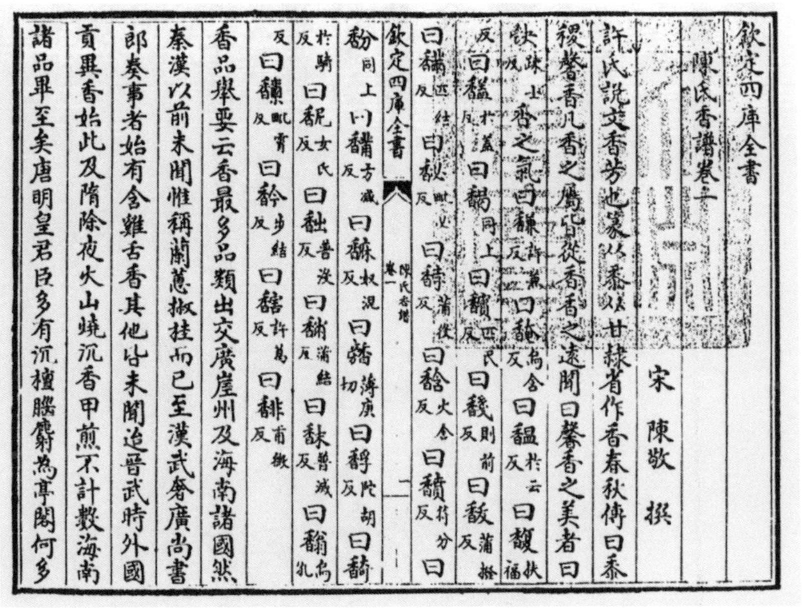
欽定四庫全書

陳氏香譜卷一

宋 陳敬 撰

許氏說文香芳也篆从黍从甘隷省作香春秋傳曰黍
稷馨香凡香之屬皆從香香之遠聞曰馨香之美者曰
飶毗必反香之氣曰馦許兼反曰馣烏含反曰馧於云反曰馥扶福反
曰馤於蓋反曰馩同上曰馪匹民反曰䭭則前反曰馟蒲撥反
曰馡匹結反曰馝毗必反曰馞蒲侯反曰馠火含反曰馩符分反曰
馚同上曰馡方滅反曰馢奴混反曰馞滂庚切曰馞蒲胡反曰馦
於驕反曰馜女氏反曰馛普沒反曰馣蒲結反曰馝普滅反曰馪烏孔
反曰䭲毗賓反曰馦步結反曰馦許葛反曰馡甫微反
香品舉要云香最多品類出交廣崖州及海南諸國然
秦漢以前未聞惟稱蘭蕙椒桂而已至漢武奢廣尚書
郎奏事者始有含雞舌香其他皆未聞迨晉武時外國
貢異香始此及隋除夜火山燒沉香甲煎不計數海南
諸品畢至矣唐明皇君臣多有沉檀腦麝為亭閣何多

文淵閣四庫全書本卷一

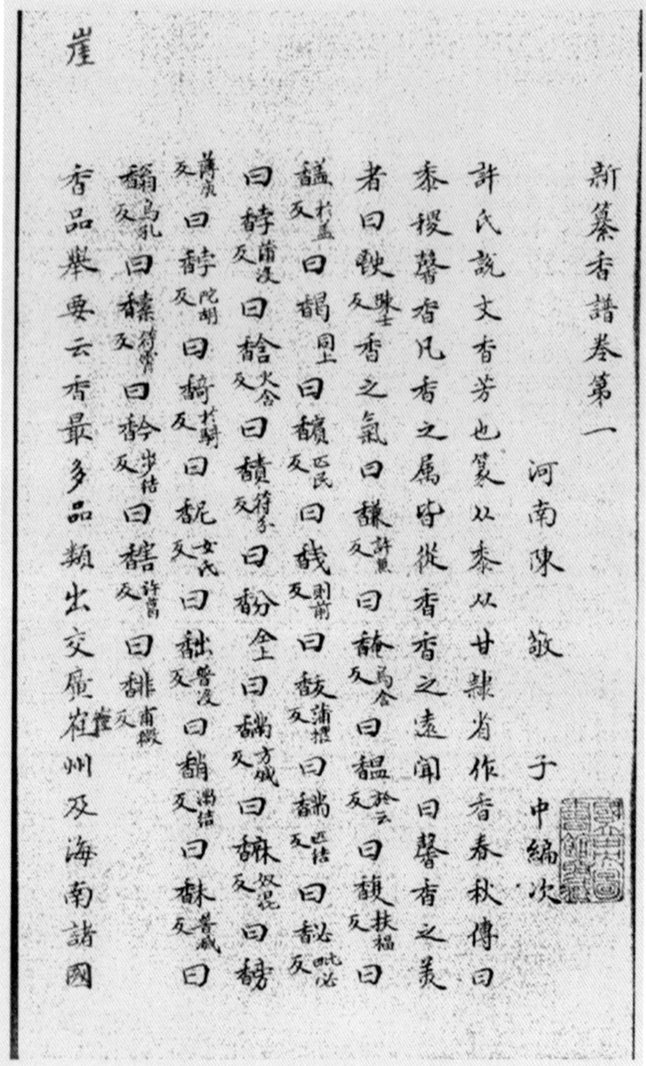
新纂香譜卷第一
河南陳　敬　子中編次
許氏說文香芳也篆从黍从甘隸省作香春秋傳曰
黍稷馨香凡香之屬皆從香香之遠聞曰馨香之美
者曰䬸昧土反香之氣曰馦許兼反曰馣烏含反曰馧於云反曰馥扶福反曰
馤於蓋反曰䭭同上曰馩匹民反曰馢則前反曰馛蒲撥反曰𩡷匹結反曰馝毗必反
曰馞蒲沒反曰馠火含反曰馩符分反曰馚仝上曰𩡿方滅反曰馚奴昆反曰馞
蒲沒反曰馟陀胡反曰馣於驕反曰馜女氏反曰馡普沒反曰馪滿結反曰馝普滅反曰
馪烏孔反曰䭯符彌反曰馠步結反曰馦許嗇反曰馡甫微反
香品舉要云香最多品類出交廣崖州及海南諸國
崖

適園舊藏鈔本 卷一

序文

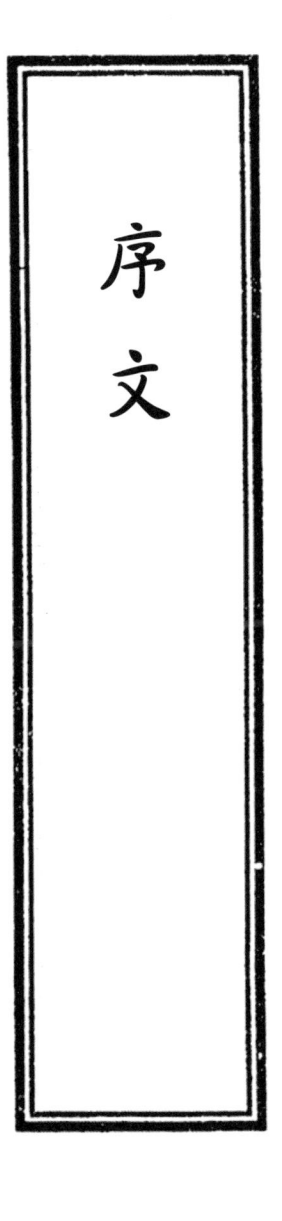

序文

有暗香盈袖

我第一線香緣，並非來自香氣，而是香具。聲色香味觸法，由色而入味，不可謂不奇，亦可謂合情合理。無他，許多被歷史塵埃掩蓋住的真昧，不一定因為今天不流行，而是在日常生活裡流傳著許多次品與種種不講究，讓入門的那道門，反成了障礙。就像手工粗劣卻還要雕龍刻鳳的樑柱，讓人對中國風建築起了偏見，以後望而生畏。

隨便找一個人來問關於中國之香，他可能會想起萬人爭上頭柱香，煙霧瀰漫的場面，嗆鼻而來的化學氣息，從此霧非霧、香非香，只緣此香非彼香。我小時候就是被神台上的那一炷香燭，薰出了太多眼淚來，幾十年不知香味。

自從見識過漢代的青銅博山爐，才又踏上了尋香之路。一座博山爐，就承載著中國人的信仰文化，燃點起道家理想中的神仙境界：，神獸托著山腳，爐蓋合起來就成了山峰，其中有孔洞，焚香時如山氣飛昇，大可幻想有神仙在其中騰雲駕霧。

於是，我從搜尋香爐開始上路，不同香爐的洞，有不同的效果，太少太多，太密太疏，都會影響到煙霧的線條美。光是各種講究，已經玩味十足。

然後是其他香具，香盒、割香器、香筒、香炭、香灰、香夾、香筷、香棒、香鏟、香匙、羽塵、香盤、香席，最後才到香品。

有一次，只聞過香水側聞過香道的朋友，見我排開我的寶貝、這批香具的陣勢，問這是幹嘛，是兵器模型嗎？我跟他娓娓道來又道去，他就問來問去，越問越有故意抬槓的意味：為什麼要用那香羽拭去爐邊的塵，用抹布一擦不就完事了？為什麼要用灰押在爐面的香灰壓出花紋，香燃起來的會更香嗎？為什麼要用那塊銀葉盛著香粉，要用埋在下面的炭慢慢烘？不可以更簡單點嗎？

我說：是的，可以，時間關係，你可以直接點線香，插爐上，點火，吸一口氣，完事。但如果沒那麼趕時間，何不慢慢來，享受到的快感會比較快。你問那爐蓋只是個道具嗎？是，也不是。這爐蓋就像沏茶的聞香杯，你鼻子的敏感度即使聞不到一泡茶溜過壺壁的餘茶香，至少可以平復你的浮躁。

香之微妙處，也在於急不來，久聞固然不覺其香，急躁的鼻，也嗅不到真香。經香蓋蓋一蓋，你不能一口氣吸盡那香氣，反而更感受到什麼叫香品出不同香品的差別。所謂『坐香一品香三回』，品觀鼻，去除雜味；二品鼻觀，觀想香趣，三品回味，肯定意念。

所以，所有工序都是多餘，卻亦非多餘，就看你有沒有多餘的時間。心情影響味道，什麼叫幽香，在若有若無之間，你越急切要聞，越覺無味，當你放下，在幽微處又忽有香氣襲人，『有暗香盈袖』，也就是這境界。香薰嗆鼻，那叫魔界。

道道道，香道茶道書道也好，一脈相承下來之好處，就是麻煩，就是要讓怕麻煩的人，麻煩他們在百忙中，靜靜端坐下來，達到禪修的效果。寫毛筆字，研墨沾水，就是要拖延你書寫的節奏；喝茶與沏茶道之別，就在於弄了那麼久，你不好意思牛飲；香道，也就是要你先做一些本來好像可以省略掉的工夫，心靜了，香才能更香，這香可不是壅塞在鼻黏膜裏，而是留在心裡歷久常新，那叫心香。

這些不必要的儀式之必要，是為修心養性，心靜處，亦乃禪宗所講：八風不動無雜念。唐朝趙州禪師教人禪修，只一句話：『喫茶去』，其實換句話說，也可以是：『聞香去。』

吾友聽到這裡，再也耐不住性子，問有沒有沈香，想嚐嚐。我說，即如禪修有無量法門，香品不只有沈香，一部香譜開出的異香，含無限變化組合，讓人聞所未聞。

先靜心如止水，心靜自然香，未聞香氣先有情。

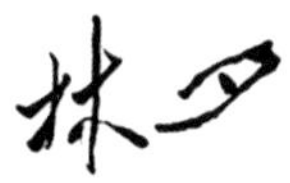

序文二

劉靜敏

古人用香的歷史很早，但是直到宋代才大量將用香歷史、典故、軼聞、詩文，香材的產地、特徵、修治方法，以及香方、調配製作等主題彙編成專書，稱為《香譜》，這可以說是古人用香的百科全書。

這種針對單一主題的事物，彙編為譜，方便檢索的《香譜》，宋元時期各家競相撰寫，體例也略有不同。因此，從圖書分類的角度來理解《香譜》豐富多樣的內容，或許更能看清《香譜》的真貌。

首先，以《香譜》編輯方式來考量，這種采摭羣書，依類相從的「類書」匯編形式，既方便檢尋、又可徵引故實的工具書型態，在宋晁公武的《郡齋讀書志》卷十四便將洪芻《香譜》歸屬於類書範疇。

第二，從用途觀之，鄭樵視香藥為貿易商品，將《香譜》列為食貨器用，所撰《通志·藝文略》卷六十六〈食貨·器用〉謂：「《香譜》四卷沈立撰。〈天香傳〉一卷丁謂撰。」

鄭氏從經濟角度觀看《香譜》，眼光獨到，能見他人所未見之處，確實反映宋代香藥貿易的重要。同時，因《香譜》中有收錄各種香方與和香法，具有醫療之用，鄭樵視同醫方，在同書的卷六十九〈藝文略·醫方類〉

裡區分出「香熏」一項，收錄古代三種香方典籍：「《香方》一卷宋明帝撰。《雜香方》五卷。《龍樹菩薩和香法》二卷。」這也說明，宋人各色各樣的香方也通常與醫方配伍相近，具有氣味療癒的效果。

第三，《香譜》被歸納為「譜錄」類書籍，「譜錄」是宋代新興的一種圖書分類方式，為南宋尤袤在《遂初堂書目》首創的體例，其中記載《香譜》便有：「沈氏香譜。洪氏香譜。天香傳。萱堂香譜。」等四種。

清代館臣編輯四庫全書時，特別讚揚此種專名一事一物的方法，在經史子集中的子部別立譜錄一門，專門收入《香譜》、《石譜》等這類書籍。也說明這類專為賞心娛目之事物，是孕育宋代文化的重要根源。

第四，從技藝考量，將《香譜》書籍列入「雜藝類」者，首見宋陳振孫《直齋書錄解題》卷十四紀錄三種：「香譜一卷，不知名氏。萱堂香譜一卷，稱侯氏萱堂而不著名。香嚴三昧（按文獻通考作十卷）不知名氏。」其後馬端臨編輯《文獻通考·經籍考》，也採用陳振孫看法將《香譜》歸為子部雜藝術類。

這種將《香譜》視為雜藝書籍，恰如其分反映宋人對燒香點茶插花掛畫四般閒事的看法，焚香雖小道但亦有可觀之處，一如四庫館臣所說的：「游藝亦學問之餘事，一技入神，器或寓道，故次以藝術。」

第五，視《香譜》為經濟作物種植之屬，納入農家系統。這種看法，未見於宋人，是元代脫脫撰《宋史·藝文志》時，總結宋代圖書文獻，《香譜》首度被官修史書列為農家一類，見卷二百五收入《香譜》圖書四種：「侯氏《萱堂香譜》一卷。沈立《香譜》一卷。洪芻《香譜》五卷。葉庭珪《南蕃香錄》一卷。」

事實上，這種分類方法，清代館臣頗有異議，在《四庫全書總目》凡例便說：「《香譜》、《鷹譜》之屬，舊志無所附麗，強入農家。」

不過，大部分香藥多為植物之屬，從農家的種植觀點來看，今存最完整、最早的農書北魏時期賈思勰的《齊民要術》中，已見到香藥的身影，在卷五「種紅藍花梔子第五十二」，紅藍花除了藥用之外，主要作為染料、臙脂。其中還提到「合手藥法」、「合香澤法」、「合面脂法」、「作香粉法」，包含各種護手、潤髮、面脂、香粉中加入香藥的製法。攙和的香藥，在潤澤人髮的「合香澤法」就有：雞舌香、藿香、苜蓿、蘭香；防止冬天面唇皴裂的「合面脂法」中採用丁香、藿香；防止手部皴裂的「合手藥法」，除丁香、藿香，還可以加上甘松香；粧摩身體則有「作香粉法」，香粉中合入丁香，取其自然芬芳。

據此，從圖書分類中見識到《香譜》的多樣面貌。

宋代之時，不僅皇室與權貴將用香視為風尚，在位者以恩賜香藥為手段，權貴之間則競相以奢華用香為誇耀。再者，文人愛香成風，又掀起另一波高潮，從終日焚香到贈香為禮，乃至於對香的氣味品評，建構燒香乃士大夫清致的準則，更將用香提升至精神層面與人生價值觀。

最重要的是宋代社會大眾也普遍用香，從日常生活、醫藥乃至於信仰，都與香藥密不可分。香藥的來源多樣，除了本土所產，自漢代通過絲路，絲綢換取商品之中，有一大項便是香料；而唐宋以來的海上陶瓷之路，用陶瓷交換而來的香藥也佔有很大的份量。宋代於臨海都城廣設市舶司，茶與香藥是國庫重要收入之一，基於香藥船舶貿易需求之下，紀錄與收集不少海外香藥知識，彙編成書，或以香為專題，或將香納入方志物產中，這也成為南宋時期編輯《香譜》的主要內容。

閱讀《香譜》是通往香文化的一條最為便捷的道路，尤其北宋洪芻《香譜》首創香品、香異、香事、香法的撰寫體例，分類詳實；陳敬的《陳氏香譜》更被元代學者熊朋來讚譽說：「不得此譜，則無以治爐熏」。

今日，承真樓著意發揚傳統文化，率先為宋元時期的洪芻、陳敬兩家《香譜》進行刻板且繁瑣的校注工作，令人感佩，僅此以小文為序致賀。

序文三

吾國之用香雖起於上古，然皆中土所產之蕭、茅、艾、鬱之屬。漢世拓西域、征交廣南越，南海與西域諸地之奇異香藥方源源不斷進入中國，自此吾華之香事為之一變。沉香、龍腦、蘇合、薰陸、丁香等香藥成為了香事的主角，并出現了輯錄香方的譜錄。最早之香譜為南朝宋范蔚宗所著《和香方》及《雜香膏方》，惜書已佚亡久矣，今僅存漢書所載《和香方序》。

而今存世最早且保存較完整之香譜為宋洪芻《香譜》。《宋史·藝文志》著錄為五卷，今傳世僅存一卷本及二卷本，計四大類百余條目，其中錄有五代至北宋香方十九個。自宋代以來傳世有十數個版本，諸版本間差異甚大，錯簡誤漏亦多。於今古代香事研究甚是不便，故極需有博雅之士校注。

《陳氏香譜》、《新纂香譜》同為南宋末期河南陳敬所編撰，《陳氏香譜》刊刻於元英宗至治二年。《新纂香譜》最早見於清錢曾《讀書敏求記》云：內府元人抄本，今所見或為《陳氏香譜》之殘本或刪輯增補本，所載今存最早之印篆諸香附圖十六幀等內容為《陳氏香譜》所無，可補《陳氏香譜》之闕漏。《陳氏香譜》四卷，計二十三大類，七百零六條。凡諸歷代香品、香異、諸家修製、印篆凝和、塗傅、以及諸香事類、傳、序、說、銘、頌、詩、詞、賦等無不搜羅具載。涉及歷代笔記小說，本草、方藥醫書、農書等。匯集了宋代沈立、洪芻、葉庭珪、顏博文等十一家香譜精要。清《四庫全書》子部《香譜》提要謂：十一家之譜今不盡傳，敬能薈粹群言，為之總匯，佚文遺事多賴以傳要，於考證不為無益也。故《陳氏香譜》為宋代香譜之集大成者。譜中所錄香方宋代及宋以前計223條，并對香室、香桌、香事器具、爇香方式等皆釐定了規範和法度，后世明朱權《焚香七要》、周嘉胄《香乘》、高濂《遵生八箋·論香》、清王訢《青煙錄》等莫不輯載遵從，明清以來傳承不絕，并傳之東亞諸國，均尊為圭臬。故《陳氏香譜》、《新纂香譜》為中華香學史上重要的里程碑。

《陳氏香譜》自元代刊刻以來，歷經近七百年，原版已不復存見。然其後刻、抄版本眾多，錯漏缺文亦自難免。

今香港承真樓中華文化研究中心發心資助，於宋洪芻《香譜》、宋陳敬《陳氏香譜》《新纂香譜》重新校訂注釋。新典遍參存世諸刻抄珍稀善本，校勘之精細，注釋之詳盡，為歷代香譜校注所稀見。誠華夏香文化之盛事也。文章千古事也，斯文必將名傳中華香史！今有幸拜讀并序，與有榮焉。

歲在乙未杏月穀雨　滬上清禄書院吴清玄煙頓首再拜

香譜目錄

香譜目録

凡例

凡例

一、本書以中華再造善本唐宋編影印中國國家圖書館藏南宋刊本百川學海所收香譜為底本，並據他本校勘。

二、洪芻香譜版本眾多，有一卷本、兩卷本之別。然卷數實不足以區分版本分合關係。今傳洪芻香譜無單行本，各書所收，大致分為三個系統。明萬曆三十一年胡文煥格致叢書本、中國國家圖書館藏明末刊百川學海本、上海圖書館藏明末刊百川學海本（舊題「明萬曆刻本」）、中國國家圖書館藏名人小說本及清初陶珽編百二十卷說郛本同出一源，是為一系。其餘香譜刊本（包括宋刻百川學海本）另為一系。此外，明鈔百卷本說郛卷六十五收有香譜，為洪芻香譜節鈔本，與傳世各本相校，均有差異，當另出一源，是為第三系。

三、因明鈔本說郛所收香譜為節鈔本，且古人抄書多有節略隱括。故本書校勘以前兩系版本為主，以明鈔本說郛作為參校本。

四、宋本一系，選取明弘治十四年華珵刊百川學海初印本及清嘉慶十年張海鵬編學津討原本為校本。前者為本系統此後絕大多數版本的祖本，後者曾經精心校勘。

五、格致叢書本一系，選取格致叢書本、中國國家圖書館藏明末刊百川學海本為校本。格致叢書本為二卷本，且中國國家圖書館藏明末刊百川學海本、上海圖書館藏明末刊百川學海本、名人小說本、百二十卷說郛本于「香之事」最末詩文部份均有删節而此本獨完。中國國家圖書館藏明末刊百川學海本、上海圖書館藏明末刊百川學海本、名人小說本、百二十卷說郛本均為一卷，且據查驗，實為同一套版片的不同印本。因中國國家圖書館藏明末刊百川學海本刷印最早，故取作校本。

六、所見明鈔百卷本說郛存香譜者，計有：中國國家圖書館藏明鈕氏世學樓鈔本、明鈔藍口本、涵芬樓舊藏明鈔本，上海圖書館藏明叢書堂鈔本（缺卷以弘農楊氏鈔本、明鈔本配補），中國臺灣圖書館藏明鈔本。本書據此五本參校。凡五本相同者，統以「明鈔本說郛」之名；五本有異者，擇善而從而不另作校勘，並具體標明所據為此五本中之某本。

七、為求行文簡潔，校本各冠以簡稱。具體如下：明弘治十四年華珵刻百川學海本，簡稱「弘治本」；明胡文煥編格致叢書本，簡稱「格致本」；中國國家圖書館藏明末刊百川學海本，簡稱「明末本」；清嘉慶十年張海鵬編學津討原本，簡稱「學津本」；明鈕氏世學樓鈔百卷本說郛，簡稱

「世學樓鈔本」；明鈔藍口本百卷本説郛，簡稱「明藍口鈔本」；涵芬樓舊藏明鈔百卷本説郛，簡稱「涵芬樓本」；上海圖書館藏明叢書堂鈔本(缺卷以弘農楊氏鈔本、明鈔本配補)百卷本説郛，簡稱「百衲本」；中國臺灣圖書館藏明鈔百卷本説郛，簡稱「臺北藏本」。

八、凡底本有誤，均校改並出校勘記。校本有誤而底本不誤者，一律不出校勘記。校本與底本有異文可兩通者，出校勘記説明而不改底本。

九、底本為宋刻本，故筆畫多不規範，時有異體字、別體字，前者為合於「六書」構字之異構字，後者多為説文解字及歷代所認定正字或異體之省減暨草寫之楷化。以上二者即前人所謂「俗字」。僅就楷書而論，劉復宋元以來俗字譜（一九三一年），收錄宋、元、明、清刻本中俗字實例頗蕃，可知此類字形淵源已久，非近時所妄造。本書基於尊重底本與規範漢字雙重考慮，確定處理俗字規則為：凡異體字合於六書構字者，一律保持原狀；凡不合於六書者，則改成正體或與之最形近之合於六書構字之異體，且不出校勘記。

十、底本原有避諱字，一律改回，不出校勘記。

十一、另輯錄資料六種，作為附錄，附於正文之後。

香譜卷上

香譜卷上

香之品

龍腦香

西陽雜俎云：出波律國。樹高八九丈，大可六七尺圍〔一〕。葉圓而背白，其樹有肥瘦，形似松脂，作杉木氣。乾脂謂之龍腦香，清脂謂之波律膏。子似豆蔻，皮有甲錯。海藥本草云：味苦辛，微溫無毒，主內外障眼三蟲，療五痔，明目鎮心祕精。又有蒼龍腦，主風疹䵟〔二〕，入膏煎良，不可點眼。明淨如雪花者善；以經風日或如麥麩者不佳，云合黑豆、糯米、相思子貯之不耗。今復有生熟之異稱，生龍腦即上之所載是也，其絕妙者目曰梅花龍腦，有經火飛結成塊者，謂之熟龍腦，氣味差薄焉，蓋易入他物故也。

麝香

唐本草云：生中臺川谷及雍州、益州皆有之。陶隱居云：形似麞，常食栢葉及噉蛇，或於五月得者，往往有蛇皮骨。主辟邪，殺鬼精，中惡風毒，療傷。多以一子眞香分糅作三四子，刮取血膜，雜以餘物。大都亦有精麄，破皮毛共在裹中者爲勝。或有夏食蛇蟲多，至寒香滿，入春患急痛，自以脚剔出。人有得之者，此香絶勝。帶麝非但香，辟惡，以香眞者一子著頸間〔三〕枕之，辟惡夢及尸疰鬼氣。今或傳有水麝臍，其香尤美〔四〕。

沉水香

唐本草注云：出天竺、單于二國。與青桂、鷄骨、馢香同是一樹。葉似橘，經冬不彫，夏生花，白而圓細，秋結實如檳榔，色紫似葚，而味辛。療風水毒腫，去惡氣。樹皮青色，木似櫸柳。重實黑色沉水者是。今復有生黄而沉水者，謂之蠟沉；又其不沉者，謂之生結。又拾遺解紛云：其樹如椿。常以水試乃知。餘見下卷天香傳中。〔五〕

白檀香

陳藏器本草拾遺曰〔六〕：樹如檀，出海南。主心腹痛、霍亂、中惡、鬼氣、殺蟲。又唐本草云：味鹹、微寒。主惡風毒。出崑崙盤盤之國，主消風積水腫。又有紫眞檀，人磨之，以塗風腫。雖不生於中華，而人間遍有之。

蘇合香

神農本草云：生中臺川谷。陶隱居云：俗傳是師子糞，外國説不爾。今皆從西域來，眞者難別。紫赤色、如紫檀堅實、極芬香、重如石、燒之灰白者佳。主辟邪瘧癇痓，去三蟲。

安息香

本草云：出西戎，似栢脂。黄黑色，爲塊，新者亦柔軟。味辛苦無毒，主心腹惡氣鬼疰。酉陽雜俎曰：安息香出波斯國，其樹呼爲辟邪樹。長三丈許，皮色黄黑，葉有四角，經冬不彫，二月有花：黄色、心微碧，不結實，刻皮出膠如飴，名安息香。

鬱金香

魏略云：生大秦國。二三月花如紅藍，四五月採之。其香十二葉，爲百草之英。本草拾遺曰：味苦無毒，主蟲毒鬼疰鵶鶻等臭，除心腹間惡氣鬼疰。入諸香用。説文曰：鬱金：芳草，煑以釀鬯，以降神也。

鷄舌香

唐本草云：生崑崙及交愛以南。樹有雌雄。皮葉並似栗，其花如梅。結實似棗核者雌樹也，不入香用。無子者〔七〕雄樹也，採花釀以成香。微温，主心痛惡瘡，療風毒，去惡氣。

薰陸香

廣志云：生南海。又僻方注曰：即羅香也。海藥本草云：味平温，無毒。主清人神。其香樹一名馬尾香，是樹皮鱗甲，採之復生。又唐本草注云：出天竺國及邯鄲，似楓松，脂黄白色，天竺者多白，邯鄲者夾緑色。香不甚烈，微温，主伏尸惡氣，療風水腫毒惡瘡。

詹糖香

本草云：出晉安、岑州及交廣以南。樹似橘，煎枝葉爲之，似糖而黑，多以其皮及蠹糞雜之，難得淳正者，惟軟乃佳。

丁香

山海經曰：生東海及崑崙國。二三月花開，七月方結實。開寶本草注云：生廣州，樹高丈餘，凌冬不凋，葉似櫟而花圓細，色黄，子如丁，長四五分，紫色。中有麄大長寸許者，俗呼爲母丁香。擊之則順理而折〔八〕，味辛，主風毒諸腫，能發諸香及止乾霍亂嘔吐，驗。

波律香〔九〕

本草拾遺曰：出波律國，與龍腦同樹之清脂也。除惡氣，殺蟲疰。見龍腦香，即波律膏也。

乳香

廣志云：即南海波斯國松樹脂。有紫赤如櫻桃者〔一〇〕，名乳香。蓋薰陸之類也。仙方多用辟邪，其性温，療耳聾、中風、口噤、婦人血風。能發酒，治風冷，止大腸洩澼，療諸瘡癤，令内消。今以通明者爲勝，目曰的乳〔一一〕，其次曰揀香，又次曰瓶香。然多夾雜成大塊，如瀝青之狀〔一二〕。又其細者，謂之香纏。

青桂香

本草拾遺曰：即沉香同樹細枝緊實未爛者。〔一三〕

鷄骨香

本草拾遺記曰：亦棧香中形似雞骨者。〔一四〕

木香

本草云：一名蜜香，從外國舶上來。葉似薯蕷而根大，花紫色。功効極多。味辛温而無毒，主辟温，療氣劣、氣不足，消毒殺蟲毒。今以如雞骨堅實、齧之粘齒者爲上。復有馬兜苓根，謂之青木香，非此之謂也。或云有二種，亦恐非耳。一謂之雲南根。

降眞香

南州記曰：生南海諸山。又云：生大秦國。海藥本草曰：味温平無毒，主天行時氣、宅舍恠異，並燒之有驗。仙傳〔一五〕云：燒之感引鶴降。醮星辰燒此香甚爲第一。小兒帶之，能辟邪氣。〔一六〕其香如蘇方木，然之初不甚香，得諸香和之則特美。

艾蒳香

廣志云：出西國〔一七〕。似細艾。又云：松樹皮綠衣亦名艾蒳。可以合諸香燒之，能聚其煙，青白不散。本草拾遺曰：味温無毒，主惡氣，殺蛀蟲，主腹冷洩痢。

甘松香

本草拾遺曰：味温無毒，主鬼氣、卒心、腹痛、脹滿。浴人身令香。叢生，葉細。廣志云：甘松香生凉州。

零陵香

南越志云：一名燕草，又名薰草，生零陵山谷。葉如羅勒。山海經曰：薰草似麻葉，方莖，氣如蘼蕪。可以止癘。即零陵香。味苦無毒，主惡氣注心，腹痛，下氣，令體香。和諸香或作湯丸用，得酒良。

茅香花

唐本草云：生劒南諸州〔一八〕，其莖葉黑褐色，花白，非白茅也。味苦温無毒，主中惡。温胃，止嘔吐。葉苗可煑湯浴，辟邪氣，令人香。

馢香

本草拾遺曰：亦沉香同樹。以其肌理有黑脉者謂之也。

黄熟香〔一九〕

亦馢香之類也。但輕虛枯朽不堪者，今和香中皆用之。

水盤香

類黄熟而殊大，多雕刻爲香山佛像。並出舶上。

白眼香

亦黄熟之別名也。其色差白，不入藥品，和香或用之。

葉子香

即醆香之薄者，其香尤勝於醆。又謂之龍鱗香。

雀頭香

本草云：即香附子也，所在有之。葉莖都似三稜，根若附子，周匝多毛。交州者最勝，大如棗核。近道者如杏仁許，荆襄人謂之莎草根。大下氣，除胷腹中熱。合和香用之尤佳。

芸香

倉頡解詁曰：芸蒿似邪蒿，可食。魚豢典略云：芸香辟紙魚蠹，故藏書臺稱芸臺。

蘭香

川本草云：味辛平無毒，主利水道，殺蟲毒，辟不祥。一名水香，生大吳池澤，葉似蘭，尖長有岐。花紅白色而香。煑水浴以治風。

芳香

本草云：即白芷也。一名茝，又名虈，又曰莞，又曰符離，又名澤芬。生下濕地，河東川谷尤佳，近道亦有。道家以此香浴，去尸蟲。

蘹香

馬蹄香〔三〇〕

本草云：即杜衡也。葉似葵，形如馬蹄，俗呼爲馬蹄香。藥中少用，惟道家服，令人身香〔三一〕。

蕙香

廣志云：蕙草，綠葉、紫花。魏武帝以爲香燒之。

白膠香

唐本草注云：樹高大，木理細，葉三角〔三二〕。商、洛間多有。五月斫爲坎，十一月收脂。開寶本草云：味辛苦無毒，主癮疹、風痒、浮腫。即楓香脂。

都梁香

荆州記曰：都梁縣有山，山上有水，其中生蘭草。因名都梁香。形如霍香。古詩曰：博山鑪中百和香，鬱金蘇合及都梁。廣志云：都梁出淮南。亦名煎澤草也。

甲香

唐本草云：蠡類。生雲南者大如掌〔三三〕，青黄色，長四五寸。取黶燒灰用之，南人亦煑其肉噉。今合香多用，謂能發香，復來香煙。須酒蜜煑製方可。用法見下。

白茅香

本草拾遺記曰：味甘平無毒，主惡氣。令人身香。煑汁服之，主腹内冷痛。生安南，如茅根。道家用煑湯沐浴。

必栗香

内典云：一名化木香，似老椿。海藥本草曰：味辛温無毒，主鬼疰心氣，斷一切惡氣。葉落水中，魚暴死，木可爲書軸，辟白魚，不損書。

兜婁香

異物志云：出海邊國。如都梁香。本草曰：性微温，療霍亂、心痛。主風水毒腫惡氣。止吐逆。亦合香用，莖葉似水蘇。

藒車香

本草拾遺曰：味辛温。主鬼氣，去臭及蟲魚蛀物。生彭城，高數尺，白花。

爾雅曰：藒車，芞輿。注曰：香草也。

兜納香

廣志曰：生剽國。魏略曰：出大秦國。本草拾遺曰：味温甘無毒。去惡氣，温中，除冷。

耕香

南方草木狀曰：耕香，莖生細葉。本草拾遺曰：味辛温無毒，主臭鬼氣，調中。生烏滸國。

木蜜香

内典云：狀若槐樹。異物志云：其葉如椿。交州記云：樹似沉香。本草拾遺曰：味甘温無毒，主辟惡，去邪鬼疰，生南海諸山中。種五六年便有香也。

迷迭香

廣志云：出西域。魏文帝有賦，亦嘗用。本草拾遺曰：味辛温無毒，主惡氣。令人衣香，燒之去邪。

香之異

都夷香

洞冥記：香如棗核，食一顆，歷月不飢。或投水中，俄滿大盂也。

荼蕪香

王子年拾遺記：燕昭王二年，廣延國進二舞人〔二四〕。帝以荼蕪香屑鋪地四五寸，使舞人立其上，彌日無跡。香出波弋國。浸地則土石皆香，著朽木腐草莫不茂蔚，以薰枯骨則肌肉皆生。又出獨異志。

辟寒香

辟寒香、辟邪香〔二五〕、瑞麟香、金鳳香，皆異國所獻。杜陽編云：自兩漢至皇唐，皇后公主乘七寶輦，四面綴五色玉香囊，囊中貯上四香。每一出遊，則芬馥滿路。

月支香

瑞應圖：天漢二年〔二六〕，月支國貢神香。武帝取看之，狀若燕卵，凡三枚，大似棗。帝不燒，付外庫。後長安中大疫，宮人得疾衆。使者請燒一枚，以辟疫氣。帝然之，宮中病者差〔二七〕，長安百里内聞其香，積九月不歇。

振靈香

十洲記：聚窟州有大樹，如楓而葉香聞數百里，名曰返魂樹。根於玉釜中煑汁如飴，名曰驚精香，又曰振靈香，又曰返生香，又曰馬精香，又名卻死香。一種五名，靈物也。香聞數百里，死屍在地聞即活。

千畝香

述異記曰：日南郡〔二八〕有千畝香林，名香往往出其中。

十里香

述異記曰：千年松香，聞於十里。

䕷齊香

西陽雜俎曰：出波斯國，拂林呼爲頂敎梨咃。長一丈餘，圍一尺許。皮色青薄而極光淨。葉似阿魏，每三葉生於條端。無花結實。西域人常八月伐之，至冬更抽新條，極滋茂。若不剪除，返枯死。七月斷其枝，有黃汁，其狀如蜜〔二九〕。微有香氣，入藥，療百病。

龜甲香

述異記曰：即桂香之善者。

兜末香

本草拾遺曰：燒，去惡氣，除病疫。漢武帝故事曰：西王母降，上燒是香。

兜渠國所獻。如大豆，塗宮門，香聞百里。關中大疫，死者相枕。燒此香疫則止。内傳云：死者皆起。此則靈香，非中國所致。

沉光香

洞冥記：塗魂國貢。門中燒之有光〔三〇〕，而堅實難碎，太醫以鐵杵舂如粉而燒之。

沉榆香

封禪記：黃帝列珪玉於蘭蒲蓆上，然沉榆香。舂雜寶爲屑，以沉榆和之若泥，以分尊卑華戎之位。

茵墀香

拾遺記：靈帝初平三年〔三一〕，西域獻。煑湯辟癘，宫人以沐頭。

石葉香

拾遺記曰：此香疊疊，狀如雲母，其氣辟癘。魏文帝時題腹國獻。

鳳腦香

杜陽編：穆宗嘗於藏眞島前焚之，以崇禮敬。

紫术香

述異記：一名紅藍香，又名金桂香〔三二〕，又名麝香草。香出蒼梧、桂林二郡界。

威香

孫氏瑞應圖曰：瑞草曰一名威蕤。王者禮備則生於殿前。又云：王者愛人命則生。

百濯香

拾遺記：孫亮寵姬四人，合四氣香，皆殊方異國所獻。凡經踐躡安息之處，香氣在衣，彌年不歇，因香名百濯。復目其室曰思香媚寢。

龍文香

杜陽編：武帝時所獻，忘其國名。

千步香

述異記：南海出千步香，佩之香聞於千步也〔三三〕。今海隅有千步草，是其種也。葉似杜若而紅碧相雜。貢籍曰：南郡〔三四〕貢千步香。

薰肌香

洞冥記：用薰人肌骨，至老不病。

蘅蕪香

拾遺記：漢武帝夢李夫人授蘅蕪之香。帝夢中驚起，香氣猶著衣枕，歷月不歇。

九和香

三洞珠囊曰：天人玉女擣羅天香，按擎玉爐，燒九和之香。

九眞雄麝香

西京雜記：趙昭儀上姊飛鷰三十五物，有青木香、沉水香、九眞雄麝香。

罽賓國香

盧氏雜説：楊牧嘗召崔安石食。盤前置香一爐，煙出如樓臺之狀。崔别聞一香，非似爐煙。崔思之，楊顧左右取白角楪子，盛一漆毬子呈崔。曰：此罽賓國香，所聞即此香也。

拘物頭花香

唐太宗實錄曰：罽賓國進拘物頭花香，香聞數里。

昇霄靈香

杜陽編：同昌公主薨，上哀痛〔三五〕，常令賜紫。尼及女道冠焚昇霄靈之香、擊歸天紫金之磬，以導靈昇。

祇精香

洞冥記：出塗魂國。燒此香，魑魅精祇皆畏避。

飛氣香

三洞珠囊：隱訣云：眞檀之香、夜泉玄脂朱陵飛之香、返生之香，皆眞人所燒之香也。

金磾香

洞冥記：金日磾既入侍，欲衣服香潔，變胡虜之氣，自合此香。帝果悅之。日磾嘗以自薰宮人以見者，以增其媚。

五香

三洞珠囊曰：五香，一株五根，一莖五枝，一枝五葉，一葉間五節，五五相對，故先賢名之五香之木。燒之十日，上徹九皇之天〔三六〕，即青木香也。

千和香

三洞珠囊：峨嵋山孫眞人然千和之香。

兜婁婆香

楞嚴經：壇前別安一小爐，以此香煎取香水沐浴。其炭然令猛熾。

多伽羅香

釋氏會要曰：多伽羅香，此云根香。多摩羅跋香，此云藿香。旃檀：釋云：與樂，即白檀也。能治熱病。赤檀能治風腫。

大象藏香

釋氏會要曰：因龍鬬而生，若燒其一丸，興大光明。細雲覆上，味如甘露。七晝夜降其甘雨。

牛頭旃檀香

華嚴經云：從離垢出。若以塗身，火不能燒。

羯布羅香

西域記云：其樹松身，異葉，花果亦別。初採既濕，尚未有香。木乾之後，循理而折之〔三七〕，其中有香。木乾之後，色如冰雪。亦龍腦香。

薝蔔花香

法華經云：須曼那華香、闍提華香、末利花香、羅羅華香、青赤白蓮華香、華樹香、果樹香、旃檀香、沉水香、多摩羅跋香、多伽羅香、象香、馬香、男香、女香、拘鞞陀羅樹香、曼陀羅花香、殊沙華香。

香譜卷上

校勘記

〔一〕大可六七尺圍：「大」，各本無，臺北本、百衲本説郛有「大」字，與今本酉陽雜俎合，據補。

〔二〕主風疹皯：明末本「皯」下有一空格，據文意，此处當缺一字，新纂香譜卷一作「主風疹皯面」，經史證類備用本草（簡稱「證類本草」）卷十三引海藥本草作「主風疹皯䵟」。

〔三〕著頸間：「頸」，原作「腦」，各本同。明鈔本説郛均作「頸」，據改。日藏鈔本新修本草卷十五正作「頸」。

〔四〕其香尤美：明鈔本説郛均作「其香尤為佳美」。

〔五〕又其不沉者……餘見下卷天香傳中：明鈔本説郛此處作「丁相天香傳曰：香之類有四：曰沉、曰箋、曰生結、曰黄熟，其為類也，名有十三，沉香得其八焉。曰烏文格，土人以木為格，謂如烏文木也；曰黄蠟；曰牛眼；曰牛角；曰牛蹄；曰雞頭；曰雞眼；曰雞骨；皆爲沉香也。」此據臺北藏本。又，明末刻本無「又拾遺解紛」以下二十四字。

〔六〕陳藏器本草拾遺曰：「器」字下原有「云」字，各本同。本草拾遺即唐陳藏器所著，據文意删。

〔七〕無子者：明鈔本説郛作「無子而花」。日藏鈔本新修本草卷十二作「著花不實」。

〔八〕順理而折：明藍口鈔本説郛作「順理而析」、臺北藏本説郛作「順理而析」，蒙古刻本證類本草卷十二引蜀本草正作「順理而析」。

〔九〕波律香：明鈔本說郛此條作「波浮香：即波律膏也，見龍腦門。」此據臺北藏本、百衲本。

〔一〇〕有紫赤如櫻桃者：「如」，原無，各本同。據明鈔本說郛補。

〔一一〕的乳：明鈔本說郛作「滴乳」。

〔一二〕如瀝青之狀：「瀝」，原作「歷」，據各本改。

〔一三〕本草拾遺……未爛者：明鈔本說郛此條作「即沉水香黑班者。」且在「雞骨香」條後。

〔一四〕本草拾遺記……形似雞骨者：按，此文出自陳藏器本草拾遺，見證類本草卷十二引，則「記」當為衍文。又明鈔本說郛此條作：「亦沉水香同樹，以其枯燥輕浮故名之也。」此據百衲本、臺北藏本。

〔一五〕仙傳：錦繡萬花谷前集卷三十二引本草作「神仙傳」，然此文不見於今本神仙傳。

〔一六〕南州記……能辟邪氣：此一節明鈔本說郛作「出交廣舶上」，此據世學樓鈔本。

〔一七〕出西國：各本同。太平御覽卷九八二引廣志作「剽國」，證類本草卷九兩引廣志，其一作「西國」，引海藥本草一處所引廣志作「剽國」。剽國即今緬甸，確爲艾納香出處。然新纂香譜卷一亦作「西國」，恐洪氏所見本已誤。

〔一八〕生劍南諸州：新纂香譜卷一同。證類本草卷九作「生劍南道諸州」。按：「道」爲唐代行政區劃，證類本草即承唐新修本草文。

〔一九〕黃熟香：此條本與前條相連。各本原目有「黃熟香」（明末本、學津本原無目錄），且新纂香譜卷一、香乘卷一之「黃熟香」條之前半與此全同。故析之。

〔二〇〕馬蹄香：各本無「馬蹄香」三字。證類本草卷八「杜蘅」條引唐本注云「杜蘅：葉似葵，形如馬蹄。故俗云馬蹄香。」證類本草卷九「蘹香子」條「唐本注云：葉似老胡荽，極細，莖麄，高五六尺，叢生。今注：一名茴香子。」新纂香譜卷一亦云：「馬蹄香：本草云：即杜蘅也。葉似葵，形如馬蹄。俗呼為馬蹏香，藥中少用。惟道家服，令人身香。」，又云：「櫰香：本草云：即茴香也。葉細，莖麤，高者五六尺，叢生人家庭院中。其子療風。」則此處當本爲「櫰香」「馬蹄香」兩條而脫去前條正文及後條標題。據補。

〔二一〕芳香……令人身香：此二條明鈔本説郛合爲一條，作「芳草：即白芷也。道家用此以浴去尸蟲。又用合馬蹄香即杜蘅也，形如馬蹄，惟道家多用服之，令人身及衣皆香。」此據明藍口鈔本及臺北藏本參校。

〔二二〕葉三角：「葉」上原有「莖」。日藏鈔本新修本草卷十二「楓香脂」條、證類本草卷十二「楓香脂」條引唐本草注均無「莖」字，新纂香譜卷一亦無，據删。

〔二三〕大如掌：各本同，新纂香譜卷一、山谷内集注卷三引唐本草亦同。明鈔本説郛作「大如拳」，證類本草卷二十二引作「大如小拳」。

〔二四〕燕昭王二年廣延國進二舞人：「二年」、「進」，原無，據明鈔本説郛補。新纂香譜卷一作「時」、「進」。學津本作「二年」、「獻」，系據今本拾遺記校補。

〔二五〕辟寒香辟邪香：「辟寒香」，原無，各本同。明末本改「辟邪香」爲「辟寒香」、學津本改標題爲「辟邪香」，均爲強合。據下文「囊中貯上四香」，則此處本有香四種，當涉標題而誤脫，今補。陳氏香譜卷一亦作「辟寒香、辟邪香、瑞麟香、金鳳香」。

〔二六〕天漢二年：「天」，原作「大」，各本同。明鈔本説郛作「天漢三年」。此據學津本改。新纂香譜卷一亦作「天漢二年」。

〔二七〕病者差：明鈔本説郛「差」上均有「即」字。

〔二八〕日南郡：「日」，原無。各本同。述異記卷上作「日南」，太平御覽卷九八一、太平廣記卷四一四引述異記均作「日南郡」，據補。

〔二九〕其狀如蜜：「蜜」原作「密」，據各本改。

〔三〇〕門中燒之有光：明鈔本説郛作「時中燒之有光」。疑本作「闇」，新纂香譜卷一作「闇中燒之」。

〔三一〕靈帝初平三年：按漢靈帝無「初平」年號，而有「熹平」、「中平」二年號。「初平」爲漢獻帝年號，上接「中平」。然拾遺記亦作「初平」。另，新纂香譜卷一作「熹平」。

〔三二〕金桂香：「桂」，原無，各本同。述異記卷下有「桂」字，鮑本太平御覽卷九八三（宋本訛作「杜」）、新纂香譜卷一、香乘卷三引述異記均同，據補。

〔三三〕香聞於千步也：「步」下原有「草」。述異記卷下無「草」字，新纂香譜卷一亦無。此蓋涉下文「千步草」而衍，今删。

〔三四〕日南郡：各本同，今本述異記亦同。太平御覽卷九八一引述異記作「貢藉云日南郡」。

〔三五〕上哀痛：「上」，原作「主」，據格致本、明末本、學津本改。今本杜陽雜編卷下、新纂香譜卷一亦作「上」。

〔三六〕九皇之天：「皇」原作「星」，新纂香譜卷一作「皇」，據改。此文見太上洞玄靈寶八威召龍妙經卷下，亦作「皇」。

〔三七〕循理而折：資福藏本、金藏本大唐西域記卷十均作「循理而析」。

香譜卷下

香譜卷下

香之事

述香

説文曰：芳也。篆從黍、從甘。隸省作香。春秋傳曰：黍稷馨香。凡香之屬皆從香。香之遠聞曰馨。

香之美者曰䭫音使　香之氣曰馦火兼反

曰䭲音淹　曰馧於云反　曰馥扶福反

曰馤音愛　曰䭯方滅反　曰馪音繽

曰馢音牋　曰馛步末反　曰䭭匹結反

曰馝滿結反　曰馞音悖　曰馠火含反

曰馩音焚　曰馚上同　曰䭢奴昆反

曰𩡫音彭。𩡫𩡫大香。　曰馟他胡反　曰䭺音倚

曰䭀音你　曰䭐普沒反　曰䭨滿結反

曰馞普滅反　曰䭓烏孔反　曰𩡷音瓢

至治馨香　尚書曰：至治馨香，感于神明。

有飶其香　毛詩〔二〕：有飶其香，邦家之光。

其香始升　毛詩：其香始升，上帝居歆。

昭其馨香　國語：其德足以昭其馨香。

國香　左傳：蘭有國香。

从而聞其香　國語：入芝蘭之室，从而聞其香。

香序

宋范曄字蔚宗，撰和香方，其序云：「麝本多忌，過分必害，沈實易和，盈斤無傷，零霍慘虐，詹糖粘濕。甘松、蘇合、安息、鬱金、㮏多、和羅之屬，並被於外國，無取於中土。又棗膏昏懞，甲馥淺俗，非惟無助於馨烈，乃當彌增於尤疾也。」此序所言，悉以比類朝士。麝本多忌，比庾憬之；棗膏昏懞，比羊玄保；甲馥淺俗，比徐湛之；甘松蘇合，比惠休道人；沈實易和，蓋自比也。

香尉

述異記：漢雍仲子進南海香物，拜涪陽尉。人謂之香尉。

香市

述異記曰：南方有香市，乃商人交易香處。

薰爐

應劭漢官儀曰：尚書郎入直臺中，給女侍史二人，皆選端正。指使從直女侍史執香爐燒薰，以從入臺中，給使護衣。

懷香

漢官典職〔二〕曰：尚書郎〔三〕懷香握蘭，趨走丹墀。

香户

述異記曰：南海郡有採香户。

香洲

述異記曰：朱崖郡洲中出諸異香，往往有不知名者。

披香殿

漢宮閣名。長安有合歡殿、披香殿。

採香徑

郡國志：吳王闔閭起響屧廊、採香徑。

啗香

杜陽編：元載寵姬薛瑤英母趙娟，幼以香啗英，故肌肉悉香。

愛香

襄陽記：劉季和性愛香，常如厠還，輒過香爐上。主簿張坦曰：人名公作俗人，不虛也。季和曰：荀令君至人家，坐席三日香。爲我如何？坦曰：醜婦效顰，見者必走。公欲遁走耶。季和大笑。

含香

應劭漢官曰：侍中刁存年老口臭，上出雞舌香含之。

竊香

晋書：韓壽字德真，爲賈充司空掾。充女窺見壽而悦焉。因婢通殷勤，壽踰垣而至。時西域有貢奇香，一著人經月不歇。帝以賜充，其女密盗以遺壽。後充與壽宴，聞其芬馥，意知女與壽通，遂祕之以女妻壽。

香囊

謝玄常佩紫羅香囊。謝安患之，而不欲傷其意，因戲賭取焚之，玄遂止。

又古詩云：香囊懸肘後。

沉香牀

異苑：沙門支法有八尺沉香牀。

金爐

魏武上雜物疏曰：御物三十種，有純金香爐一枚。

博山香爐

東宮故事曰：皇太子初拜，有銅博山香爐。西京雜記：丁緩又作九層博山香爐。

被中香爐

西京雜記：被中香爐本出房風，其法後絶。長安巧工丁緩始更之，機環運轉四周，而爐體常平。可置之於被褥，故以爲名。

沉香火山

杜陽編：隋煬帝每除夜殿前設火山數十，皆沉香木根。每一山焚沉香數車，暗即以甲煎沃之，香聞數十里。

檀香亭

杜陽編：宣州觀察使楊牧造檀香亭子初成，命賓樂之。

沉香亭

李白後集序：開元中禁中初重木芍藥，即今牡丹也。得四本：紅、紫、淺紅、通白者，上因移植於興慶池東沉香亭前。

五色香煙

三洞珠囊：許遠遊燒香皆五色香煙出。

香珠

三洞珠囊：以雜香擣之，丸如梧桐子大，青繩穿：此三皇眞元之香珠也。燒之香徹天。

金香

右司命君王易度游于東板廣昌之城、長樂之鄉，天女灌以平露金香、八會之湯、瓊鳳玄脯。

鵲尾香爐

宋玉賢，山陰人也。既稟女質，厥志彌高，自專。年及笄，應適女兄許氏。密具法服登車，既至夫門，時及交禮，更著黃巾裙，手執鵲尾香爐，不親婦禮。賓主駭愕，夫家力不能屈。乃放還，遂出家。梁大同初，隱弱溪之間。

百刻香

近世尚奇者，作香篆，其文準十二辰，分一百刻。凡然一晝夜已。

水浮香

然紙灰以印香篆，浮之水面，爇，竟不沉。

香獸

以塗金爲狻猊、麒麟、鳧鴨之狀，空中以然香，使煙自口出，以爲玩好。復有雕木埏土爲之者。〔四〕

香篆

鏤木以爲之，以範香塵爲篆文，然於飲席或佛像前。往往有至二三尺徑者。

焚香讀孝經

陳書：岑之敬字思禮。淳謹有孝行，五歲讀孝經，必焚香正坐。

防蠹

徐陵玉臺新詠序曰：辟惡生香，聊防羽陵之蠹。

香溪

吳宫故有香溪，乃西施浴處。又呼爲脂粉溪。

牀畔香童

天寶遺事：王元寶〔五〕好賓客，務於華侈。器玩服用，僭於王公，而四方之士盡歸仰焉。常於寢帳牀前刻矮童二人，捧七寶博山香爐，自暝焚香徹曙，其驕貴如此。

四香閣

天寶遺事云：楊國忠嘗用沉香爲閣，檀香爲欄檻，以麝香、乳香篩土和爲泥，飾閣壁。每於春時木芍藥盛開之際，聚賓於此閣上賞花焉。禁中沉香之亭，逮不侔此壯麗者也。

香界

楞嚴經云：因香所生，以香爲界。

香嚴童子

楞嚴經云：香嚴童子白佛言：「我諸比丘燒水沉香，香氣寂然，來入鼻中，非木非空，非煙非火。去無所著，來無所從。由是意銷，發明無漏，得阿羅漢。」

天香傳〔六〕

見丁晋公本集。

古詩詠香爐

四座且莫諠，願聽歌一言。請説銅香爐，崔嵬象南山。上枝似松栢，下根據銅盤。雕文各異類，離婁自相連。誰能爲此器，公輸與魯般。朱火然其中，青煙颺其間。順風入君懷，四座莫不歡。香風難久居，空令蕙草殘。

齊劉繪詠博山香爐詩

參差鬱佳麗，合沓紛可憐。蔽虧千種樹，出没萬重山。上鏤秦王子，駕鶴乘紫煙。下刻蟠龍勢，矯首半銜連。傍爲伊水麗，芝蓋出岩間。復有漢游女，拾羽弄餘妍。榮色何雜糅，縟繡更相鮮。麏麚或騰倚，林薄杳芊眠。掩華如不發，含熏未肯然。風生玉堦樹〔七〕，露湛曲池蓮。寒蟲飛夜室，秋虚没曉天。

梁昭明太子銅博山香爐賦

稟至精之純質，産靈嶽之幽深。探般倕之妙旨〔八〕，運公輸之巧心。有蕙帶而岩隱，亦霓裳而升仙。寫嵩山之籠嵸〔九〕，象鄧林之阡眠。於時，青煙司寒，夕光翳景。翠帷已低，蘭膏未屏。炎蒸内耀，苾芬外揚。似慶雲之呈色〔一〇〕，若景星之舒光。信名嘉而用美，永爲玩於華堂。

漢劉向薰爐銘

嘉此正氣〔一一〕，嶄嵒若山。上貫太華，承以銅盤。中有蘭綺，朱火青煙。

梁孝元帝香爐銘

蘇合氤氲，飛煙若雲。時濃更薄，乍聚還分。火微難盡，風長易聞。孰云道力，慈悲所薰。

古詩

博山爐中百和香，鬱金蘇合及都梁〔一二〕。
紅羅複斗帳，四角垂香囊。
開奩集香蘇。　金爐絕沈燎。〔一三〕
金泥蘇合香。　薰爐雜棗香。〔一四〕
丹轂七車香〔一五〕。　百和裛衣香。

香之法

蜀王薰御衣法

丁香　　䉾香　　沉香

檀香　　麝香已上各一兩〔一六〕。　　甲香三兩，製如常法。

右件香擣爲末，用白沙蜜輕煉過，不得熱用，合和令匀，入用之。

江南李王帳中香法

右件用沉香一兩細剉，加以鵝梨十枚，研取汁於銀器内盛。卻蒸三次，梨汁乾即用之。

唐化度寺牙香法

沉香一兩半〔一七〕。　　白檀香五兩。　　蘇合香一兩。

甲香一兩。煮。　　龍腦半兩。　　麝香半兩。

右件香細剉，擣爲末。用馬尾篩羅，煉蜜溲和得所用之。

雍文徹郎中牙香法

沉香　檀香　甲香

馢香各一兩。　黄熟香一兩。　龍麝各半兩。

右件擣羅爲末，煉蜜拌和匀。入新瓷器中貯之，密封埋地中〔一八〕，一月取出用。

延安郡公蘂香法

玄參半斤。淨洗去塵土，於銀器中以水煑令熟。控乾，切。入銚中，慢火炒，令微煙出。

甘松四兩。擇去雜草塵土，方秤定。細剉之。　白檀香剉。

麝香顆者。俟別藥成末方入研。　的乳香細研。同麝香入。上三味各二錢。

右並新好者杵羅爲末，煉蜜和匀，丸如鷄頭大。每藥末一兩，使熟蜜一兩，未丸前再入臼，杵百餘下。〔一九〕油單密封，貯瓷器中，旋取燒之。

供佛濕香法

檀香二兩。　零陵香　䭕香

藿香　白芷　丁香皮

甜參各一兩。　甘松　乳香各半兩。

消石〔二〇〕一分。

右件依常法事治，碎剉，焙乾，擣爲細末。別用白茅香八兩，碎擘，去泥，焙乾，用火燒，候火焰欲絶，急以盆蓋，手巾圍盆口，勿令通氣。放冷，取茅香灰，擣爲末，與前香一處。逐旋入經煉好蜜相和，重入藥臼，擣令軟硬得所，貯不津器中，旋取燒之。

牙香法

沉香　白檀香　乳香

青桂香　降眞香　甲香灰汁煮少時，取出放冷。用甘水浸一宿，取出令焙乾。

龍腦〔二一〕　麝香已上八味各半兩。擣羅爲末，煉蜜拌令匀。

右別將龍腦麝香於淨器中研細，入令匀，用之。

又牙香法

黃熟香　戩香　沉香各五兩。
檀香　零陵香　藿香
甘松　丁香皮各三兩。
麝香　甲香三兩。黃泥漿煑一日後，用酒煑一日。
硝石　龍腦各三分〔二二〕。　乳香半兩。

右件除硝石龍腦乳麝同研細外，將諸香擣羅爲散。先用蘇合油一茶脚許，更入煉過蜜二斤，攪和令勻。以瓷合貯之，埋地中一月，取出用之。

又牙香法

沉香四兩。　檀香五兩。　結香
藿香　零陵香　甘松已上各四兩。
丁香皮　甲香各二分。　麝香
龍腦各三分。　茅香四兩。燒灰。

右件爲細末，煉蜜和勻用之。

又牙香法

生結香　䍐香　零陵香

甘松各三兩　藿香　丁香皮

甲香各一兩　麝香一錢

右爲麄末，煉蜜放冷，和勻。依常法窨過，爇之。

又牙香法

檀香　玄蔘各三兩。　甘松二兩。

乳香　龍麝各半兩。另研〔一三三〕。

右先將檀香、玄蔘剉細，盛於銀器內。以水浸，慢火煑，水盡取出，焙乾，與甘松同擣羅爲末。次入乳香末等一處，用生蜜和勻，以窨然後用之。

又牙香法

白檀香八兩。細劈作片子。以臘茶清浸一宿。控出，焙令乾。用蜜酒中拌令得所，再浸一宿。慢火焙乾。　沉香三兩。　生結香四兩。

龍腦　麝香各半兩。　甲香一兩。先用灰煑，次用一生土煑，次用酒蜜煑。漉出用。

右另將龍麝别研外〔二四〕，諸香同擣羅。入生蜜拌匀，以瓷罐貯，窨地中，月餘出。

印香法

夾䇲香　白檀香各半兩。　白茅香貳兩。
藿香壹分。　甘松　甘草
乳香各半兩。　䇲香貳兩。　麝香四錢。
甲香壹分。　龍腦壹錢。　沉香半兩。

右除龍麝乳香别研外，都搗羅爲末，拌和令匀用之。

又印香法

黄熟香六斤。　香附子　丁香皮五兩。
藿香　零陵香　檀香
白芷各四兩。　棗半斤。焙。　茅香二斤。
茴香二兩。　甘松半斤。　乳香一兩。細研。
生結香四兩。

右擣羅爲末，如常法用之。

傅身香粉法

英粉另研〔二五〕。　青木香　麻黄根

附子炮。　甘松　藿香

零陵香已上各等分。

右件除英粉外，同搗羅爲細末。用夾絹袋盛，浴了傅之。

梅花香法

甘松　零陵香各一兩。　檀香

茴香各半兩。　丁香一百枚。　龍腦少許。別研。

右爲細末，煉蜜令合和之，乾濕得中用。

衣香法

零陵香壹斤。　甘松　檀香各拾兩。

丁香皮半兩。　辛夷半兩。　茴香壹分。

右擣羅爲末，入龍麝少許用之。

窨酒龍腦丸法

龍麝貳味另研〔二六〕　丁香　木香

官桂　胡椒　紅豆

縮砂　白芷已上各壹分　馬哱少許

右除龍麝另〔二七〕研外，同擣羅爲細末。蜜爲丸，和如櫻桃大，一斗酒置一丸於其中。卻封繫令密，三五日開飲之，其味特香美。

毬子香法

艾蒳壹兩。松樹上青衣是也。

酸棗壹升。入水少許，研取汁壹椀。日煎成膏用。

丁香　檀香　茅香

香附子　白芷五味。各半兩。〔二八〕　草荳蔻壹枚。去皮。

龍腦少許。另研。〔二九〕

右除龍腦另研外〔三〇〕，都擣羅。以棗膏與熟蜜合和得中，入臼，杵令不粘杵即止。丸如梧桐子大，每燒一丸欲盡，其煙直上，如一毬子，移時不散。

窨香法

凡和合香，須入窨，貴其燥濕得宜也。每合香和訖，約多少，用不津器貯之，封之以蠟紙。於静室屋中，入地三五寸瘞之，月餘日取出，逐旋開取。然之則其香尤蘊藉也。

薰香法

凡薰衣，以沸湯一大甌置薰籠下。以所薰衣覆之，令潤氣通徹，貴香入衣難散也。然後於湯爐中燒香餅子一枚，以灰蓋，或用薄銀楪子尤妙。置香在上，薰之，常令煙得所。薰訖，疊衣，隔宿衣之，數日不散。

造香餅子法

軟灰三斤、蜀葵葉或花一斤半（貴其粘。），同擣令匀，細如末可丸。更入薄糊少許，每如彈子大，捏作餅子。曬乾貯瓷瓶内，逐旋燒用。如無葵，則以炭中半入紅花滓同搗，用薄糊和之亦可。

香譜卷下

校勘記

〔一〕毛詩：格致本、明末本「毛詩」下有「曰」字。

〔二〕漢官典職：「典」，原作「興」，明末刻本、格致本、明鈔本說郛、學津本均作「典」，據改。

〔三〕尚書郎：「郎」，原作「即」，學津本作「郎」，據改，太平御覽卷九八一、卷九八三兩引漢官典職均作「郎」。

〔四〕香獸……：雕木埏土爲之者：本條各本均連上條。然此二條內容相距甚遠，當系兩條誤合，且新纂香譜卷四「香獸」條所引「洪譜」與本條全同。今析之。

〔五〕天寶遺事王元寶：「事王」二字原作小字，據各本改。

〔六〕天香傳：明末本無天香傳至古詩。學津本據他書補天香傳全文。

〔七〕風生玉堦樹：「玉」，原作「四」，據學津本改。明本初學記卷二十五、藝文類聚卷七十、新纂香譜卷四引此詩亦作「玉」。

〔八〕探般倕之妙旨：「探」，藝文類聚卷七十、太平御覽卷七百三引此賦均作「經」，疑是。此或系涉上文「深」而誤。

〔九〕寫嵩山之籠嵸：「籠」，藝文類聚卷七十、太平御覽卷七百三、陳氏香譜卷四引此賦均作「巃」。

〔一〇〕似慶雲之呈色：「似」，原作「以」，據學津本改。藝文類聚卷七十、陳氏香譜卷四引此賦亦作「似」。

〔一一〕嘉此正氣：「氣」，藝文類聚卷七十引此銘作「器」，疑是。

〔一二〕鬱金蘇合及都梁：「及」，原作「與」據卷上「都梁香」條改。玉臺新詠卷九、文苑英華卷二百、樂府詩集卷七十均作「及」，錦繡萬花谷前集卷三十二引亦同。

〔一三〕金爐絕沈燎：「金」，玉臺新詠卷五同。文選注卷三十一、江文通集卷四均作「膏」。

〔一四〕薰爐雜棗香：「爐」，玉臺新詠卷八作「衣」。

〔一五〕丹轂七車香：藝文類聚卷四二、文苑英華卷二百六、樂府詩集卷四八引梁元帝詩「青牛丹轂七香車」。

〔一六〕已上各一兩：「已」，格致本、明末本作「以」。

〔一七〕一兩半：「半」，格致本、明末本作「五錢」。

〔一八〕密封埋地中：「密」，原作「蜜」，據各本改。

〔一九〕未丸前再入臼杵百餘下：「臼杵」，原作「杵臼」，據學津本改，香乘卷十四引同。

〔二〇〕消石：格致本、明末本作「硝石」。

〔二一〕甲香……龍腦：格致本、明末本「龍腦」在「甲香」之前。

〔二二〕各三分：「分」，格致本、明末本作「兩」。

〔二三〕另研：「另」，原作「令」，據格致本、明末本改。

〔二四〕右另將龍麝別研外：「另」，原作「令」，據格致本、明末本改。

〔二五〕另研：「另」，原作「令」，據格致本、明末本改。

〔二六〕貳味另研：「另」，原作「用」，據明末本改。

〔二七〕龍麝另研：「另」，原作「令」，據格致本、明末本改。

〔二八〕酸棗……五味各半兩：此節文字格致本、明末本作「丁香半兩。酸棗一升。入水少許，研取汁一椀。日煎成膏用。　檀香半兩。　茅香半兩。　香附子半兩。　白芷半兩。」。

〔二九〕少許另研：「另」，原作「令」，據格致本、明末本改。

〔三〇〕龍腦另研外：「另」，原作「令」，據格致本、明末本改。

附錄一

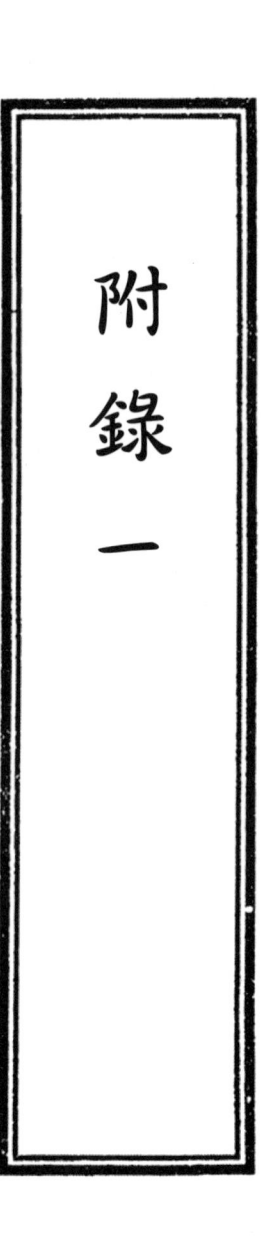

附錄一

宋本原目

按：底本原有目錄，本與正文標目略有出入。因整理本已與底本微有差異，故更不復實用，茲依原式迻錄於後。凡與底本正文有出入者，不作校改，亦不與他本校勘，蓋存舊也。

香譜目錄

卷上

香之品

白眼香　葉子香　雀頭香
芸香　蘭香　芳香
蘹香　蕙香　白膠香
都梁香　甲香　白茅香
必栗香　兜婁香　藒車香
兜納香　耕香　木蜜香
迷迭香

香之異

都夷香　荼蕪香　辟寒香
月支香　振靈香　千畝香
十里香　蘅薺香　龜甲香
兜末香　沉光香　沉榆香
茵墀香　石葉香　鳳腦香
紫術香　威香　百濯香
龍文香　千步香　薰肌香

卷下

香之事

檀香亭
沉香亭
五色香煙
香珠
金香
鵲尾香爐
百刻香
水浮香
香篆
焚香讀孝經
防蠹
香溪
牀畔香童
四香閣
香界
香嚴童子
天香傳
香爐詩
博山香爐詩
博山香爐賦
薰爐銘
香爐銘
古詩

香之法

蜀王薰御衣法
李王帳中香法
唐化度寺牙香法
雍郎中牙香法
延安郡公蘂香法
供佛濕香法
牙香法一
牙香法二
牙香法三
牙香法四
牙香法五
牙香法六

印香法一
梅花香法
毬子香法
造香餅子法

印香法二
衣香法
窨香法

傅身香粉法
龍腦丸法
薰衣法

附錄二

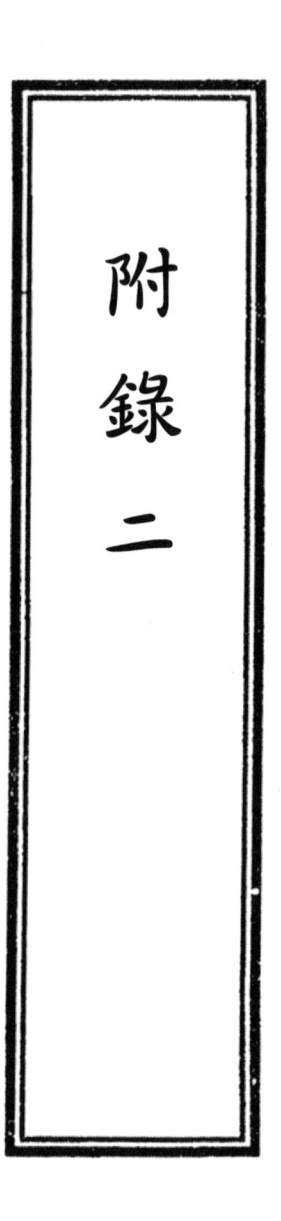

附錄二

佚文一

按：鈔本説郛末二條爲今本香譜所無。今依中國國家圖書館藏明世學樓鈔本説郛輯入，並據百衲本校。

清神香

甘松二兩。甜參四兩。檀香一兩。麝香一錢。

右為末，煉蜜為丸如雞頭，燒之。

薰衣香（按：標題原無，據百衲本補。）

檀香十兩。細剉。用蜜半斤，蟹湯拌（按：「蟹湯拌」，原作「湯解伴」，據百衲本改。）一宿。炒（按：「炒」原作「沙」，據百衲本改。）令紫色。箋香五兩半。細剉。沉香三兩半。細剉。甲香二兩。修事了用。杉木炭（按：「炭」原作「灰」，據百衲本改。）二兩。好臘茶末二錢。湯點取脚用。

右為末。煉蜜和匀。入瓶内窨一月可用。

佚文二

麝香

唐天寶中，虞（按：「虞」，韻府群玉作「漁」。）人（按：「人」，原作「中」，據緯略、錦繡萬花谷、韻府群玉改。）獲水麝臍，香皆水也。每取（按：「取」下，緯略、錦繡萬花谷、韻府群玉有「以」字。）針刺之，香氣倍于肉臍。（新纂香譜卷一。又見緯略卷十、錦繡萬花谷後集卷三五、韻府群玉卷十六。錦繡萬花谷未標出處。）

返魂香

司天主簿徐肇遇蘇氏子德哥者，自言善合（按：「合」，香乘、古今事文類聚續集、古今合璧事類備要外集作「爲」。）返魂香。手持香鑪，懷中取一貼（按：「一貼」據香乘、古今事文類聚續集、古今合璧事類備要外集補。），如白檀香（按：「香」，據香乘、古今事文類聚續集、古今合璧事類備要外集補。）末，撮于爐中。煙氣裊裊直上，甚于龍腦。德哥微吟曰：「東海徐肇欲見先靈。願此香烟，用為導引（按：「導引」，香乘、古今事文類聚續集、古今合璧事類備要外集作「引導」。），盡見其父母曾高。」德哥云：「但死八十年已前（按：「死八十年已前」，香乘、古今事文類聚續集、古今合璧事類備要外集作「死經八十年已上」。），則不可返矣。」（新纂香譜卷一，又見陳氏香譜卷一、香乘卷八、古今事文類聚續集卷十二、古今合璧事類備要外集卷四十一。香乘條目作「返魂香引見先靈」。又韻府群玉卷六引此條極簡略，不據校。）

文石香

卞山在湖州，山下産（按：「産」，香乘作「有」。）無價香。有老姥（按：「姥」，香乘作「母」。）拾得一文石，光彩可玩（按：「玩」，香乘作「愛」。）。偶墮火中，異香聞于遠近，收而寶之。每投火中，異香如初。（新纂香譜卷一，又見陳氏香譜卷一、香乘卷九。香乘標目作「香石」）

宗超香

宗超嘗露壇行道，奩中香盡，自然溢滿，爐中無火，烟自出。（新纂香譜卷四，又見香乘卷十一，標目爲「奩中香盡」）

棧槎

番禺（按：「禺」原誤「邦」，據陳氏香譜、香乘改。）民忽于海旁得古槎，長丈餘，濶六七尺，木理甚堅。取為溪橋。數年後，有僧過而識之。謂衆曰：「此非久計，願捨衣鉢資，易為石橋。」即求此槎為薪，衆許之。得棧香數千兩。（新纂香譜卷四。又見陳氏香譜卷四。又香乘卷十二，標目作「香槎」，微有異。）

沉屑泥壁

唐宗楚客造新第，用沉香、紅粉以泥壁。每開户，則香氣蓬勃。（新纂香譜卷四）

除邪

地上魔邪之氣，直上衝天四十里。人燒青木香（按：「香」，原無，據香乘補。）、薰陸、安息、膠香（按：「香」，原無，據香乘補。）于寢所（按：「所」，原作「室」，據香乘改。），拒（按：「拒」，原作「披」，據香乘改。）濁臭之氣，却邪穢之霧。故天（按：「天」，原作「夫」，據香乘改。）人玉女太一帝皇（按：「太一帝皇」，香乘作「太乙」。），隨香氣而來下。（新纂香譜卷四。又見香乘卷十一，標目作「燒香拒邪」，微有異。）

香中忌麝

唐鄭注赴河中，姬妾百餘，盡熏麝。香氣數里逆於人鼻。是歲，自京兆

至河中，所過之地，瓜盡一蒂不獲。（新纂香譜卷四）

被草負笈

宋景公燒異香于臺上。有野人被草負笈，扣門而進。是爲子韋（按：「韋」，原作「帝」，據香乘、古今事文類聚續集、古今合璧事類備要外集、山堂肆考改。），世司天部。（新纂香譜卷四。又見香乘卷十一，標題作「燒異香被草負笈而進」。又見古今事文類聚續集卷十二、古今合璧事類備要外集卷四十一、山堂肆考卷一八三。）

金粟衙香

梅臘香一兩。　檀香一兩。臘茶煮五七沸，二香同取末。

黄丹一兩。　乳香三錢。　片腦一錢。

麝香一字。研。　杉木炭二兩半。爲末，秤。　淨蜜二斤（按香乘卷十四「斤」作「兩」。）半。

右將蜜于埳器密封，重湯煮，滴入水中成珠方可用。與香末拌匀，入臼杵千（按香乘卷十四「千」作「百」。）餘，作劑，窨一月，分爇。（新纂香譜卷二，又見香乘卷十四）

韓魏公濃梅香 又名返魂香

墨角沉半兩。　丁香一分。　鬱金半分。小者麥麩炒令赤色。

臘茶末一錢。　麝香一字。　定粉一米粒。即韶粉是。

白蜜一盞，甑上蒸熟。

右各為末。麝先細研。取臘茶之半，湯點，澄清，調麝，次入沉香，次入丁香，次入鬱金，次入餘茶及定粉，共研細，乃入蜜，使稀稠得所，收沙瓶器中，窨月餘，取燒，久則益佳。燒時以雲母石或銀葉襯之。

黃太史跋云：余與洪上座同宿潭之碧湘門外舟中。衡嶽花光仲仁寄墨梅二枝，扣舷而至，聚觀于燈下。余曰：「祇欠香耳。」洪笑發谷董囊，取一炷焚之，如嫩寒清曉，行孤山籬落間。怪而問其所得，云：「自東坡得于韓忠獻家，知余有香癖，而不相授。豈小鞭其後之意乎？」洪駒父集古今香方，自謂無以過此。余以其名意未顯，易之為「返魂香」云。（新纂香譜卷三，又見香乘卷十八。）

供佛印香

棧香一斤。　甘松三兩。　零陵香三兩。
檀香一兩。　藿香一兩。　白芷半兩。
茅香三分。　甘草三分。　蒼龍腦三錢。
右為細末，如常法點燒。（新纂香譜卷二）

笑蘭香序

吳僧罄宜（按：「罄」原作「灊」，據陳氏香譜改。）笑蘭香序曰：「豈非韓魏公所謂濃梅，而黃太史所謂藏春者耶？其法以沉為君，雞舌為臣，北苑之塵、秬鬯十二葉之英、鉛（按：「鉛」，原誤「鉻」，據類說卷五九、錦繡萬花谷後集卷三五改。）華之粉、柏麝之臍為佐。以百花之液為使，一炷如芡子許，油然鬱然，若鼽九畹之蘭，而浥百畝之蕙也。（新纂香譜卷四。又陳氏香譜卷四未標出處。）

笑蘭香

白檀香　丁香　棧香各一兩。
甘松半兩。　黃熟香二兩。　玄參一兩。

麝香一分（按香乘卷十八作「二錢」。）。
右除麝香別研外，餘六味同搗為末，煉蜜捜拌成膏，爇，窨如常法。（新纂香譜卷三，又見香乘卷十八）

寶篆香

沉香一兩。　丁香皮一兩。　藿香葉一兩。
夾棧香二兩。　甘松半兩。　零陵香半兩。
甘草半兩。　甲香半兩。製。　紫檀三兩。製（按：「製」原脫，據香乘卷十八補）。
焰硝一分（按香乘卷十八作「三分」）。
右為末，和勻。作（按「作」原脫，據香乘卷十八補。）印時，旋加腦、麝各少許。（新纂香譜卷二，又見香乘卷二十一）

丁晉公文房七寶香餅

青州棗一斤。和核用。　木炭末二斤。　黄丹半兩。
鐵屑二兩。針家有。　定粉一兩。　細墨一兩。
丁香二十粒。
右同擣膏。如乾，再入棗，以模子脫作餅如錢許，每一餅可經晝夜。（新纂香譜卷三）

周顯德五年，昆明國獻薔薇水十五瓶。云得自西域。以酒衣，衣敝而香不滅。（古今事文類聚續集卷十二）

附按下此二條未注出自洪芻香譜。是否本書原文不得而知，故附錄於此。

洪駒父荔枝香

荔枝殻不拘多少。　麝皮一个。

右以酒同浸二宿，酒高二指，封蓋飯上蒸乾為度。日中燥之，搗末。每十兩加入麝香一字，蜜和作圓，焫如常法。（新纂香譜卷三）

洪駒父百步香又名萬斛香。

沉香一兩半。　棧香　製甲香另研。

檀香以蜜酒湯少許別炒極乾。以上各半兩。　零陵葉三錢。同杵篩羅過。

腦麝各三錢。

右和勻，熟蜜搜劑，窨爇如常法。（新纂香譜卷三）

附錄三

附錄三

學津討原本香譜補文

按：張海鵬學津討原本香譜據他書補入「天香傳」、「辟寒香」兩篇，今移爲附錄。

天香傳

丁謂

香之爲用從上古矣。所以奉神明，可以達蠲潔。三代禋享，首惟馨之薦，而沉水薰陸無聞焉；百家傳記，萃衆芳之美，而蕭薌鬱鬯不尊焉。禮云：「至敬不享味，貴氣臭也。」是知其用至重，採製粗略；其名實繁，而品類叢脞矣。觀乎上古帝王之書、釋道經典之說，則記錄綿遠，贊頌嚴重，色目至衆，法度殊絶。西方聖人曰：大小世界，上下内外種種諸香。又曰：千萬種和香，若香、若丸、若末、若塗香（按：「香」上原有「以」字，據文義删。）、天合和花香、果香、樹香（按：「樹香」，原作「樹」，據清初鈔本新纂香譜卷四補。），天上諸天之香。又佛土國名衆香，其香比於十方人天之香，最爲第一。尚書曰：上聖焚百寶香，天眞皇人焚千和香，黄帝以沉榆蓂莢爲香。又曰：眞仙所焚之香，皆聞百里。有積烟成雲，積雲成雨。然則與人間共所貴者，沉香、薰陸也。故經云：沉香堅株。又曰：沉水香堅，聖人至於今惑（按：「惑」，原作「感」，據清初鈔本新纂香譜卷四改。）之。夏（按：新纂香譜卷四補）降之夕，傍（按：「傍」，原無，據四庫全書本補）尊位而捧爐香者，烟高丈餘，其色正紅。得非「天上諸天之香」耶？三皇寶齋（按：

「齋」，原誤「齊」，據清初鈔本新纂香譜卷四改。）香珠法，其法，雜而末之，色色至細，然後叢聚，杵之三萬，緘以銀器，載蒸載和，豆分而丸之，珠貫而曝之。旦日，此香焚之上徹諸天。蓋以沉香爲宗，薰陸副之也。是知古聖欽崇之至厚，所以備物實妙之無極。謂奕（按「奕」原作「變」，據四庫全書本陳氏香譜卷四改）世寅奉香火之薦，鮮有廢者。然蕭茅之類，隨其所備，不足觀也。祥符初，奉詔充天書狀持使，道場科醮無虛日，永晝達夕，寶香不絕，乘輿肅謁則五上爲禮眞宗每至玉皇、眞聖、聖祖位前，皆五上香。馥烈之異，非世所聞。

供内乳香一百二十觔入內（按：「內」，原誤「留」，據清初鈔本新纂香譜卷四改。）副都知張領樞軸。俸給頒賚，隨日而隆。故苾芬之羞，特與昔異，襲慶奉祀日，賜外司耶？八年掌國計，而（按：「而」，清初鈔本新纂香譜卷四作「兩」。）鎮旄鉞，四大約以沉香、乳香爲本，龍腦和劑之。此法累稟之聖祖，中禁少知者，況繼能爲使。在宮觀密賜新香，動以百數沉、乳、降眞、黄香。由是，私門之內，沉乳足用。有唐雜記言：明皇時，異人云：醮席中每爇乳香，靈祇皆去。

卷四作「真」。）宗時，新稟聖訓，沉、乳二香，所以奉高天上聖，百靈不敢當也。無他言。上聖卽政之六月，授詔罷相，分務西雒，尋遷海南。憂患之中，一無塵慮，越惟永晝晴天，長霄垂象，爐香之趣，益增其勤。素聞海南出香至多，始命市之於閭里間，十無一有假。板官裴鶚者，唐宰相晉公中令之裔孫也。土地所宜，悉究本末。且曰：瓊管（按：「管」，原作「菅」，據四庫全書本改。）之地，黎母山奠之。四部境域，皆枕山麓。香多出此山，甲於天下。然取之有時，售之有主。蓋黎人皆力耕治業，不以採香專利。閩越海賈，惟以餘杭船卽香市。每歲冬季，黎峒待此船至，方入山尋採。州人（按：「人」，原作「入」，據清初鈔本新纂香譜卷四改。）役而賈販，盡歸船商。故非時不有也。香之類有四：曰沉，曰棧，曰生結，曰黄熟，其爲狀也，十有二，沉香得其八焉。曰烏文格，土人以木之格，其沉香如烏文木之色而澤，更取其堅格，是美之至也。曰黄蠟，其表如蠟，少刮削之，黳紫相半，烏文格之次也。牛目與角及蹄，曰雉頭、洎髀、若骨，此沉香之狀。土人則曰牛目、牛角、雞頭、雞腿、雞骨。曰崑崙梅格，棧香也。此梅樹也，黄黑相半而稍堅。土人以此比棧香也。曰蟲鏤，凡曰蟲鏤，其香尤佳。蓋香兼黄熟，蟲蛀及攻，腐朽盡去，菁英獨存者（按：「者」，原作「香」，據清初鈔本新纂香譜卷四改。）也。曰傘竹格，黄熟香也。如竹，色黄白而帶黑，有似橼也。曰茅葉，有似茅葉，至輕，有入水而沉者，得沉香之餘氣也，然之至佳。土人以其非堅實，抑之爲黄熟也。曰鷓鴣斑，色駮（按：「駮」，原作「駁」，據四庫全書本改）雜，如鷓鴣羽也。生結香者，橼香未成沉者有之，黄熟未成橼者有之。凡四名十二狀，皆出一本。樹體如白楊，葉如冬青而小，膚表也，標末也。質輕而散，理疎以粗。曰黄熟，黄熟之中，黑色堅勁者，曰橼香。橼香之名，相傳甚遠，卽未知其旨，惟沉水爲狀也。骨肉穎脱，芒角鋭利，無大小，無厚薄，掌握之有金玉之重，切磋之有犀角之勁，縱分斷瑣碎，而氣脉滋益，用之與臬塊者等。鶚云：香不欲大，圍尺以上，慮有水病。若觔以上者，中含兩孔以下浮水卽不沉矣。又曰：或有附於柏枅，隱於曲枝，蟄藏深根。或抱貞（按：「貞」，原作「眞」，據四庫全書本陳氏香譜卷四改。）木本，或挺然結實，混然成形。嵌如穴谷，屹若歸雲。如矯首龍，如峩冠鳳，如麟植趾，如鴻餟翮，如曲肱，如駢指。但文彩緻密，光彩射人，斤斧之跡，一無所及。置器以驗，如石投水，此寶香也，千百一而已矣。夫如是，自非一氣粹和之凝結，百神祥異之含育，則何以群木之中，獨稟靈氣，首出庶物，得奉高天也？占城所產橼沉至多。彼（按：「彼」原作「披」，據四庫全書本改。）方貿遷（按：「遷」，原作「選」，據四庫全書本改。），或入番禺（按：
「番禺」，原作「方禺」，據清初鈔本新纂香譜卷四改。），或入大食。貴重沉檖香，與黃
金同價。鄉者云：比歲有大食番舶，爲颶所逆，寓此屬邑。首領以富有自
大，肆筵設席，極其誇詫。州人私相顧曰：「以貲較勝，誠不敵矣。然視
其爐烟，蓊鬱不舉，乾而輕，瘠而焦，非妙也。」遂以海北岸者，即席而
焚之，其烟杳杳，若引東溟；濃腴湒湒，如練凝淹。芳馨之氣，特久益佳
大舶之徒，由是披靡。生結香者，取不候其成，非自然者也。生結沉香，
與檖香等；生結檖香，品與黃熟等；生結黃熟，品之下也。色澤浮虛，
而肌質散緩。然之辛烈，少和氣。久則潰敗。速用之即佳。若（按：「若」，原
作「不」，據四庫全書本改。）沉檖成香，則永無朽腐矣。雷、化、高、竇，亦中
國出香之地，比海南者，優劣不侔甚矣。既所稟不同，而售（按：「售」，原作
「焦」，據清初鈔本新纂香譜卷四改。）者多，故取者速也。是黃熟不待其成檖，檖
不待其成沉。蓋取利者戕賊之也。非如瓊管（按：「管」，原作「菅」，據四庫全書本
改。），皆深峒黎人，非時不妄剪伐。故樹無夭折之患，得必皆異香。曰熟
香，曰脫落香，皆是自然成者。餘杭市香之家，有萬觔黃熟者，得眞檖百
觔，則爲稀矣；百觔眞檖，得上等沉香數十觔，亦爲難矣。薰陸、乳香，

長大而明瑩者，出大食國，彼國香樹，連山絡野（按：「絡野」原作「野路」，據清初鈔本新纂香譜卷四改。），如桃膠松脂，委於石地，聚而斂之，若京坻（按：「坻」原作「柢」，據四庫全書本改。）香山，多石而少（按：「少」原作「沙」，據四庫全書本改。）雨。載詢番舶，則云：昨過乳香山，彼人云：此山下雨，已三十年矣。香中帶石末者，非濫僞也，地無土也。然則此樹若生於塗泥則無香，不得爲香矣。天地植物，其有自乎？

贊曰：百昌之首，備物之先。于以相禋，于以告虔。孰歆至薦，孰享芳焰。上聖之聖，高天之天。

（據明末刻本香乘卷二十八）

辟寒香

述異記曰：「丹丹國所出。漢武帝（按：「帝」，漢魏叢書本述異記卷上無）時入貢。每至大寒，於室焚之，暖氣翕然。自外（按：「自外」二字原無，據漢魏叢書本述異記卷上補。）而入，人皆減衣。

（據學津討原本香譜卷上）

附錄四

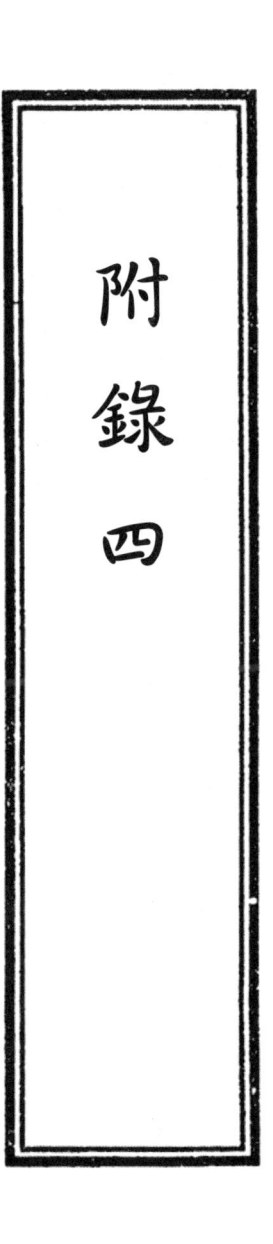

附録四

著録

宋尤袤遂初堂書目

洪氏香譜

（據遂初堂書目譜録類）

宋晁公武郡齋讀書志

香譜一卷

右皇朝洪芻駒父撰。集古今香法，有鄭康成漢宫香，南史小宗香，真誥嬰香，戚夫人迎駕香，唐員半千香，所記甚該博。然通典載歷代祀天用沈水香獨遺之，何哉？

（據孫猛郡齋讀書志校證卷十四）

宋陳振孫直齋書録解題

香譜一卷

不知名氏。

（據直齋書録解題卷十四子部雜藝類）

元脫脫宋史藝文志

洪芻香譜五卷

（據宋史卷二百五藝文志四子部農家類）

元馬端臨文獻通考

香譜一卷

晁氏曰：「宋朝洪芻駒父撰。集古今香法。有鄭康成漢宮香，南史小宗香，眞誥嬰香，戚夫人迫駕香，唐員半千香。所記甚該博。然通典載歷代祀天用水沉香獨遺之，何邪？」

（據文獻通考卷二百二十九經籍考第五十六子雜藝術）

清紀昀文淵閣四庫全書本香譜提要

臣等謹案：香譜二卷，舊本不著撰人名氏。左圭百川學海題為宋洪芻撰。芻字駒父，南昌人。紹聖元年進士，靖康中官至諫議大夫，謫沙門島以卒。所作香譜，宋史藝文志著錄。周紫芝太倉稊米集有題洪駒父香譜後曰：「歷陽沈諫議家，昔號藏書最多者，今世所傳香譜，蓋諫議公所自集也。以為盡得諸家所載香事矣。以今洪駒父所集觀之，十分未得其一二也。余在富川，作妙香寮，永興郭元壽賦長篇。其後貴池丞劉君穎與余凡五賡其韻。往返十篇，所用香事頗多，猶有一二事駒父譜中不錄者」云云。則當事推重芻譜，在沈立譜之上，然晁公武讀書志稱芻譜「集古今香法，有鄭康成漢宮香、南史小宗香、真誥嬰香、戚夫人迫駕香、唐員半千香，所記甚該博。然通典載歷代祀天用水沈香，獨遺之」云云。此本有水沉香一條，而所稱鄭康成諸條乃俱不載，卷數比通考所載芻譜亦多一卷，似非芻作。沈立譜久無傳本，書錄解題有侯氏萱堂香譜二卷，不知何代人。或即此書耶？其書凡分四類：曰香之品，曰香之異，曰香之事，曰香之法。亦頗賅備，足以資考證也。乾隆四十六年十月恭校上。

總纂官臣紀昀，臣陸錫熊，臣孫士毅。

總校官臣陸費墀。

（據景印文淵閣四庫全書本香譜卷首）

清紀昀文津閣四庫全書本香譜提要

臣等謹案：香譜二卷，舊本不著撰人名氏。左圭百川學海題為宋洪芻撰。芻字駒父，南昌人。紹聖元年進士，靖康中官至諫議大夫，謫沙門島以卒。

所作香譜，宋史藝文志著錄。周紫芝太倉稊米集有題洪駒父香譜後曰：「歷陽沈諫議家，昔號藏書最多者，今世所傳香譜，蓋諫議公所自集也。以為盡得諸家所載香事矣。以今洪駒父所集觀之，十分未得其一二也。余在富川，作妙香寮，永興郭元壽賦長篇。其後貴池丞劉君穎與余凡五賡其韻，往返十篇。所用香事頗多，猶有一二事駒父譜中不錄者」云云。則當時推重芻譜，在沈立譜之上，然晁公武讀書志稱芻譜「集古今香法，有鄭康成漢宮香、南史小宗香、真誥嬰香、戚夫人迫駕香、唐員半千香，所記甚該博。然通典載歷代祀天用水沈香，獨遺之」云云。此本有水沈香一條，而所稱鄭康成諸條乃俱不載，卷數比通考所載芻譜亦多一卷，似非芻作。或即此沈立譜久無傳本，書錄解題有侯氏萱堂香譜二卷，不知何代人。或即此書耶？其書凡分四類：曰香之品，曰香之異，曰香之事，曰香之法。亦頗賅備，足以資考證也。乾隆四十九年四月恭校上。

（據文津閣四庫全書本香譜卷首）

清紀昀四庫全書總目

香譜二卷內府藏本

舊本不著撰人名氏。左圭百川學海題爲宋洪芻撰。芻字駒父，南昌人。紹聖元年進士，靖康中官至諫議大夫，謫沙門島以卒。所作香譜，宋史藝文志著錄。周紫芝太倉稊米集有題洪駒父香譜後曰：「歷陽沈諫議家，昔號藏書最多者，今世所傳香譜，蓋諫議公所自集也。以爲盡得諸家所載香事矣。以今洪駒父所集觀之，十分未得其一二也。余在富川，作妙香寮，永興郭元壽賦長篇。其後貴池丞劉君穎與余凡五賡其韻。往返十篇，所用香事頗多，猶有一二事駒父譜中不錄者」云云。則當時推重芻譜，在沈立譜之上，然晁公武讀書志稱芻譜「集古今香法，有鄭康成漢宮香、南史小宗香、真誥嬰香、戚夫人迫駕香、唐員半千香，所記甚該博。然通典載歷代祀天用水沈香，獨遺之」云云。此本有水沈香一條，而所稱鄭康成諸條乃俱不載，卷數比通考所載芻譜亦多一卷，似非芻作。沈立譜久無傳本，書錄解題有侯氏萱堂香譜二卷，不知何代人。或即此書耶？其書凡分四類：曰香之品，香之異，香之事，香之法。亦頗賅備，足以資考證也。

（據四庫全書總目卷一一五子部譜錄類）

清周中孚鄭堂讀書記

香譜二卷百川學海本

舊題宋洪芻撰。芻，字駒父，南昌人。紹聖元年進士，靖康中，官至諫議大夫。四庫全書著録，作不著撰人名氏。讀書志類書類、書録解題、通考俱作一卷，宋志農家類作五卷。晁氏稱宋朝洪芻「撰集古今香法，有鄭康成漢宫香、南史小宗香、真誥嬰香、戚夫人迫駕香、唐員半千香，所記甚該博。然通典載歷代祀天用水沈香獨遺之，何耶？」今按是書無漢宫香以下四條，而反有水沈香一條，其非駒父所作明甚。陳氏稱「不知名氏」，又載萱堂香譜一卷，云「稱侯氏萱堂，而不著名」，疑即是書。宋志作洪芻撰，且有五卷之多，「五」或爲「一」或爲「二」之譌也。其書分香之品十二條，香之異三十八條，香之事四十一條，香之法二十二條，凡一百十三條，所載殊爲詳備。所引諸書，無宋以後作者，其爲北宋舊帙可知矣。前有無名氏香序。説郛、唐宋叢書、學津討原均收入之。張若雲改香異第三條「辟寒香」目爲「辟邪香」，别采述異記一則爲「辟寒香」補於後，固爲不可。又以香事諸條，唯天香傳存目而不載傳，因據丁晉公本集補入。考書中所載各條皆無過半頁者，而此獨有五頁之多，則大失原本之體裁矣。況陶、鐘兩家之本，俱一仍左氏之舊，則亦仍其舊可耳，何必臆爲竄亂耶？此若雲之失也。今附訂於此，不爲另記。

（據鄭堂讀書記卷五十子部譜録類）

清丁丙善本書室藏書志

香譜二卷明華氏刊本

譜分四類：曰香之品、香之異、香之事、香之法，不著撰人。百川學海題爲宋洪芻撰，提要辨其非。沈立所譜久不傳。書錄解題有侯氏萱堂譜，或即其書耶？

（據善本書室藏書志卷十八）

清陸心源皕宋樓藏書志

香譜二卷宋刊本

宋洪芻撰

（據皕宋樓藏書志卷五十三）

清朱學勤朱修伯批本四庫簡明目錄

香譜二卷

百川　唐宋　藝圃　格致　學津均刊。

（據朱修伯批本四庫簡明目錄卷第十二子部九譜錄類器物之屬）

傅增湘藏園訂補郘亭知見傳本書目

香譜二卷不著撰人。○百川本。○格致本。○藝圃搜奇本。○唐宋叢書本一卷。○學津本。

(補)○宋咸淳刊百川學海本，十二行二十字，細黑口，左右雙闌，余藏。○明弘治十四年華珵刊百川學海本，十二行二十字，白口，左右雙闌。○明嘉靖十五年鄭氏宗文堂刊百川學海二十卷本，十四行二十八字，白口，左右雙闌。○清嘉慶十年張氏照曠閣刊學津討原本，九行二十一字，黑口，左右雙闌。

（據藏園訂補郘亭知見傳本書目卷九子部譜錄類）

附録五

附錄五

序跋

洪氏香譜序

書稱：「至治馨香」、「明德惟馨」。反是則曰「腥聞在上」。傳以「芝蘭之室」、「鮑魚之肆」為善惡之辨。離騷以蘭蕙杜蘅為君子；糞壤蕭艾爲小人。君子澡雪其身，熏祓以道義，有無窮之聞。余之譜香，蓋亦是意云。

（據新纂香譜卷首）

宋周紫芝書洪駒父香譜後

歷陽沈諫議家，昔號藏書最多者，今世所傳香譜蓋諫議公所自集也。以謂盡得諸家所載香事矣。以今洪駒父所集觀之，十分未得其一二也。余在富川，作妙香寮，永興郭元壽賦長篇，其後貴池丞劉君穎與余凡五賡其韻，往返十篇，所用香事頗多，猶有一二事駒父譜中不錄者，乃知世間書豈一耳目所能盡知。自昔作類書者不知其幾家，何嘗有窮？頃年在武林，見丹陽陳彥育作類書，自言今三十年矣，如「荔枝」一門猶有一百二十餘事。嗚呼！博聞洽識之士固足以取重一時，然迷入黑海、蕩而不反者，亦可爲書淫傳癖之戒云。

（據太倉稊米集卷六十七）

清張海鵬跋

古者焫蕭、灌鬱、焚椒、佩蘭，所謂香者，如是而已。漢世始通南粵，西京襍記有丁緩作「被中香爐」。漢武內傳載西王母降，爇嬰香。自是而後，殊方外域，多貢奇香；閩越賈舶，往來島國。香之珍異日繁，而合和窨造之法日盛。為之譜者，有洪、沈、顏、葉諸家，河南陳氏彙洪、沈而下十一家之譜，合為四卷，經兩世而書成，薈萃羣言，足資考證。至明季，江左周氏復作香乘二十八卷，較陳譜尤為詳備，此清廟、靈壇、瑶房、燕寢所當留意者也。是編香譜二卷，無撰人名氏，舊刻百川學海中謂即宋洪駒父撰，與晁氏讀書志、通考所稱洪本又多不合。四庫提要謂即侯氏萱堂香譜，亦存其疑。然考所引韻藻無宋以後者，則作者非宋以後人可知。譜中香異第三條「辟邪香」目訛為「辟寒」，而「辟寒香」又缺載，今另為一條補於後。香事諸條，唯「天香傳」存目而不載傳，今亦為補入，較左氏刻差為完善云。嘉慶甲子冬杪虞山張海鵬識。

（據學津討原本香譜卷末）

附錄六

附錄六

引用書目

元脫脫宋史　中華書局標點本
元馬端臨文獻通考經籍考　華東師範大學出版社排印本
宋尤袤遂初堂書目　景印文淵閣四庫全書本
宋晁公武郡齋讀書志　上海古籍出版社排印孫猛郡齋讀書志校證本
宋陳振孫直齋書錄解題　上海古籍出版社排印本
清紀昀四庫全書總目　中華書局影印本
清周中孚鄭堂讀書記　上海書店排印本
清丁丙善本書室藏書志　清光緒二十七年家刻本
清陸心源皕宋樓藏書志　清光緒八年家刻本
清朱学勤朱修伯批本四庫簡明目錄　北京圖書館出版社二〇〇一年影印清鈔本
傅增湘藏園訂補郘亭知見傳本書目　中華書局排印本
唐玄奘大唐西域記　宋安吉州思溪法寶資福禪寺刻大藏經本
金刻大藏經本

唐蘇敬等新修本草	日本大阪本草刊行會一九三六年影印日本藏舊鈔本
	羅振玉一九〇一年影印影鈔日本藏舊鈔本
	傅雲龍纂喜廬叢書影刻日本藏舊鈔本
宋唐慎微經史證類大觀本草	一九〇四年柯逢時影刻本
宋唐慎微經史證類備用本草	宋嘉定四年劉甲刻本
宋唐慎微重修政和經史證類備用本草	蒙古定宗四年張存惠晦明軒刻本
唐段成式酉陽雜俎	中華書局一九八一年排印本
宋高似孫緯略	墨海金壺本
元陳敬新纂香譜	清初鈔本
元陳敬陳氏香譜	景印文淵閣四庫全書本
明周嘉冑香乘	明末刻本
	景印文淵閣四庫全書本
唐歐陽詢藝文類聚	宋刻本
	上海古籍出版社排印本
唐徐堅初學記	宋刻本
	中華書局排印本

宋 李昉太平御覽　中華書局一九六〇年影印本
清嘉慶鮑崇城刻本
錦繡萬花谷　宋刻本
宋 謝維新古今合璧事類備要　宋刻本
宋 祝穆新編古今事文類聚　元刻本
元 陰時夫新增說文韻府群玉　元大德刻本
明彭大翼山堂肆考　景印文淵閣四庫全書本
晉王嘉拾遺記　漢魏叢書本
南朝 梁任昉述異記　漢魏叢書本
唐蘇鶚杜陽雜編　中華書局一九五八年排印本
宋 李昉太平廣記　中華書局一九六一年排印本
宋 任淵山谷內集注　宋刻本
宋 周紫芝太倉稊米集　景印文淵閣四庫全書本
南朝 梁 蕭統文選　上海古籍出版社排印本
南朝 陳 徐陵玉台新詠　中華書局排印本

宋李昉文苑英華　中華書局影印宋刻配明刻本

宋郭茂倩樂府詩集　中華書局排印本

新纂香譜目錄

新纂香譜目錄

凡例

凡例

一、新纂香譜一書，傳世不廣。現今存者，有中國科學院科學圖書館所藏清初鈔本、中國國家圖書館藏清雍正跋鈔本、四庫全書名「陳氏香譜」本、中國國家圖書館藏清末鐵琴銅劍樓鈔本、中國臺灣圖書館藏清末民國鈔本共五本。其中鐵琴銅劍樓鈔本系據雍正鈔本仿鈔以進呈者，清末民國鈔本據考證亦據雍正抄本迻錄，此三本均殘存前二卷。此外，民國年間張鈞衡適園叢書所收新纂香譜即據清末民國鈔本付刊，為傳世唯一刻本。

一、本書取中國科學院科學圖書館所藏清初鈔本為底本，蓋此本抄寫既早，且圖式說明無一闕失、文字款式多有勝處。反觀二卷殘本，非但殘缺不全，且圖式說明大量闕失、條目亦偶有錯亂。四庫全書本雖俱全帙，但既有重大錯亂，且改易書名、刪落原注及圖式，反失其真。況清初鈔本久不為人所知，此次整理，亦有傳本之意。

一、由於底本為鈔本，故不乏鈔胥之誤，故取他本參校。四庫全書本問題較多，故前二卷以二卷殘本主校，二卷殘本同出一源，且適園叢書本頗有臆改之處，故選雍正跋鈔本為主，因此本為鐵琴銅劍樓舊藏，故簡稱「鐵本」。後二卷除四庫全書本，無他本可參考，且清初抄本前後質量不一，後二卷鈔胥之誤尤多，故取文淵閣四庫全書本參校，簡稱「四庫本」。

一、明周嘉胄香乘二十八卷成書于明萬曆年間，而刻于崇禎年間，所見陳敬新纂香譜必爲明後期以前之本，早於現存諸本。故取以參校。凡明標出自陳譜條目則以版本視之，其異文可正今本之非者，酌取正之；凡明標出自陳敬以前各譜而為陳、周兩家共稱引者，考慮陳、周兩家所見版本未必相同，則不輕據香乘改正文；惟香乘不標出處而與新纂香譜之條目相同者，則為免來源各異，僅作參考。

一、凡底本有誤，均校改並出校勘記。校本有誤而底本不誤者，一律不出校勘記。校本與底本有異文可兩通者，出校勘記說明而不改底本。

一、底本為鈔本，故多有異體字、別體字，前者為合於「六書」構字之異構字，後者多為說文解字及歷代所認定正字或異體之省減暨草寫之楷化。以上二者即前人所謂「俗字」。僅就楷書而論，劉復宋元以來俗字譜（一九三二年），收錄宋、元、明、清刻本中俗字實例頗蕃，可知此類字形淵源已久，非近時所妄造。本書基於尊重底本與規範漢字雙重考慮，確定處理俗字規則為：凡異體字合於六書構字者，一律保持原狀；凡不合於六書者，則改成正體或與之最形近之合於六書構字之異體，且不出校勘記。

一、底本標題後僅空一格而不提行，恐爲抄手為省紙幅而改，今為醒目，依傳世他本，將標題另行。

一、底本原有避諱字，一律改回，不出校勘記。

一、另輯錄資料三種，作為附錄，附於正文之後。

卷首

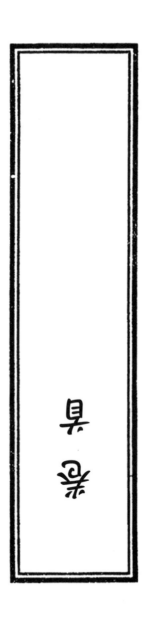

卷首

河南陳氏香譜序

香者，五臭之一，而人服媚之。至於為香作譜，非世宦博物、嘗閱舶浮海者，不能悉也〔一〕。河南陳氏香譜，自子中至浩卿，再世乃脱藁〔二〕。凡洪、顔、沈、葉諸譜，具在此編，集其大成矣。詩、書言香，不過黍、稷、蕭、脂。故香之為字，從黍作甘。古者自黍稷之外，可焫者蕭，可佩者蘭，可鬯者鬱，名爲香草者無幾，此時譜可無作。楚辭所録，名物漸多，猶未取於遐裔也。漢、唐以來，言香者必南海之産，故不可無譜。浩卿過彭蠡，以其譜視釣者熊朋來，俾爲序。釣者驚曰：「豈其乏使而及我？子再世成譜，亦不易，宜遴序者。豈無蓬萊玉署、懷香握蘭之仙儒；又豈無喬木故家〔三〕、芝芳蘭馥之世卿？豈無鼂服夷言、誇香詫寶之舶官；又豈無神州赤縣、進香受爵之少府？豈無寶梵琳房、閩思道韻之高人？又豈無瑶英玉蕊、羅襦薌澤之女士？凡知香者，皆使序之。若僕也，灰釘之望既窮；熏習之夢久斷。空有廬山一峰以爲鑪，峯頂片雲以爲香。子并收入譜矣。每憶劉季和香癖，過鑪熏身。其主簿張坦以爲俗。坦可謂直諒之友。季和能笑領其言，亦庶幾善補過者。有士於此，如荀令君至人家，坐席三日香。如梅學士每晨袖覆鑪，撮袖以出，坐定放香。是富貴自好者所爲，未聞聖賢爲此。惜其不遇張坦也。按禮經：容臭者童孺所佩，茝蘭者婦輩〔四〕所采。大丈夫則自流芳百世者在。故魏武猶能禁家内不得熏香，謝玄佩香囊，則安石患之。然琴窗書室不得此譜，則無以治鑪熏。至於自熏〔五〕，知見抑存乎其人。遂長揖謝客，鼓棹去客。追錄爲香譜序。至治壬戌蘭秋，彭蠡釣徒熊朋來序。

韋應物掃地焚香，燕寢為之清凝。黄魯直隱几炷香，靈臺為之空湛。從上〔六〕韻人勝士，鑪霏深晝。牧心純淨，法應如是。汴陳浩卿於清江出其先君子中齋公所輯香譜，如銖熏初檖，縹緲颀香。悟韋郎於白傅之香山，識涪翁於〔七〕黄儇之叱石，是譜之香遠矣。浩卿卓然肯構，能使書香不斷。經傳之雅馥方韶，騷、選之靚馡初曙，芳遺家譜可也。袖中后山瓣香，亦當詢龍象法筵，粘起超方迴向。至治壬戌九秋，長沙梅花溪道人李琳書。

洪氏香譜序

書稱「至治馨香」、「明德惟馨」，反是則曰「腥聞在上」。傳以「芝蘭之室」、「鮑魚之肆」為善惡之辨。離騷以蘭蕙杜蘅為君子，糞壤蕭艾為小人。君子澡雪其身，熏祓以道義。有無窮之聞。余之譜香，蓋亦是意云。

顏氏香史序

林香之法，不見於三代。漢、唐衣冠之儒，稍稍用之。然返魂、飛氣出於道家；栴檀。伽羅盛於緇廬〔八〕。名之奇者，則有燕尾、雞舌、龍涎、鳳腦；品之異者，則有紅藍、赤檀、白茅、青桂。其貴重則有水沉、雄麝；其幽遠〔九〕則有石葉、木蜜。百濯之珍，罽賓月支之貢，泛泛如噴珠霧，不可勝計。然多出於尚怪之士，未可皆信其有無。彼〔一〇〕欲刳凡剔俗，其合和窨造，自有佳處。惟深得三昧，乃盡其妙。因採古今熏修之法，釐為二篇〔一一〕，以其敘香之行事，故曰「香史〔一二〕」，不徒為熏潔也。五臟惟脾喜香，以養鼻通神觀而去尤疾焉〔一三〕。然黃冠皂衣之師，久習靈壇之供；錦韝紈袴之子，少躭洞房之樂。觀是書也，不為無補云耳。雲龕居士序。

葉氏香譜序

古者無香，燔柴焫蕭，尚氣臭而已。故香之字，雖載於經，而非今之所謂香也。至漢以來，外域入貢，香之名始見于百家傳記。而南蕃之香，獨後出焉〔一四〕，世亦罕能盡知。余于泉州職事，實兼舶司。因蕃商之至，詢究本末，録之以廣異聞。亦君子恥一物不知之意。紹興二十一年，左朝請大夫知泉州軍州事葉庭珪序。

集會諸家香譜目録

沈立之香譜　洪駒父香譜
武岡公庫香譜　張子敬續香譜
潛齋香譜拾遺　顔持約香史
葉庭珪香録　局方第十卷
是齋售用録　温氏雜記
事林廣記

校勘記

〔一〕也：原紙殘，此據鐵本。
〔二〕脱藁：「脱」原紙殘，此據鐵本。
〔八〕緇廬：「廬」原作「蘆」，據鐵本改。
〔九〕幽遠：原倒，據鐵本乙。

〔三〕故家：「家」原紙殘，此據鐵本。

〔四〕婦輩：「輩」原誤「佩」，據鐵本改。

〔五〕自熏：「自」原誤「目」，據鐵本改。

〔六〕從上：「上」，香乘卷二十八作「來」。

〔七〕於：原脫，據香乘卷二十八補。

〔一〇〕彼：原誤「波」，據鐵本改。

〔一一〕二篇：香乘卷二十八作「六篇」。

〔一二〕香史：原倒，據鐵本乙。

〔一三〕去尤疾焉：「尤」原脫，據鐵本補；「焉」原誤「為」，據鐵本改。

〔一四〕後出焉：「焉」原誤「為」，據鐵本改。

卷一

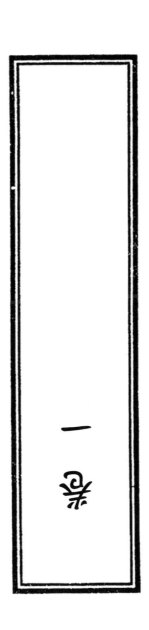

新纂香譜卷第一

河南陳　敬　子中編次

許氏説文：「香芳也。篆從黍、從甘，隸省作香。春秋傳曰：『黍稷馨香』。凡香之屬皆從香。」香之遠聞曰馨，香之美者曰䭫，踈士切。香之氣曰馦，許兼切。曰馣，烏含切。曰馧，於云切〔一〕。曰馥，扶福切。曰䭐，於蓋切。曰馤，同上。曰馪，匹民切。曰馢，則前切。曰馛，蒲撥切。曰䭯，匹結切。曰馝，毗必切。曰馞，蒲没切。曰馠，火含切。曰馩，符分切。曰馚，同上。曰䭕，方咸反。〔二〕曰䭢，奴昆切。曰䭭，薄庚切〔三〕。曰馟，陀胡切。曰䭲，於綺切。曰䭊，女氏切。曰𩡧，普没切。曰䭱，滿結切。曰馡，普滅切。曰䭰，烏孔切。曰𩡾，符霄切。曰馪，步結切。曰馤，許葛切。曰馡，甫微切。

香品舉要云：香最多品類，出交、廣、崖州及海南諸國。然秦、漢以前未聞，惟稱蕙、蘭、椒、桂而已。至漢武奢廣，尚書郎奏事者，始有含雞舌香，其他皆未聞。迨晉武時，外國貢異香始此。及隋除夜火山，燒沉香、甲煎不計數，海南諸品畢至矣。唐明皇君臣多有用沉、檀、腦、麝為亭閣，何多也。後周顯德間，昆明國又獻薔薇水矣。昔所未有，今皆有焉。然香者〔四〕一也，或出於草，或出於木，或花，或實，或節，或葉，或皮，或液，或又假人力煎和而成。有供焚者，有可佩者，又有充入藥者。詳列如左：

至治馨香，感于神明。書君陳

弗惟德馨香〔五〕。書酒誥

其香始升，上帝居歆。詩生民

有飶其香，邦家之光。詩載芟

黍稷馨香。左傳

蘭有國香。左氏傳〔六〕

其德足以昭其馨香。國語

如入芝蘭之室，久而不聞其香。家語

香品

龍腦香

唐本草云：出婆律國。樹形似杉木，子似豆蔻，皮有甲錯。婆律膏是根下清脂，龍腦是根中乾脂。味辛，香入口。段成式云：亦出波斯國。樹高八九丈，大可六七圍，葉圓而背白。無花實。其樹有肥瘦，瘦者出龍腦香，肥者出婆律膏。香在木心中，波斯斷其樹剪取之，其膏于木端流出。圖經云：南海山中亦有此木。唐天寶中，交趾貢龍腦，皆如蟬蠶之形。彼人云：有老根節方有之，然極難得。禁中呼「瑞龍腦」。帶之衣衿，香聞十餘步。今海南龍腦多用火熘成片，其中容僞。陶隱居云：生西海婆律國，乃婆律樹中脂也。如白膠香狀，味苦辛，微温無毒。主内外障眼，去三蟲，療五痔，明目鎮心祕精。又有蒼龍腦，主風瘮鼾面，入膏煎良。不可點眼。其明淨如梅花者善〔七〕，久經風日、或如麥麸〔八〕者不佳。宜合黑豆、糯米、相思子貯之甆器内則不耗。今〔九〕復有生熟之異稱，生龍腦即上所載是也。其絶妙者曰「梅花龍腦」。有經火飛結成塊者，謂之熟龍腦。氣味差薄，蓋益以他物故也。葉庭珪云渤泥、三佛齊〔一〇〕亦有之，乃深山窮谷千年老杉樹枝幹不損者〔一一〕，若損動則氣泄無腦矣。其土人解為板，板傍裂縫，腦出縫中。劈而取之，大者成片，俗謂之「梅花腦」，其次謂之「速腦」，速腦之中，又有金脚，其碎者謂之米腦。鋸下杉屑與碎腦相雜者，謂之蒼腦。取腦已淨，其杉板謂之腦木札，與鋸屑同搗碎，和，置甆盆中，以笠覆之，封其縫，熟灰煨熘，其氣飛上凝結而成塊，謂之熟腦。可作面花、耳環、佩帶等用。又有一種如油者，謂之腦油，其氣勁于腦，可浸諸香。陳正敏云：龍腦出南天竺，木本如松，初取〔一二〕猶濕，斷為數十塊尚有香，日久木乾，循理析之，其香如雲母者是也。與中土人取樟腦頗異。今按段成式所述與此不同，故兩存之。

婆律香

本草拾遺云：出婆律國，其樹與龍腦同，乃樹之清脂也。除惡氣殺蟲蛀。詳見「龍腦香」。

沉水香

唐本草云：出天竺、單于二國，與青桂、鷄骨、棧香同是一樹。葉似橘，經冬不彫，夏生花，白而圓細，秋結實，如檳榔，其色紫似葚〔一三〕而味辛。療風水毒腫，去惡氣。樹皮青色，木似欅柳重，實黑色，沉水者是。今復有生黄而沉水者，謂之蠟沉。又有不沉者，謂之生結，即棧香也。拾遺解紛云：其樹如椿，常以水試乃知。葉庭珪〔一四〕云：沉香所出非一，真臘者為上，占城次〔一五〕之，渤泥最下。真臘之香又分三品：緑澤〔一六〕極佳，三灤次之，勃羅間〔一七〕差弱。而香之大槩生結者〔一八〕為上，熟脱者次之；堅黑為上，黄者次之。然諸沉〔一九〕之形多異，而名亦不一。有狀如犀角者、如燕口者、如附子者、如梭者，是皆因形為名，其堅緻而有文橫者，謂之橫隔沉。大抵以所產氣色為高，而形體非所〔二〇〕以定優劣也。緑澤、三濼、勃羅間皆真臘屬國。談苑云：一樹出香三等：曰沉、曰棧、曰黄熟。倦遊録云：沉香木嶺南頻海諸州尤多。大者合抱。山民或以為屋、為橋梁、為飯甑。然有香者百無一二。蓋木得水方結，多在折枝枯幹中，或為棧，或為黄熟。自枯死者，謂之水盤香。高、竇等州產生結香，蓋山民見山木曲幹斜枝，必以刀斫〔二一〕成坎，經年得雨水漬，遂結香。復鋸取之，刮去白木，其香結為班點，亦名鷓鴣班，沉之良者，在瓊、崖等州俗謂之「角沉」，乃生木中取者。宜用熏裛。黄沉乃枯木中得者，宜入藥。黄臘沉尤難得。按南史云：置水中則沉，故名沉香。浮者，棧香也。陳正敏云：水沉出南海，凡數重：外為斷白，次為棧，中為沉。今嶺南巖高峻処〔二二〕亦有之，但不及海南者香氣清婉耳。諸夷以香樹為槽而飼雞犬，故鄭文寶詩云：「沉檀香植在天涯，賤等荊衡水面槎。未必為槽飼雞犬，不如煨燼向豪家。」今按：黄臘沉削之自卷、嚙之柔韌者是。餘見第四卷丁晉公天香傳中。

生沉香

一名蓬萊香。葉庭珪云：出海南山西。其初連木，狀如粟棘房，土人謂之棘香〔二三〕。刀刳去木而出其香，則堅緻而光澤。士大夫目為「蓬萊香」〔二四〕，氣清而且長，品雖侔于真臘。然地之所產者多〔二五〕，而官于彼者乃得之，商舶罕獲焉。故直常倍于真臘所產者云。

蕃香

一名蕃沉，葉庭珪云：出渤泥、三佛齊。氣獷而烈，價視真臘、綠澤減三分之二，視占城減半矣。治冷氣〔二六〕，醫家多用之。

青桂香

本草拾遺云：即沉香同樹細枝緊實未爛者。談苑云：沉香依木皮而結，謂之青桂。

棧香

本草拾遺云：棧與沉同樹。以其肌理有黑脉者為別。葉庭珪云：棧香乃沉香之次者，出占城國。氣味與沉香相類，但帶木，頗不堅實。故其品亞于沉，而優于熟速焉。

黄熟香

亦棧香之類也。但輕虚枯朽不堪者。今和香中皆用之。葉庭珪云：黄熟香，夾棧黄熟香諸番皆出，而真臘為上。黄而熟故名焉〔二七〕。其皮堅而中腐者，形狀如桶，故謂之〔二八〕黄熟桶。其夾棧而通黑者，其氣尤勝，故謂之夾棧黄熟。此香台、泉人之所日用，而夾棧居上品。

葉子香

一名龍鱗香。蓋棧之薄者，其香尤勝于棧。談苑云：沉香在土，歲不待刓剔而精者。

雞骨香

本草拾遺云：亦棧香中形似雞骨者。

水盤香

類黄熟而殊大，多雕刻為香山佛像。並出舶上。

白眼香

亦黄熟之别名也〔二九〕。其色差白，不入藥品。和香或用之。

檀香

本草拾遺云：檀香其種有三：曰白、曰黄、曰紫，白檀樹如檀，出海南。主心腹痛、霍亂、中惡、鬼氣，殺蟲。唐本草云：味鹹、微寒。主惡風毒。出崑崙盤盤之國，主消風腫。又有紫真檀，人磨之〔三〇〕以塗風腫。雖不生于中土，而人間徧有之。葉庭珪云：檀香出三佛齊國。氣清勁而易泄，焫之能奪衆香。皮在而色黄者，謂之黄檀。皮腐而色紫者，謂之紫檀。氣味大率相類，而紫者差勝。其輕而脆者，謂之沙檀。藥中多用之。然香材頭長，商人截而短之，以便負販，恐其氣泄〔三一〕，以紙封之，欲其滋潤故也。陳正敏云：亦出南天竺末耶山崖谷閒。然其地雜木與檀相類者甚衆，殆不可别。但檀木性冷，夏月多大蛇盤繞，人遠望見有蛇處，即射箭記之。至冬月蛇蟄，乃伐而取之〔三二〕也。

木香

本草云：一名蜜香。從外國舶上來。葉似薯蕷而根大，花紫色。功效極多。味辛温無毒，主辟瘟疫〔三三〕，療氣劣氣不足〔三四〕。消毒，殺蟲毒。今以如雞骨堅實、嚙之粘牙者為上。復有馬兜鈴根名曰青木香。非此之謂也。或云有二種，亦恐非耳。一謂之雲南根。

降真香

南州記云：生南海諸山。大秦國亦有之。海藥本草云：味温平，無毒。主天行時氣、宅舍怪異。並燒之有驗。仙傳云：燒之感引鶴降，醮星辰燒此香妙為第一〔三五〕。小兒佩之，能辟邪氣。狀如蘇枋木，然之初不甚香，得衆香和之則特美。葉庭珪云：出三佛齊國及海南。其氣勁而遠，能辟邪氣。泉人每歲除夕，家無貧富皆焫之如燔柴。雖〔三六〕在處有之，皆不及三佛齊者。一名紫藤香，今有蕃降、廣降、土降之别。

生熟速香

葉庭珪云：生速香出真臘國。熟速香所出非一，而真臘尤勝，占城次之〔三七〕，渤泥最下。伐樹去木而取香者，謂之生速。樹仆于地，木腐而香存者，謂之熟速。生速氣味長，熟速氣味易焦〔三八〕。生者為上，熟者次之。

暫香

葉庭珪云：暫香乃熟速之次者，所產高下與熟速同。但脱者謂之熟速，而木之半存者謂之暫香。其香半生熟，商人以刀刳其木而出香，擇尤美者〔三九〕雜于熟速而貨之。故市者亦莫之辨。

鷓鴣斑香

葉庭珪云：出海南。與真臘〔四〇〕生速等，但氣清而短，體薄易燼，其厚〔四一〕而沉水者差久。文如鷓鴣斑故名焉〔四二〕。亦謂之「細冒頭」，至薄而沉。

烏里香

葉庭珪云：出占城國，地名烏里。土人伐其樹，札之以為香。以火焙乾，令香脂見于外。以輸租役。商人以刀刳其木而出其香，故品下于地香。

生香

葉庭珪云：生香所出非一。樹未老而伐之，故香少而木多。其直雖下于烏里，然削木而存香則勝之矣。

交趾香

葉庭珪云：出交趾國。微黑而光，氣味與占城棧香相類。然其地不通商舶，而土人多販于廣西之欽州。欽人謂之「光香」。

乳香

廣志云：卽南海波斯國松樹脂。紫赤色如櫻桃者，名曰乳香，蓋熏陸之類也。仙方多用辟邪。其性温，療耳聾、中風、口噤、婦人血風，能發酒，治風冷，止大腸泄澼，療諸瘡癤，令內消。今以通明者為勝，目曰「滴乳」，其次曰「揀香」，又次曰「瓶香」。然多夾雜成大塊，如瀝青之狀。又其細者謂之「香纏」。沈存中云：乳香本名熏陸。以其下如乳頭者，謂之乳頭香。葉庭珪云：一名熏陸，出大食國之南數千里深山窮谷中。其樹大抵類松〔四三〕，以斤斫樹，脂溢于外，結而成香，聚而為塊。以象輦之，至于大食。大食以舟載，易他貨于三佛齊。故香常聚于〔四四〕三佛齊。三佛齊每歲以大船至廣與泉，廣、泉二舶〔四五〕視香之多少為殿最。而香之品十有三：其最上品者為揀香〔四六〕，圓大如指頭。今俗所謂「滴乳」是也。次曰瓶乳，其色亞于揀香。又次曰瓶香，言收時量重〔四七〕，置于瓶中。在瓶香之中〔四八〕，又有上中下三等之別。又次曰袋香，言收時置于袋中，其品亦有三等。又次曰乳榻，蓋熔榻在地，雜以沙石者〔四九〕。又次黑榻，香之黑色者〔五〇〕。又次曰水濕。黑榻蓋香在舟中，為水所浸漬，而氣變色敗者也。品雜而碎者曰斫削，簸揚為塵者曰纏末，此乳香之別也。溫子皮云：廣州蕃藥多偽。偽乳香以白膠香攪糖為之，但燒之烟散多叱聲〔五一〕者是也。真乳香與茯苓同嚼則成水。又云：皖山石乳香玲瓏而有蜂窠者為真，每先焫之，次焫檀沉之屬，則香氣為乳香烟罩定難散者是，否則白膠香也。

薰陸香

廣志云：生南海。又僻方：即羅香也。海藥本草云：味平温，無毒〔五二〕，清神。一名馬尾香。是樹皮鱗甲，採之復生〔五三〕。唐本草云：出天竺國及邯鄲。似楓松，脂黄白色。天竺者多白，邯鄲者夾緑色。香不甚烈。微温，主伏尸惡氣，療風水腫毒。

安息香

本草云：出西戎〔五四〕。樹形似松柏〔五五〕。脂黄色，為塊。新者亦柔韌。味辛苦，無毒。主心腹惡氣鬼疰。後漢書西域傳：安息國〔五六〕去洛陽二萬五千里，北至康居。其香乃樹皮膠，燒之通神明、辟衆惡。酉陽雜俎云：出波斯國。其樹呼為辟邪樹。長三丈許，皮色黄黑〔五七〕，葉有四角，經冬不凋。二月有花，黄色，心微碧，不結實。刻皮出膠如飴。名安息香。葉庭珪云：出三佛齊國。乃樹之脂也。其形色類胡桃穰，而不宜于燒。然能發衆香，故多用之，以和香焉。温子皮云：辨真安息香：每燒之，以厚紙〔五八〕覆其上，烟透者是，否則僞也。

篤耨香

葉庭珪云：出真臘國〔五九〕。亦樹之脂也。樹如松杉之類，而香藏于皮。樹老而自然流溢者，色白而透明，故其香雖盛暑不融〔六〇〕。土人既取之，至夏月，以火環其樹而炙之，令其脂液再溢，及冬月沍寒，其凝而復取之。故其香冬凝而夏融，土人盛之以瓠瓢，至暑月則鑽其瓢而周為孔，藏之水中，欲其陰涼而氣通，以泄其汗，故得不融。舟人易以磁器，不若于瓢也〔六一〕。其氣清遠而長，或以樹皮相雜〔六二〕，則色黑而品下矣。香之性易融，而暑月之融，多滲于瓢，故斷瓢而焫之，亦得其典刑。今所謂葫蘆瓢者是也。

瓢香

瑣碎錄云：三佛齊國以瓠瓢盛薔薇水，至中國水盡，碎其瓢而焫之。與篤耨瓢略同。又名乾葫蘆片，以之蒸香最妙。

金顏香

西域傳云：金顏香〔六三〕，類薰陸。其色赤紫，其烟如凝漆〔六四〕。沸起

〔六五〕不甚香，而有酸氣。合沉檀為香，爇之極清婉。葉庭珪云：出大食及真臘國〔六六〕。所謂三佛齊出者，蓋自二國販至三佛齊，而三佛齊乃販入中國焉。其香則樹之脂也。色黃而氣勁，善于聚衆香，今之為龍涎軟者，佩帶者多用之。蕃人亦以和香〔六七〕而塗身。

詹糖香

本草云：出晉安、岑州及交、廣以南。樹似橘，煎枝葉為之。似糖而黑，多以其皮及蠹糞雜之，難得純真者，唯軟乃佳。

蘇合香

神農本草云：生中臺川谷〔六八〕。陶隱居云：俗傳是獅子糞，外國說不尒。今皆從西域來，真者難別〔六九〕。紫赤色如紫檀，堅實，極芬香，重如石，燒之灰白者佳。主辟邪，瘧癇鬼疰〔七〇〕，去三蟲。西域傳云：大秦國一名犂鞬〔七一〕。以在海西，亦名雲海西國。地方數千里，有四百餘城。人俗有類中國，故謂之大秦國人。合香謂之香，煎其汁為蘇合油，其滓為蘇合油香。葉庭珪云：蘇合油香亦出大食國。氣味類于篤耨，以濃淨無滓者〔七二〕為上。蕃人多以之塗身，而閩中病大風者，亦倣之，可合輭香及入藥用。

亞溼香

葉庭珪云：出占城國。其香非自然，乃土人以十種香擣和而成。體濕而黑，氣和而長。焫之勝于他香。

塗肌拂手香

葉庭珪云：二香俱出真臘〔七三〕、占城國。土人以腦麝諸香擣和而成。或以塗肌，或以拂手。其香經數宿不歇，唯五羊至今用之。它國不尚焉。

雞舌香

唐本草云：出昆侖國及交、廣以南。樹有雌雄，皮葉並似栗，其花如梅，結實似棗核者，雌樹也〔七四〕。不入香用〔七五〕，無子者，雄樹也。采花釀以成香，微温，主心痛惡瘡，療風毒，去惡氣。

丁香

山海經云：生東海及崑崙國。二三月花開，七月方結實。開寶本草註云：生廣州。樹高丈餘，淩冬不彫。葉似櫟〔七六〕，而花圓細，色黃，子如丁，長四五分，紫色，中有粗大長寸許者，俗呼為母丁香，擊之則順理析〔七七〕。味辛，主風毒諸腫，能發諸香，及止乾霍亂嘔吐，甚驗。葉庭珪云：丁香一名丁子香，以其形似丁子也。雞舌香，丁香之大者，今所謂丁香母是也。日華子云：雞舌香治口氣，所以三省故事郎官含雞舌者，欲其奏事對答其氣芬芳，至今方書為然。出大食國。

鬱金香

魏略云：生大秦國。二三月花如紅藍，四五月采之，甚香。十二葉為百草之英。本草拾遺云：味苦，無毒。主蟲毒，鬼疰，鴉鶻等臭。除心腹閒惡氣，入諸香用。說文云：鬱金香，芳草也。十葉為貫，百二十貫采以煮之為鬯。一曰：鬱鬯，百草之華。遠方所貢方物。合而釀之，以降神也。物類相感志云：出伽毗國〔七八〕。華而不實，但取其根而用之。

迷迭香

廣志云：出西域。魏文帝有賦，亦嘗用。本草拾遺云：味辛温，無毒。主惡氣，令人衣香，燒之去邪。

木蜜香

内典云：狀若槐樹。異物志云：其葉如椿。交州記云：樹似沉香。本草拾遺云：味甘温，無毒。主辟惡，去邪鬼疰。生南海諸山中，種之五六年乃有香也。

藒車香

本草拾遺云：味辛温。主鬼氣，去臭及蟲魚蛀物。生彭城，高數尺，黄葉白花。爾雅云：藒車，芞輿。注曰：香草也。

必栗香

内典云：一名化木香，似老椿。海藥本草〔七九〕云：味辛温，無毒。主鬼疰心氣痛，斷一切惡氣。葉落水中，魚暴死。木可為書軸，辟白魚，不損書。

艾蒳香

廣志云：出西國，似細艾。又有〔八〇〕松樹皮上綠衣亦名艾蒳，可以合諸香燒之。其烟青白聚而不散。本草拾遺云：味温，無毒。主惡氣，殺疰蟲，主腹内冷洩痢〔八一〕。一名石芝。字統云：香草也。異物志云：葉似栟櫚而小，子似檳榔，可食。向宗旦云：松上寄生草，合香，烟不散〔八二〕。今按：二說不同，未詳孰是。

兜婁香

異物志云：出海邊海國，如都梁香。本草云：性微温。療霍亂，去惡氣，心痛，主風水腫毒，止吐逆，亦合香用〔八三〕。葉莖似水蘇。今按：此香〔八四〕與今之兜婁香不同。

白茅香

本草拾遺云：味甘平，無毒。主惡氣，令人身香。煮汁服之，主腹内冷痛。生安南，如茅根。道家以之煮湯沐浴云。

茅香花

唐本草云：生劍南諸州，其莖葉〔八五〕黑褐色，花白，非白茅也。味苦温，無毒。主中惡，温胃止嘔吐。葉苗可煮湯浴，辟邪氣，令人身香。

兜納香

廣志云：生驃國。魏畧云：出大秦國〔八六〕。本草拾遺云：味甘温，無毒。去惡氣，温中除冷。

耕香

南方草木狀云：耕香，莖生細葉。本草拾遺云：味辛温，無毒。主臭鬼氣，調中，生烏滸國。

雀頭香

本草云：即香附子也。所在有之。葉莖都似三稜，根若附子，周匝多毛。交州者最勝，大如棗核。近道者如杏仁許〔八七〕，荆襄人謂之「莎草根」。大能下氣，除胸腹中熱。合和香用之，尤佳。

芸香〔八八〕

倉頡解詁〔八九〕曰：芸蒿，葉似邪蒿，可食。魚豢典略云：芸香辟紙魚蠹，故藏書臺稱「芸臺」。物類相感志云：芸，草也。説文云：似苜蓿。雜禮圖云：芸即蒿也。香美可食〔九〇〕，今江東人餌為生菜。

零陵香

南越志云：一名燕草，又名熏草。生零陵山谷〔九一〕。葉如羅勒。山海經云：熏草似麻葉而方莖〔九二〕，赤花而黑實。氣如蘼蕪，可以止癘。即零陵香。本草云：味苦，無毒。主惡氣，注心腹痛〔九三〕，下氣。令體香，和諸香，或作湯丸用，得酒良。

都梁香

荆州記〔九四〕云：都梁縣有山，山上有水，其中生蘭草，因名都梁香。形如藿香。古詩：「博山爐中百和香，鬱金蘇合及都梁。」廣志〔九五〕云：都梁在淮南。亦名「煎澤草」也。

白膠香

唐本草注〔九六〕云：樹高大，木理細硬，葉三角。商洛閒多有。五月斫為坎，十一月收脂。經史類證本草云：楓樹所在有之。南方及關陝尤多。樹似白楊，葉圓而岐，二月有花白色，乃連著實，大如鳥卵。八九月熟，曝乾可燒。開寶本草云：味辛苦，無毒。主瘾疹，風痒，浮腫。即楓香脂也。

芳香

本草云：即白芷也。一名茝，又名曰虈，曰莞，曰符離，曰澤芬。生下濕地，河東川谷尤勝。近道亦有之。道家以此香浴，去尸蟲。

龍涎香

葉庭珪云：龍涎〔九七〕出大食國。其龍多蟠伏于洋中之大石，卧而吐涎。涎浮水面〔九八〕。土人見島林上異禽翔集，眾魚游泳爭嗜之，則沒取焉。然龍涎本無香，其氣近於臊。白者如百藥，煎而膩理；黑者亞之，如五靈脂而光澤，能發眾香，故多用之，以和香焉。潜齋云：其涎如膠，每兩與金等。舟人得之則巨富矣。温子皮云：真龍涎燒之置盃水于其側，則烟入水〔九九〕，假者則散，嘗試之有驗〔一〇〇〕。

甲香

唐本草云：蠡類。生雲南者大如掌，青黃色，長四五寸。取靨燒灰用之。南人亦煮其肉噉。今合香多用，謂能發香，復來香烟。須酒蜜煮製方可，用法見後。

色青黃，長三二寸。温子皮云：正甲香本是海螺靨子也〔一〇一〕。唯廣南來者，其于木上磨令熱，即投釅酒中，自然相趁者是也。若合香，偶無甲香則以鱟殼代之，其勢力與甲香均，尾尤好。

河中府者，只闊寸餘。嘉州亦有，如錢樣大〔一〇二〕。

麝香

唐本草云：生中臺川谷，及雍州、益州皆有之。陶隱居云：形類麞。常食栢葉及噉蛇〔一〇三〕，或于五月得者，往往有蛇皮骨。主辟邪，殺鬼精，中惡氣風毒〔一〇四〕，療蛇傷。多以當門一子真香分揉作三四子，刮取血膜，雜以餘物，大都亦有精粗，破皮毛共在裹中者為勝。或有夏食蛇蟲多，至寒日〔一〇五〕香滿，入春患急痛，自以脚剔出，人有得之者，此香絕勝。帶麝非但取香，亦以辟惡，其真香一子著腦間枕之，辟惡夢及尸疰鬼氣。或傳有水麝臍，其香尤美。洪氏云：唐天寶中，虞中獲水麝臍香，皆水也。每取針刺之，香氣倍于肉臍。倦遊錄云：商、汝山多群麝所遺糞，嘗就一處。雖遠逐食〔一〇六〕，必還走之〔一〇七〕，不敢遺跡他所，慮為人獲。人反以是求得，必掩羣而取之。麝絕愛其臍，每為人所逐，勢急即自投高岩，舉爪裂出其香，就縶而死，猶拱四足保其臍。李商隱詩云：「逐岩麝退香」。

麝香木

葉庭珪云：出占城國。樹老而仆埋〔一〇八〕于土而腐，外黑內黃赤者，其氣類於麝，故名焉〔一〇九〕。其品之下者，蓋因伐生樹而取香，故其氣惡而勁〔一一〇〕。此香寔腫朧尤多〔一一一〕，南人以為器皿，如花梨木類。

麝香草

述異記云：麝香草，一名紅蘭香，一名金桂香，一名紫述香，出蒼梧、鬱林郡。今吳中亦有麝香草，似紅蘭而甚香，最宜合香。

麝香檀

瑣碎録云：一名麝檀香。蓋西山樺根也。爇之類煎香，或云衡山亦有，不及〔一一二〕海南者。

梔子香

葉庭珪〔一一三〕云：梔子香出大食國。狀如紅花而淺紫。其香清越而醞藉，佛書所謂薝蔔花是也。段成式云：西域薝蔔花即南方梔子花。諸花少六出者〔一一四〕。唯梔子花六出〔一一五〕。陶貞白云：梔子翦花六出〔一一六〕，刻房七道，其花甚香。

野悉蜜香

潛齋云：出佛林國，亦出波斯國。苗長七八尺，葉似梅葉，四時敷榮。其花五出，白色不結實。花開時，遍野皆香。與嶺南詹糖相類。西域人常採其花，壓以為油，甚香滑。唐人以此和香。或云薔薇水即此花油也。亦見雜俎。

薔薇水

葉庭珪云〔一一七〕：大食國花露也。五代時〔一一八〕，蕃將蒲訶散以十五瓶効貢，厥後罕有至者。今則采茉莉花蒸取其液，以代焉〔一一九〕。然其水多偽雜，試之，當用琉璃瓶盛之〔一二〇〕，翻搖數四，其泡周上下者為真。後周顯德五年，昆明國獻薔薇水十五瓶，云得自西域〔一二一〕，以之洒衣，衣敝不滅其香。

甘松香

廣志云：生涼州。本草拾遺云：味溫〔一二三〕，無毒。主鬼氣卒心，腹痛脹滿。叢生細葉，煮湯沐浴，令人身香。

蘭香

川本草云：味辛平〔一二四〕，無毒。主利水道，殺蟲毒，辟不祥。一名水香。生大吳池澤，葉似蘭，尖長有岐，花紅白色而香。俗呼為鼠尾香。煮水浴以治風。

木犀香

余向異苑圖云：岩桂〔一二五〕一名七里香。生匡廬諸山谷閒，八九月開花如棗花，香滿岩谷，采花陰乾以合香，甚奇。其木堅韌，可作茶器，紋如犀角，故號木犀。

馬蹄香

本草云：即杜蘅也。葉似葵，形如馬蹏，俗呼為馬蹄香。藥中少用，惟道家服，令人身香。

蘹香

本草云：即茴香〔一二六〕。葉細莖粗，高者五六尺，叢生人家庭院中，其子療風。

蕙香

廣志云：蕙草，綠葉紫華。魏武帝以為香燒之。

蘼蕪香

本草云：蘼蕪，一名薇蕪，香草也。魏武帝以之藏衣中。

茘枝香

通志草木畧〔一二七〕云：茘枝亦曰離枝。始傳于漢世，初出嶺南，後出蜀中。今閩中所産特盛。南海藥譜〔一二八〕云：茘枝熟，人未采則百蟲不敢近，纔采之〔一二九〕，則烏鳥蝙蝠之類〔一三〇〕無不殘傷。今以形如丁香如鹽梅者為上，取其殻合香，甚清馥。

木蘭香

類證本草云：生零陵山谷及太山。一名林蘭，一名杜蘭。皮似桂而香〔一三一〕。味苦寒，無毒。主明耳目，去臭氣。陶隱居云：今諸處皆有，狀如楠樹，皮甚薄而味辛香。益州者皮厚，狀如厚朴而氣味為勝。今東人皆以山桂皮當之〔一三二〕，亦相類。道家用合香。通志草木畧云：世言魯般刻木蘭舟，在七里洲中。至今尚存，凡詩詠所言木蘭，即此耳。

玄臺香

一名玄參。本草云：味苦寒，無毒。明目，定五臟。生河間川谷〔一三三〕及宛句。三四月采根暴乾。陶隱居云：今出近道，處處有之。莖似人參而長大，根甚黑，亦微香〔一三四〕。道家時用，亦以合香。圖經云：二月生苗，葉似脂麻，又如槐柳〔一三五〕，細莖，青紫色，七月開花青碧色，其根尖長，乾即紫黑。

顫風香

今按：此香乃占城之至精好者。蓋香樹交枝曲幹，兩相戛磨，積有歲月〔一三六〕，樹之津液菁英凝結成香，伐而取之，老節油透者亦佳。潤澤頗類蜜清，最宜熏衣。可經數日香氣不歇。今江西道臨江路清江鎮以此香〔一三七〕為香中之甲品，價常倍于他香〔一三八〕。

迦闌木

一作伽藍木。今按：此香本出迦闌國，亦占香之種也。或云生南海補陀岩，蓋香中之至寶〔一三九〕，其價與金等。

排香

安南志云：好事者多種之，五六年便有香也〔一四〇〕。今按：此香亦占香之大片者，又謂之壽香。蓋獻壽者多用之。

紅兜婁香

今按〔一四一〕：此香即麝檀香之别也。

大食水

今按：此香即大食國薔薇露也。本土人每曉起，以爪甲于花上取露一滴置耳輪中，則口眼耳鼻皆有香氣〔一四二〕，終日不散。番商云。

孩兒香〔一四三〕

一名孩兒土，一名孩兒泥，一名烏爹土。今按：此香乃烏爹國薔薇樹〔一四四〕下土也。本國人呼為「海」，今訛傳爲「孩兒」。蓋薔薇四時開花，雨露滋沐，香滴于土。凝如菱角塊者佳。今合茶餅者，往往用之。

紫茸香

一名狨香。今按：此香亦出于沉速香之中，至薄而膩理，色正紫黑。焚之，雖數十步，猶聞其香。或云沉之至精者，近時有得此香，因禱祀爇于山上，而山下數里猶聞之。

珠子散香

滴乳香之至〔一四五〕瑩淨者。

喃吺哩香

喃吺哩國所產降眞香也。

欖子香

今按：此香出占城國。蓋占香樹為蟲蛀鏤，香之英華結于木心中蟲所不能蝕者，形如橄欖核〔一四六〕，故名焉。

熏華香

今按：此香蓋以海南降眞劈作薄片，用大食薔薇水浸透，于甑内蒸乾，慢火焫之，最為清絶。樟鎮所售尤佳。

南方花

余向云：南方花皆可合香，如茉莉〔一四七〕、闍提、佛桑、渠那異花。本出西域，佛書所載，其後傳本來閩、嶺，至今遂盛。又有大含笑花〔一四八〕、素馨花。就中小含笑花尤酷烈。其花常如菡萏之未敷者，故有含笑之名〔一四九〕。又有麝香花，夏開，與眞麝無異。又有麝香木，亦類麝氣。此等皆畏寒，故北地莫能植也。或傳吳家香用此諸花合。温子皮云〔一五〇〕：素馨、茉莉摘下花蕊，香纔過〔一五一〕，即以酒噀之，復香。凡是生花，蒸過為佳。每四時遇花之香者，皆以〔一五二〕次蒸之。如梅花、瑞香、酴醿、蜜友、梔子、茉莉、木犀及橙橘花之類，皆可蒸。他日焫之，則群花之香畢備。

花熏香訣：用好降真香結實者，截斷約一寸許，利刀劈作薄片，以豆腐漿〔一五三〕煮之，俟水香，去水，又以水煮，至香味去盡，取出再以末茶或葉茶煮百沸，漉出陰乾〔一五四〕，隨意用諸花熏之。其法以淨〔一五五〕瓦缶一個，先鋪花一層，鋪香片一層，又鋪花一層及香片，如此重重鋪蓋了，以油紙封口，飯甑上蒸。少時，取起不得解，待過數日取燒，則香氣全矣〔一五六〕。或以舊竹壁簣依上煮製代降眞、采橘葉搗爛代諸花熏之，其香清古，如春時曉行山逕，所謂「草木眞天香」者，殆此之謂。

香草名釋

遯齋閑覽〔一五七〕云：楚辭所詠香草曰蘭、曰蓀、曰茝、曰葯、曰虈、曰芷〔一五八〕、曰荃、曰蕙、曰蘼蕪、曰江蘺、曰杜若、曰杜蘅、曰藒車、曰蔄萸，其類不一，不能盡識。其名狀，釋者但一切謂之香草而已。其間亦有一物而備數名者，亦有與今人所呼不同者〔一五九〕。如蘭一物，傳謂其有國香〔一六〇〕，而諸家之説，但各以自見，互相非毀〔一六一〕，莫辨其眞，或以為都梁，或以為澤蘭，或以為蘭草。今當以澤蘭爲正。山中又有一種，葉大如麥門冬，春開花極香，此別名幽蘭也。蓀則瀾溪中所生，今人所謂石菖蒲者。然實非，菖蒲葉柔脆易折，不若蘭蓀葉堅勁。雜小石清水植之盆中，久而鬱茂可愛。茝、葯、虈、芷雖有四名，而祇是一物，今所謂白芷是也。蕙即零陵草也，一名熏。蘼蕪即芎藭苗也，一名江蘺。杜若即山薑也。杜蘅今人呼為馬蹄香〔一六二〕。惟荃與藒車、萏荑終莫能識。騷人類以香草比君子耳。他日求田問舍，當徧求其本，列植欄檻〔一六三〕，以為楚香亭，欲使芬芳滿前，終日幽對。想見騷人之雅趣，以寓意耳。通志草木畧云：蘭即蕙，蕙即薰，薰即零陵香。楚辭云：「滋蘭九畹〔一六四〕，植蕙百畝」，互言也。古方謂之薰草。故名醫別錄〔一六五〕出薰草條。近方謂之零陵香。故開寶本草出零陵香條。神農本經謂之蘭。余昔修本草，以二條貫于蘭後，明一物也。且蘭舊名〔一六六〕煎澤草，婦人和油澤頭，故以名焉〔一六七〕。南越志云：零陵香一名燕草。又名薰草〔一六八〕，即香草。生零陵山谷，今湖、嶺諸州皆有。又別錄云：薰草一名蕙草，明薰蕙之為蘭也。以其質香，故可以為膏澤，可以塗宮室。近世一種草如茅葉〔一六九〕而嫩，其根謂之土續斷。其花馥郁，故得蘭名，誤為人所賦詠。澤芬曰白芷、曰白茝、曰虈〔一七〇〕、曰莞、曰荷蘺。楚人謂之葯，其葉謂之蒿，與蘭同德，俱生下濕。澤蘭曰虎蘭、曰龍棗、曰虎蒲、曰水香、曰都梁香。如蘭而莖方葉不潤，生于水中〔一七一〕，名曰水香。茈胡曰地熏〔一七二〕、曰山菜、曰葭草葉、曰芸蒿〔一七三〕，味辛可食，生于銀夏者，芬馨之氣，射于雲閒，多白鶴青鶴翱翔其上。瑣碎錄云：古人藏書辟蠹用芸，芸，香草也。今七里香是也。南人采置席下，能去蚤蝨。香草之類大率異名，所謂蘭蓀即菖蒲也、蕙即今零陵香也、茝即今白芷也。朱文公離騷注云：蘭、蕙二物，本草言之甚詳。大抵古之所謂香草〔一七四〕，必其花葉皆香〔一七五〕，而燥溼不變。故可刈而為佩。今之所謂蘭蕙，則其花雖香，而葉乃無氣〔一七六〕，其香雖美，而質弱易萎，非可刈佩也。

香異

都夷香

洞冥記云：香如棗核，食一顆歷月不飢，或投水中，俄滿大盂也。

荼蕪香 荼一作茶

王子年拾遺記〔一七七〕云：燕昭王時，廣延國進二舞人。王以荼蕪香屑鋪地四五寸，使舞人立其上，弥日無跡〔一七八〕。香出波弋國，浸地則土石皆香，著朽木腐草莫不茂鬱，以熏枯骨，則肌肉皆生。又見獨異志。

辟寒香

辟寒〔一七九〕、辟邪、瑞麟、金鳳等香皆異國所獻。杜陽雜編〔一八〇〕云：自兩漢至皇唐〔一八一〕，皇后、公主乘七寶輦，四面綴五色玉香囊，囊中貯上四香，每一出遊，則芬馥滿路。

月支香

瑞應圖云：天漢二年，月支國〔一八二〕貢神香。武帝取視之，狀如燕卵，凡三枚，大似棗。帝不燒，付外庫。後長安中〔一八三〕大疫，宫人得疾衆。使者請香燒一枚，以辟疫氣。帝然之，宫中〔一八四〕病者差。長安百里内〔一八五〕聞其香，積數月不歇。

振靈香

十洲記云：生西海中聚窟洲。樹大如楓，而葉香聞數百里，名曰「返魂樹」。伐其根，于玉釜中煮汁如飴，名曰「驚精香」、又曰「振靈香」、又曰「返生香」、又曰「馬積香」、又曰「卻死香」，一種五名，靈物也。死者未滿三日，聞香氣即活，延和中，月氏遣使獻香四兩，大如雀卵，黑如葚。

神精香

洞冥記云：波岐國獻神精香，一名荃蘼草，亦名春蕪草。一根百條，其枝閒如竹節柔軟，其皮如絲，可以為布，所謂〔一八六〕春蕪布，亦曰香荃布，又云如冰紈〔一八七〕，握之一片，滿身皆香。又見〔一八八〕雞跖集。

𦶜臍香〔一八九〕

酉陽雜俎云〔一九〇〕：出波斯國，拂林呼為頂勃梨咃〔一九一〕。長一丈餘，圍一尺許〔一九二〕。皮色青薄而極光淨，葉似阿魏。每三葉生于條端，無花結實。西域人常以八月伐之，至冬更抽新條，極滋茂。若不剪除，反枯死。七月斷其枝，有黃汁，其狀如蜜，微有香氣，入藥〔一九三〕療百病。

兜末香

本草拾遺云：燒之去惡氣，除病疫。漢武故事云：西王母降，上燒是香。兜渠國所獻，如大豆。塗宫門，香聞百里。關中大疫，死者相枕藉，燒此香，疫則止。內傳云：死者皆起。此則靈香，非中國所致。

沉榆香

封禪記〔一九四〕云：黄帝列珪玉于蘭蒲席上。然沉榆香，舂雜寶為屑，以沉榆膠和之如泥，以分尊卑華夷之位。

千畝香

述異記云：南郡有千畝香林，名香往往出其中。

沉光香

洞冥記云：塗魂國貢。闇中燒之有光，而堅實難碎，太醫院以鐵杵舂如粉而燒之。

十里香

述異記云：千年松香，聞於十里。

威香

孫氏瑞應圖云：瑞草一名威蕤。王者礼備，則生于殿前。又云〔一九五〕：王者愛人命則生。

返魂香

洪氏云：司天主簿徐肇遇蘇氏子德哥者，自言善合返魂香。手持香鑪，懷中取如白檀末，撮于爐中，煙氣裊裊直上，甚于龍腦。德哥微吟曰：「東海徐肇欲見先靈，願此香烟〔一九六〕用為導引，盡見其父母曾高。」德哥云：「但死八十年已前，則不可返矣。」

茵墀香

拾遺記云：靈帝熹平三年，西域所獻。煮為湯，辟癘，宫人以之沐浴，餘汁入渠，名曰流香之渠。

千步香

述異記云：出南海。佩之香聞于千步也。今海隅有千步草，是其種也。葉似杜若而紅碧相雜。貢籍云：「南郡貢千步香」是也。

飛氣香

三洞珠囊：隱訣云：真檀之香，夜泉玄脂朱陵〔一九七〕飛氣之香，返生之香〔一九八〕，皆真人所燒之香。

五香

三洞珠囊云：五香樹一株五根，一莖五枝〔一九九〕，一枝五葉，一葉間五節。五五相對，故先賢名之「五香之木」。燒之十日，上徹九皇之天，即青木香也。雜修養方云：五月一日取五木煮湯浴，令人至老鬚髮黑。徐鍇注云：道家以青木香為五香〔二〇〇〕，亦名五木〔二〇一〕。

石葉香

拾遺記云：此香疊疊，狀如雲母，其氣辟癘。魏文帝時題腹國所獻。

祇精香

洞冥記云：出塗魂國。燒此香，魑魅〔二〇二〕精祇皆畏避。

雄麝香

西京雜記云：趙昭儀上姊飛燕三十五物，有青木香、沉木香〔二〇三〕、九真雄麝香。

蘅蕪香

拾遺記云：漢武帝夢李夫人授以蘅蕪之香。帝夢中驚起，香氣猶著衣枕〔二〇四〕，歷月不歇。

蘅薇香

賈善翔〔二〇五〕高道傳云：張道陵母，夢天人自魁星中以蘅薇香授之〔二〇六〕，遂感而孕。

文石香

洪氏云：卞山〔二〇七〕在湖州。山下產無價香，有老姥拾得一文石〔二〇八〕，光采可玩。偶墜火中，異香聞于遠近，收而寶之。每投火中，異香如初。

金香

三洞珠囊云：司命君王易度遊于東坂廣昌之域、長樂之鄉〔二〇九〕。天女灌以平露金香、八會之湯〔二一〇〕、瓊鳳玄脯。

百和香

漢武内傳云：帝于七月七日設坐殿上，燒百和香。張罽錦幃，西王母乘紫雲車而至。

金磾香

洞冥記云：金日磾既入侍，欲衣服香潔，變羶酪之氣。乃合一香，以自熏。武帝亦悦之。

百濯香

拾遺記云：孫亮為寵姬四人合四氣香，皆殊方異國所獻。凡經踐躡〔二一一〕安息之處，香氣〔二一二〕在衣，雖濯浣，彌年不歇。因名「百濯香」，復目其室曰「思香媚寢」。

芸輝香

杜陽雜編〔二一三〕云：元載造「芸輝堂」。芸輝者，香草也。出于闐國。其白如玉，入土不朽，為屑以塗壁。

九和香

三洞珠囊〔二一四〕云：天人玉女〔二一五〕擣羅天香，持擎玉鑪，燒九和之香。

千和香

三洞珠囊云：峨嵋山孫真人〔二一六〕然千和之香。

罽賓香

盧氏雜說云：楊牧嘗召崔安石食，盤〔二一七〕前置香一爐，烟出如樓臺之狀。崔別聞一香，似非鑪香。崔思之，楊顧左右，取白角楪子盛一漆毬子〔二一八〕，呈崔。曰：「此罽賓國香，所聞即此香也〔二一九〕。」

拘物頭花香〔二二〇〕

唐實錄云：太宗朝罽賓國進拘物頭花香，香聞數里〔二二一〕。

龍文香

杜陽雜編云：武帝時所獻，忘其國名。

鳳腦香

杜陽雜編云：穆宗嘗于藏真島前焚之，以崇禮敬。

一木五香

酉陽雜俎云：海南有木，根梅檀、節沉香、花鷄舌、葉藿香、膠薰陸〔二二二〕。亦名衆木香。

昇霄靈香

杜陽雜編云：同昌公主薨，上哀痛，常令賜紫。尼及女道士焚昇霄靈香，擊歸天紫金之磬，以導靈昇。

區撥香

通典云：頓遊國出藿香〔二二三〕，插枝便生葉，如都梁，以裛衣。國有區撥等花，冬夏不衰，其花蕊〔二二四〕更芬馥，亦末為粉，以傅其身焉。

大象藏香

釋氏會要云：因龍鬭而生，若燒其一丸，興大光明，細雲覆上，味如甘露，七晝夜降其甘雨。

兜婁婆香

楞嚴經云：壇前別安一小爐，以此香煎取香水沐浴，其炭然令猛熾。

多伽羅香

釋氏會要云：多伽羅香，此云根香。多摩羅跋香，此云藿香。栴檀，譯云與樂，即白檀也。能治熱病。赤檀能治風腫。

法華諸香

法華經〔二二五〕云：須曼那華香、闍提華香、末利花香、波羅花香、青赤白蓮花香、花樹香、果樹香、栴檀香、沉水香、多摩羅跋香、多伽羅香、象香、馬香、男香〔二二六〕、女香、拘鞞陀羅樹香、曼陀羅花香〔二二七〕、殊沙花香、曼殊沙花香〔二二八〕。

牛頭栴檀香

華嚴經云：從離垢出，如以塗身，火不能燒。

熏肌香

洞冥記云：用熏人肌骨，至老不病。

香石

物類相感志云：員嶠〔二二九〕爛石色似肺，燒之有香，烟聞〔二三〇〕數百里，烟氣升天則成香雲，徧潤則成香雨。亦見拾遺云。

懷夢草

洞冥記云：鍾火山有香草，武帝思李夫人，東方朔獻之，懷之，帝得夢見，因名曰「懷夢草」。

一國香

諸蕃記：赤土國在海南，出異香。每燒一丸，香聞數百里〔二三一〕，號一國香。

龜甲香

述異記云：卽青桂香之善者。

羯布羅香

西域記云：其樹松身異葉，花果亦別。初采既濕，尚未有香〔二三二〕。木乾之後，循理而折之，其中有香，狀如雲母，色如氷雪。亦名龍腦香。

逆風香

波利質國多香樹，其香逆風而聞。

靈犀香

通天犀角鎊少末，與沉香焫之，烟氣裊裊直上，能抉陰雲而覩青天，故名。

抱朴子云：通天犀角，有白理如綫，置米群雞中，雞往啄米，見犀輒驚却。故南人呼為「駭雞犀」也〔二三三〕。

玉蕤香

好事集云：柳子厚每得韓退之所寄〔二三四〕詩文，必盥手，熏以玉蕤香，然後讀之。

脩製諸香

飛樟腦

樟腦一兩，兩盞合之。以濕紙糊縫，文武火熁〔二三五〕半時，取起候冷用之。沈譜

樟腦不以多少，研細篩過〔二三六〕，細壁土拌勻，掞薄荷汁少許，洒在土〔二三七〕上，以淨碗相合定，濕紙條固四縫，甑上蒸之。腦子盡飛上，盌底皆成氷片〔二三八〕。是齋售用

樟腦、石灰〔二三九〕等分，同研極細。用無油銚子貯之，磁盌〔二四〇〕蓋定，四面以紙固濟如法，勿令透氣。底下用木炭火煆，少時取開，其腦飛上盌蓋，用雞翎掃下，稱再與石灰等分〔二四一〕，如前煆之，凡六七次。至第七次〔二四二〕可用慢火煆一日而止，取下，掃腦子入于杉木盒子〔二四三〕，鋪在內，以乳汁浸二宿，固濟口〔二四四〕不令透氣。掘地四五尺窨一月，不可入藥。同上

韶腦一兩，滑石二兩，一處同研，入新銚子內，文武火炒之，上用一磁器〔二四五〕蓋定，自然飛

在蓋上，奪真。同上

篤耨

篤耨黑白相雜者，用盞盛，上飯甑蒸之，白浮于面〔二四六〕，黑沉于下。碎錄

乳香

乳香尋常用指甲、燈草、糯米之類同研。及水浸鉢研之，皆費力，惟紙裹置壁隙中，良久取研，卽粉碎。又法：于乳鉢下著水輕研，自然成末，或于火上紙裹略烘。碎錄

麝香

研麝香，須著少水〔二四七〕，自然細，不必羅也。入香不宜多用，及供佛神者去之。

龍腦

龍腦须别器研細，不可多用，多則掩奪衆香。沈氏香譜

檀香

須揀真者剉如米粒許，慢火爒，令烟出紫色，斷腥氣即止。每紫檀一斤，薄作片子。好酒二升，以慢火煮乾，略爒。又方：劈作小片，臘茶清浸一宿，控出焙乾。以蜜酒同拌令勻〔二四八〕，再浸一宿，慢火炙乾。又方：細挫，水一升，白蜜半斤，同于鍋内，煮五七十沸，控出焙乾。又方：斫作薄片子〔二四九〕，入蜜拌之，淨器炒如乾，旋旋入蜜，不住手攪動，勿令炒焦〔二五〇〕，以黑褐色為度。並沈氏香譜

沉香

沉香細剉，以絹袋盛，懸于銚子當中，勿令著底，蜜水浸，慢煮一日，水盡更添，今多生用。

藿香

凡藿香、甘松、零陵之類，須揀去枝梗〔二五一〕、雜草，曝令乾燥，揉碎，揚去塵，不可用水浸湯〔二五二〕，損香。

茅香

須揀好者，剉細，以酒蜜水潤一夜，炒令黃燥為度。

甲香

甲香如龍耳香者好。自餘小者次也〔二五三〕。取一二兩，先用炭汁一碗煮，盡後用泥煮，方同好酒一盞煮，盡，入蜜半匙，炒如金色。黃泥水煮，令透明。逐片淨洗，焙乾。炭灰煮兩日，淨洗，以蜜湯煮乾。甲香以泔浸二宿後，煮至赤珠頻沸，令盡，泔清為度，入好酒一盞同煮，良久取出，用火炮赤色，更以好酒一盞潑地，安甲香于所燒地上，盆蓋一宿，取出用之。甲香以漿水泥一塊同浸三日，取出候乾，刷去泥，更入漿水一椀，煮乾為度，入好酒一盞，煮乾，于銀器内炒，令黃色〔二五四〕。甲香以灰煮去膜，好酒煮乾。甲香磨去齟齬，以胡麻膏熬之，色正黃則用蜜湯洗淨，入香宜少用。

煉蜜

白沙蜜若干〔二五五〕，綿濾，入磁罐，油紙重疊密封罐口，大釜内重湯煮一日。取出，就罐于炭火上，煨煎數沸。使出盡水氣，則經年不變。如每斤加蘇合油二兩更妙，或少入朴硝，除去蜜氣尤佳。凡煉蜜，不可太過，過則濃厚，和香多不匀。

煅炭

凡合香用炭，不拘黑白，重煅作火，罨于密器冷定，一則去炭中生薪，二則去炭中雜穢之氣〔二五六〕。

爇香

爇香宜慢火，如火緊則焦氣。沈譜

合香

合香之法，貴于使眾香咸為一體。麝滋而散，撓之使匀〔二五七〕；沉實而腴，碎之使和；檀堅而燥〔二五八〕，揉之使膩。比其性，等其物，而高下之，如醫者之用藥，使氣味各不相掩。香史

擣香

香不用羅，量其精粗，擣之使勻〔二五九〕，太細則烟不永，太粗則氣不和。如水麝〔二六〇〕、波律，須別器研之。〔二六一〕

收香

水麝忌暑〔二六二〕，波律忌濕，尤宜護持。香雖多，須置之一器，貴時得開閤，可以診視。

窨香

香非一體，濕者易和，燥者難調，輕軟者燃速，重實者化遲。以火燥結之，則走泄其氣，故必用淨器拭極乾〔二六三〕，貯窨令密，掘地藏之，則香性粗入，不復離解。新和香〔二六四〕必須入窨，貴其燥濕得宜也〔二六五〕。每約香多少，貯以不津磁器〔二六六〕，蠟紙密封，于靜室屋中，掘地窞深三五寸，瘞月餘，逐旋取出，其香尤裔䰟也〔二六七〕。沈譜

焚香

焫香必于深房曲室，矮卓置爐〔二六八〕，與人膝平，火上設銀葉或雲母，製如盤形，以之襯香，香不及火，自然舒慢，無烟燥氣〔二六九〕。香史

熏香

凡欲熏衣，置熱湯〔二七〇〕于籠下，衣覆其上，使之霑潤，取去别以爐爇香，熏畢疊衣入篋笥，隔宿衣之，餘香數日不歇。洪譜

新纂香譜卷第一〔二七一〕

校勘記

〔一〕於云切：「云」原作「去」，據鐵本改。
〔二〕黐方咸反：原作「黐云蜜切」，據鐵本改。
〔三〕薄庚切：「庚」原誤「唐」，據鐵本改。
〔四〕香者：「者」原無，據鐵本補。
〔五〕弗惟德馨香：「惟」原作「唯」，據鐵本改。
〔六〕蘭有國香左氏傳：原脫，據鐵本補。
〔七〕其明淨如梅花者善：「淨」原紙殘，此據鐵本。
〔八〕麥麩：「麥」原作「麪」，據鐵本改。
〔九〕今：原紙殘，此據鐵本。
〔一〇〕三佛齊：「三」原誤「之」，據鐵本改。
〔一一〕不損者：「損者」原紙殘，此據鐵本。
〔一二〕初取：「取」原紙殘，此據鐵本。
〔一三〕甚：原作「甚」，據鐵本改。
〔一四〕葉庭珪：「庭」原作「廷」，據鐵本改。
〔一五〕城次：原紙殘，此據鐵本。
〔一六〕綠澤：「澤」鐵本作「洋」，下同。
〔一七〕勃羅間：「間」原脫，據鐵本補。
〔一八〕生結者：「者」原紙殘，此據鐵本。
〔一九〕諸沉：「沉」原作「香」，據鐵本改。
〔二〇〕非所：原紙殘，此據鐵本。

〔二一〕刀斫：「斫」原紙殘，此據鐵本。
〔二二〕高峻処：「処」原作「者」，據鐵本改。
〔二三〕棘香：「棘」原誤「刺」，據鐵本改。
〔二四〕所產者多：「產」原紙殘，此據鐵本；「多」原誤「少」，據鐵本改。
〔二五〕官于彼者：「彼」原誤「波」，據鐵本改。
〔二六〕冷氣：「氣」原紙殘，此據鐵本。
〔二七〕故名焉：「焉」原誤「為」，據鐵本改。
〔二八〕謂之：「謂」原誤「為」，據鐵本改。
〔二九〕別名也：「也」原無，據鐵本補。
〔三〇〕人磨至：「人」原脫，據鐵本補。
〔三一〕氣泄：「氣」原紙殘，此據鐵本。
〔三二〕伐而取之：「之」原脫，據鐵本補。
〔三三〕瘟疫：「瘟」原脫，據鐵本補。
〔三四〕氣不足：原為二字，上一字原紙殘，下一字為「氣」，此據鐵本。
〔三五〕妙為第一：「妙」原無，據鐵本補。洪芻香譜卷一及證類本草卷十二均作「甚」。
〔三六〕雖：原脫，據鐵本補。
〔三七〕生速香出真臘國熟速香所出非一而真臘尤勝占成城次之：二「臘」原均作「蠟」、「城」原作「成」，俱據鐵本改。
〔三八〕易焦：「易」原無，據鐵本補。
〔三九〕商人以刀刳其木而出香擇尤美者：「香」、「尤」二字原脫，據鐵本補。
〔四〇〕真臘：「臘」原作「蠟」，據鐵本改。
〔四一〕其厚：原紙殘，此據鐵本。
〔四二〕故名焉：「焉」原無，據鐵本補。
〔四三〕大抵類松：「松」原作「杏」，據鐵本改。

〔四四〕聚于：原紙殘，此據鐵本。
〔四五〕泉二舶：「泉二舶」三字原脱，據鐵本補。
〔四六〕其最上品者為揀香：「最」、「者」二字原無，據鐵本補。
〔四七〕言收時量重：「量重」原脱，據鐵本補。
〔四八〕置于瓶中在瓶香之中：「在瓶香之中」原脱，據鐵本補。
〔四九〕熔榻在地雜以沙石者：「地雜」原紙殘，此據鐵本。
〔五〇〕香之黑色者：「之」原脱，據鐵本補。
〔五一〕多叱聲：「叱」原誤「此」，據香乘卷一改。
〔五二〕無毒：「無」原無，鐵本同。據洪芻香譜卷一補。
〔五三〕採之復生：「生」原誤「香」，據鐵本改。
〔五四〕西戎：「西」原誤「四」，據鐵本改。
〔五五〕樹形似松柏：「似」原無，據鐵本補。
〔五六〕安息國：「國」原誤「香」，據鐵本改。
〔五七〕皮色黑黄：「皮」原無，據鐵本補。
〔五八〕厚紙：「厚」原紙殘，此據鐵本。
〔五九〕真臘國：「臘」原作「蠟」，據鐵本改。
〔六〇〕雖盛夏不融：「雖」原無，據鐵本補。
〔六一〕不若于瓢也：「若」原誤「別」，據鐵本改。
〔六二〕樹皮相雜：「樹皮」原倒，據鐵本改。
〔六三〕金顔香：「香」，原脱，據鐵本補。
〔六四〕其烟如凝漆：「漆」原脱，據鐵本補。
〔六五〕沸起：「起」原作「超」，鐵本同。據香乘卷四改。
〔六六〕真臘國：「臘」原作「蠟」，據鐵本改。
〔六七〕和香：「香」原作「氣」，據鐵本改。

〔六八〕中臺川谷：「川」原誤「州」，鐵本同，據洪芻香譜卷上引神農本草改。
〔六九〕真者難別：「難」原誤「惟」，鐵本同，據新修本草卷十二、洪芻香譜卷上改。
〔七〇〕瘧痼鬼疰：「痼」原作「瘺」、「疰」原作「蛀」，據鐵本改。
〔七一〕犎鞬：「鞬」原作「韃」，鐵本作「犍」，據後漢書西域傳改。
〔七二〕無滓者：「者」原紙殘，此據鐵本。
〔七三〕真臘：「臘」原作「蠟」，據鐵本改。
〔七四〕雌樹也：「樹」原脱，據鐵本補。下「雄樹也」同。
〔七五〕不入香用：「香」原作「藥」，據鐵本改。
〔七六〕葉似櫟：「櫟」上原有「栗」，據鐵本刪。
〔七七〕順理析：「析」原誤「柝」，鐵本作「拆」，據證類本草卷十二改。
〔七八〕出伽毗國：「出」原紙殘，此據鐵本。
〔七九〕海藥本草：「藥」原作「木」，據鐵本改。
〔八〇〕又有：「有」原作「云」，據鐵本改。
〔八一〕冷洩痢：「洩」原脱，據鐵本補。
〔八二〕和香烟不散：「香烟」原倒，據鐵本改。
〔八三〕亦合香用：「用」原脱，據鐵本補。
〔八四〕今按此香：「按此」原紙殘，此據鐵本。
〔八五〕其莖葉：「莖」原誤「差」，據鐵本改。
〔八六〕大秦國：「秦」原誤「泰」，據鐵本改。
〔八七〕近道者如杏仁許：「道」，原誤「邊」，據鐵本改
〔八八〕芸香：「芸」原作「芝」，旁筆校為「芸」，鐵本亦作「芸」，據改。本則內「芸」字均同此。
〔八九〕倉頡解詁：「詁」原誤「話」，鐵本誤作「古」，四庫本、適園本作「詁」，據改。
〔九〇〕香美可食：「香」原作「芝」，據鐵本改。
〔九一〕零陵山谷：「山」原誤「上」，據鐵本改。

〔九二〕熏草似麻葉而方莖：「似」原脱，據鐵本補。
〔九三〕腹痛：「腹」原作「瘦」，據鐵本改。
〔九四〕荊州記：「州」原誤「草」，據鐵本改。
〔九五〕廣志：「廣」原紙殘，此據鐵本。
〔九六〕唐本草注：「注」原脱，據鐵本補。新修本草卷十二引唐本草注同。
〔九七〕龍涎：原無，據鐵本補。
〔九八〕涎浮水面：「涎」原脱，據鐵本補。
〔九九〕置盃水于其側則烟入水：「其側則」原作「側其」，據鐵本改。
〔一〇〇〕嘗試之有驗：「嘗」原脱，據鐵本補。
〔一〇一〕正甲香本是海螺靨子也：「是」原無，據四庫本補。鐵本作「草是」。
〔一〇二〕如錢樣大：「錢」原誤「手」，據鐵本改。
〔一〇三〕形類麞常食栢葉及噉蛇：「麞常」原紙殘，此據鐵本。
〔一〇四〕中惡氣風毒：「氣」原脱，據鐵本補。
〔一〇五〕至寒日：「至」原誤「主」，據鐵本改。「日」，原脱，鐵本作「者」，據洪芻香譜卷上改。
〔一〇六〕雖遠逐食：「逐」原作「近」，據鐵本改。
〔一〇七〕還走之：原作「走還」，據鐵本改。
〔一〇八〕仆埋：「仆」原作「朴」，據鐵本改。
〔一〇九〕故名焉：「焉」原脱，據鐵本補。
〔一一〇〕其氣惡而勁：「惡」原作「思」，據鐵本改。
〔一一一〕此香寔腫朧尤多：「寔」原作「實」，據鐵本改。
〔一一二〕不及：「不」原為空格，據鐵本補。
〔一一三〕葉庭珪：「庭」原作「廷」，據鐵本改。
〔一一四〕少六出者：原作「可六尺者」，鐵本作「少六出」，參考酉陽雜俎前集卷十八改。
〔一一五〕唯梔子花六出：「六出」原爲空格，據鐵本補。

〔一一六〕梔子翦花六出：「翦花」原紙殘，此據鐵本。
〔一一七〕葉庭珪云：「云」原作「曰」，據鐵本改。
〔一一八〕五代時：「五」原作「三」，據鐵本改。
〔一一九〕以代焉：「焉」原脱，據鐵本補。
〔一二〇〕當用琉璃瓶盛之：「用」原作「有」，據鐵本改。
〔一二一〕云得自西域：「云」原作「去」，鐵本無，古今事文類聚卷十二引洪芻香譜、香乘卷五作「云」，據改。
〔一二三〕味温：「温」原誤「湿」，據鐵本改。
〔一二四〕味辛平：「辛」原脱，據鐵本補。
〔一二五〕岩桂：「岩」原作「叢」，據鐵本改。
〔一二六〕即茴香：「香」原紙殘，此據鐵本。
〔一二七〕通志草木畧：「志草」原紙殘，此據鐵本。
〔一二八〕南海藥譜：「南海藥」原脱，據鐵本補。
〔一二九〕纔采之：「纔」原作「方」，據鐵本改。
〔一三〇〕烏鳥蝙蝠之類：「烏」原誤「烏」，鐵本同，據通志昆蟲草木略改。
〔一三一〕皮似桂而香：「而」原紙殘，此據鐵本。
〔一三二〕今東人皆以山桂皮當之：「皆」原脱，據鐵本補。
〔一三三〕河間川谷：「間」原作「問」，據證類本草卷八改，鐵本誤作「南」。
〔一三四〕亦微香：「亦」原作「赤」，據鐵本改。
〔一三五〕又如槐柳：「如槐」原作「梘如」、鐵本作「如梘」、四庫本作「視如」，據證類本草卷八改。
〔一三六〕積有歲月：「歲」原作「數」，據鐵本改。
〔一三七〕以此香：「香」原脱，據鐵本補。
〔一三八〕價常倍于他香：「常」原脱，據鐵本補。
〔一三九〕香中之至寶：「寶」原紙殘，此據鐵本。

〔一四〇〕五六年便有香也：「便」原作「使」，據鐵本改。

〔一四一〕今按：原脫，據鐵本補。

〔一四二〕口眼耳鼻皆有香氣：「有」原作「聞」，據鐵本改。

〔一四三〕孩兒香：「孩」原紙殘，此據鐵本。

〔一四四〕薔薇樹：「薔薇」原紙殘，此據鐵本。

〔一四五〕之至：原倒，據鐵本改。

〔一四六〕橄欖核：「核」原作「枝」，據鐵本改。

〔一四七〕茉莉：「茉」原作「苿」，據鐵本改。

〔一四八〕大含笑花：「含」原紙殘，此據鐵本。

〔一四九〕含笑之名：「含」原紙殘，此據鐵本。

〔一五〇〕溫子皮云：「云」原誤「之」，據鐵本改。

〔一五一〕纔過：「纔」原作「方」，據鐵本改。

〔一五二〕皆以：原紙殘，此據鐵本。

〔一五三〕豆腐漿：「漿」原作「葉」，據鐵本改。

〔一五四〕陰乾：「乾」原作「一」，據鐵本改。

〔一五五〕以淨：原紙殘，此據鐵本。

〔一五六〕則香氣全矣：「則」原紙殘，此據鐵本。

〔一五七〕遯齋閑覽：「遯」原作「遁」，據鐵本改。

〔一五八〕曰茝曰葯曰虈曰芷：原作「曰芷曰葯曰茝曰虈」，據鐵本改。

〔一五九〕不同者：原作「者不同」，據鐵本改。

〔一六〇〕其有國香：「其」原脫，據鐵本補。

〔一六一〕各以自見互相非毀：鐵本「自」作「己」、「互」作「自」。

〔一六二〕今人呼為馬蹄香：「為」原脫，據鐵本補。

〔一六三〕列植欄檻：「列」，原作「別」，據鐵本改。

〔一六四〕滋蘭九畹：「九」原誤「幾」，據鐵本改。

〔一六五〕名醫別錄：「名」原誤「明」，據鐵本改。

〔一六六〕舊名：「名」原紙殘，此據鐵本。

〔一六七〕故以名焉：「焉」，原作「為」，據鐵本改。

〔一六八〕薰草：「薰」原作「蕙」，據鐵本改。

〔一六九〕茅葉：「葉」原作「香」，據鐵本改。

〔一七〇〕澤芬曰白芷曰白茝曰虈：「澤」原紙殘，此據鐵本；「白芷曰白茝曰虈」原作「芷曰虈曰茝」，據鐵本改。

〔一七一〕生于水中：「中」原脫，據鐵本補。

〔一七二〕地熏：「地」原誤「池」，據鐵本改。

〔一七三〕芸蒿：「芸」原作「芝」。據鐵本改。

〔一七四〕古之所謂香草：「之」原作「人」，據鐵本改。

〔一七五〕皆香：「皆」原紙殘，此據鐵本。

〔一七六〕無氣：「無」原紙殘，此據鐵本。

〔一七七〕拾遺記：「記」原脫，據洪芻香譜卷上引補。

〔一七八〕弥日無跡：「日」原誤「曰」，據洪芻香譜卷上引改。

〔一七九〕辟寒：原無，鐵本同。四庫本有，依下文「上四香」當據增。

〔一八〇〕杜陽雜編：「杜」原紙殘，此據鐵本。

〔一八一〕皇唐：「唐」原紙殘，此據鐵本。

〔一八二〕月支國：「支」原紙殘，此據鐵本。

〔一八三〕長安中：「中」原脫，據鐵本補。

〔一八四〕宮中：原脫，據鐵本補。

〔一八五〕百里內：「百」原紙殘，此據鐵本。

〔一八六〕所謂：「謂」原作「為」，據鐵本改。

〔一八七〕又云如氷紈：「云」鐵本作「曰」，按此處有誤，洞冥記卷一作「堅密如紈冰」。
〔一八八〕又見：「見」原紙殘，此據鐵本。
〔一八九〕𧄍臍香：「𧄍」原作「滿」，據鐵本改。
〔一九〇〕酉陽雜俎云：「云」原紙殘，此據鐵本。
〔一九一〕頂勃梨咃：「勃」原作「敖」，鐵本同，據四庫本改。酉陽雜俎卷十八、洪芻香譜卷一引均作「勃」。
〔一九二〕圍一尺許：「圍」原脫，鐵本同。據酉陽雜俎卷十八、洪芻香譜卷一引補。
〔一九三〕入藥：「藥」原紙殘，此據鐵本。
〔一九四〕封禪記：「禪記」原紙殘，此據鐵本。
〔一九五〕又云：「又」原脫，據鐵本補。
〔一九六〕願此香烟：「此」下原衍「先」字，據鐵本刪。
〔一九七〕朱陵：「朱」下原有一空格，據鐵本刪。
〔一九八〕返生之香：「生」原紙殘，此據鐵本。
〔一九九〕一莖五枝：「五」原紙殘，此據鐵本。
〔二〇〇〕道家以青木香為五香：「青木香」，原作「青木」，據鐵本補。
〔二〇一〕五木：原紙殘，此據鐵本補。
〔二〇二〕魑魅：原紙殘，此據鐵本。
〔二〇三〕沉木香：「木」原紙殘，此據鐵本。
〔二〇四〕猶著衣枕：「猶」原作「尤」，據鐵本改。
〔二〇五〕賈善翔：「翔」原作「朔」，據鐵本改。
〔二〇六〕張道陵母夢天人自魁星中以蘅薇香授之：「夢天」原作「夫」、「以」原無，鐵本均同。類說卷三引高道傳「夫」作「天」，「蘅薇」上有「以」字。香乘卷八引列仙傳與此略異，但云「夢大人」，故改。
〔二〇七〕卞山：「卞」原作「亡」，據鐵本改。

〔二〇八〕一文石：「一」原爲空格，據鐵本補。
〔二〇九〕長樂之鄉：「鄉」原為空格，據鐵本補。
〔二一〇〕八會之湯：「之湯」原作「陽珍」，鐵本同。四庫本作「之湯珍」。香乘卷八作「八會之湯」，洪芻香譜卷上未標出處，但亦同。故改。
〔二一一〕踐躡：「躡」原作「踏」，據鐵本改。
〔二一二〕香氣：原倒，據鐵本改。
〔二一三〕杜陽雜編：「雜」原紙殘，此據鐵本。
〔二一四〕三洞珠囊：「洞」，原紙殘，此據鐵本。
〔二一五〕天人玉女：「人」原作「神」，據鐵本改。
〔二一六〕孫真人：「真」原紙殘，此據鐵本。
〔二一七〕食盤：原倒，據鐵本改。
〔二一八〕取白角楪子盛一漆毬子：「白」原紙殘，此據鐵本；「一漆毬」原作「淶球」，據鐵本改。
〔二一九〕所聞卽此香也：「卽」原脫，據鐵本補。
〔二二〇〕拘物頭花香：「花香」原倒，據鐵本改。
〔二二一〕香聞數里：「香」原脫，「香聞數里」，鐵本作「香數里聞」，四庫本作「香數十里聞」。
〔二二二〕膠薰陸：「膠」上原有「花」，據鐵本刪。據適園叢書本改，洪芻香譜卷上同。
〔二二三〕藿香：原作「霍區撥」，鐵本作「藿香香」，通典卷一八八作「藿香」，據改。
〔二二四〕蕊：鐵本同。通典卷一八八作「燥」。
〔二二五〕法華經：「法」原紙殘，此據鐵本。
〔二二六〕男香：「男」原紙殘，此據鐵本。
〔二二七〕曼陀羅花香：原作「曼陀羅樹香曼院羅花香」，據鐵本刪。
〔二二八〕殊沙花香曼殊沙花香：二「沙」原作「妙」，鐵本第一處作「沙」，據法華經改。
〔二二九〕員嶠：「員」原誤「負」，據鐵本改。

〔二三〇〕烟聞：「聞」下原有「之」，據鐵本刪。
〔二三一〕香聞數百里：「香」原脫，據鐵本補。
〔二三二〕尚未有香：「有」原脫，據鐵本補。「香」原紙殘，此據鐵本。
〔二三三〕故南人呼為駭雞犀也：「也」原脫，據鐵本補。
〔二三四〕所寄：原脫，據鐵本補。
〔二三五〕文武火熁：「熁」原誤「熠」，據鐵本改。
〔二三六〕研細篩過：原誤「碎細節過」、鐵本作「碎細無節過」、四庫本作「研細用篩過」，香乘卷十三作「研細篩過」，據改。
〔二三七〕在土：原脫，據鐵本補。
〔二三八〕腦子盡飛上盌底皆成氷片：「子」原脫，據鐵本補；「上盌底」原作「碗上」、「氷」原誤作「如」，均據鐵本改。
〔二三九〕石灰：「灰」原誤「炭」，據鐵本改。
〔二四〇〕磁盌：「盌」原作「器」，據鐵本改。
〔二四一〕稱再與石灰等分：「稱再」原脫，據鐵本補；「與」原紙殘，此據鐵本；「灰」原誤「炭」，據鐵本改。
〔二四二〕第七次：「第」原脫，據鐵本補。
〔二四三〕杉木盒子：「杉」原脫，據鐵本補。
〔二四四〕固濟口：「口」原脫，據鐵本補。
〔二四五〕上用一磁器：「上」原誤「二」，據鐵本改；「一」原脫，據鐵本補。
〔二四六〕白浮于面：「面」原誤「上」，據鐵本改。
〔二四七〕須著少水：「少」原紙殘，此據鐵本。
〔二四八〕令匀：「令」原脫，據鐵本補。
〔二四九〕斫作薄片子：「斫」原作「研」，據鐵本改。
〔二五〇〕不住手攪動勿令炒焦：「動」原脫，據鐵本補；「勿」原紙殘，此據鐵本。

〔二五一〕枝梗：「梗」原紙殘，此據鐵本。

〔二五二〕用水浸淺：「浸」原脫，據鐵本補。

〔二五三〕自餘小者次也：「自」原脫，據鐵本補。「也」原作「之」，據鐵本改。

〔二五四〕令黄色：「色」原紙殘，此據鐵本。

〔二五五〕若干：「若」原作「如」，據鐵本改。

〔二五六〕雜穢之氣：「氣」原誤「物」，據鐵本改。

〔二五七〕麝滋而散，撓之使匀：「滋」原紙殘，此據鐵本；「而散撓」原誤「為散捷」，據鐵本改。

〔二五八〕檀堅而燥：「燥」，原作「操」，鐵本同，據四庫本改，香乘卷三亦作「燥」。

〔二五九〕擣之使匀：「擣」原誤「搏」，據鐵本改；「使」原紙殘，此據鐵本。

〔二六〇〕水麝：「水」原誤「氷」，據鐵本改。

〔二六一〕按：鐵本無上則「合香」條小注，此處有注「以上香史」。

〔二六二〕水麝忌署：「水」，原作「氷」，據鐵本改。

〔二六三〕故必用淨器拭極乾：「必」，原作「以」，據鐵本改。

〔二六四〕新和香：原提行，據鐵本合。

〔二六五〕貴其燥濕得宜也：「其」原脫，據鐵本補。

〔二六六〕不津磁器：「津」原作「裂」，據鐵本改。

〔二六七〕尤舔魏也：「尤」原作「猶」，據鐵本改。

〔二六八〕矮卓置爐：「卓」原誤「草」，鐵本同，據四庫本改。

〔二六九〕無烟燥氣：「燥」原作「煤」，據鐵本改；「氣」原紙殘，此據鐵本。

〔二七〇〕熱湯：「熱」原紙殘，此據鐵本。

〔二七一〕新纂香譜卷一：原無，據鐵本補。

卷二

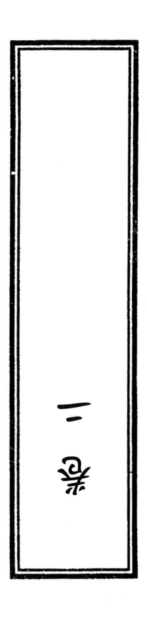

新纂香譜卷第二

印篆諸香

五夜香刻 宣州石刻〔一〕

穴壺為漏，浮木為箭，自有熊氏以來尚矣。三代兩漢迄今遵用，雖制有工拙，而無以易此。國初得唐朝水秤，作用精巧，與杜牧宣潤秤漏〔二〕頗相符合。其後燕肅龍圖守梓州，作蓮花漏上進。近又吳僧瑞新創杭、湖等州秤漏，例皆疏略。慶曆戊子年初，預班朝。十二月，起居退宣，許百官于朝堂觀新秤漏，因得詳觀而默識焉。始知古今之制，都未精究。蓋少第二平之水奩，致漏滴之有遲速也。亘古之闕，由我朝講求而大備邪。嘗率愚短，竊倣成法，施于婺、睦二州鼓角樓。熙寧癸丑歲，大旱，夏秋泉、冬愆雨，井泉枯竭，民用艱飲。時待次梅溪，始作百刻香印，以準昏曉。又增置五夜香刻如左：

百刻香印

百刻香印，以堅木為之，山梨為上，楠樟次之，其厚一寸二分，外徑一尺一寸，中心徑一寸無餘。用有文處分十二界迟曲〔三〕。其文横路二十一重〔四〕，路皆闊一分半，鋭其上，深亦如之。每刻長二寸四分〔五〕，凡一百刻，通長二百四十寸。每時率二尺，計二百四十寸，凡八刻三分刻之一。其近中狹處，六暈相屬。亥子也，丑寅也，卯辰也，巳午也，未申也，酉戌也，陰盡以至陽也。戌之末則入亥，以上六長暈，各各外相連。陽時六皆順行，自小以入大，從微至著也。其向外長，六暈亦相屬。子丑也，寅卯也，辰巳也，午未也，申酉也，戌亥也。陽終以入陰也。亥之末，則至子。以上六狹處，各内相連。陰時六皆逆行，從大以入小，陰主減也。並無斷際，猶循環〔六〕之無端也。每起火各以其時，大抵起午正，第三路近中是。或起日出，視曆，日出卯初卯正幾刻〔七〕。故不定斷際起火處也。

五更印刻 十三〔八〕

上印最長，自小雪後，大雪、冬至、小寒後單用。其次〔九〕有甲乙丙丁四印，並兩刻用。中印最平，自驚蟄後，至春分後單用。秋分同〔一〇〕其前後有戊己印各一，並單用。末印最短〔一一〕，自芒種前及夏至後、小暑後單用〔一二〕。其前有庚辛壬癸印。並兩刻用。〔一三〕

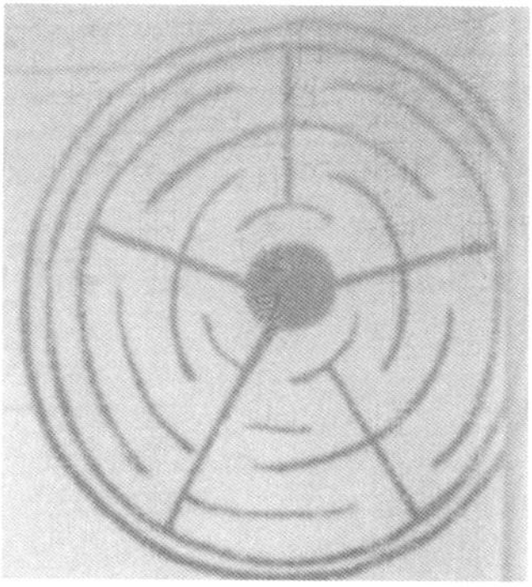

小雪後十一日連大雪
冬至及小寒後三日
上印六十刻徑三寸三分長二尺七寸
五分無餘

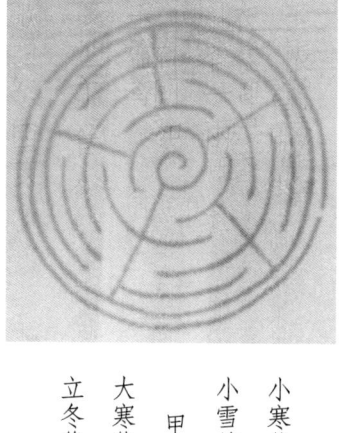

小寒後四日至大寒後二日。
小雪前一日至後十一日同。
甲印五十九五十八刻。徑二寸二分，長三尺七寸。
大寒後三日至後十一日。
立冬後四日至十三日同。

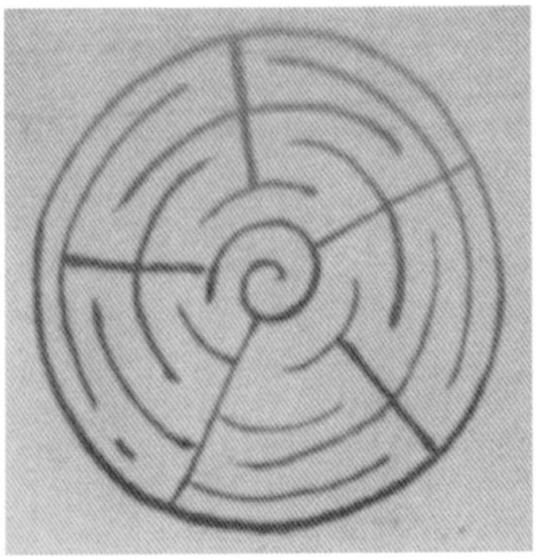

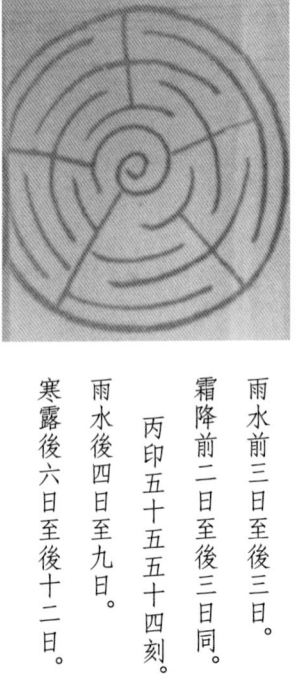

立春前三日至後四日。
立冬前五日至後三日同。
乙卯五十七五十六刻。徑三寸二分，長二尺六寸。
立春後五日至十二日。
霜降後四日至後十日同。

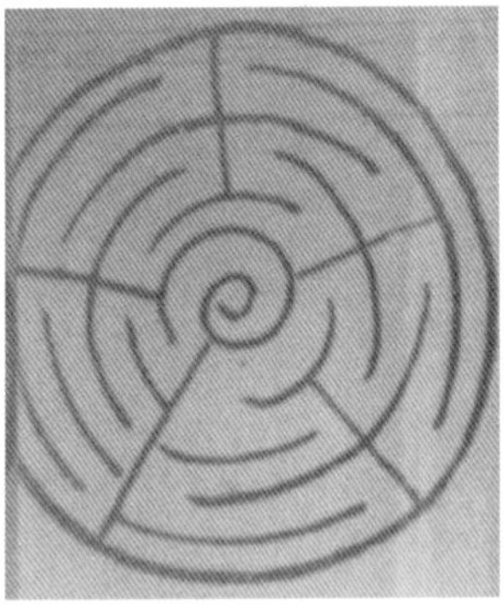

雨水前三日至後三日。
霜降前二日至後三日同。
丙印五十五五十四刻。徑三寸一分，長二尺五寸。
雨水後四日至九日。
寒露後六日至後十二日。

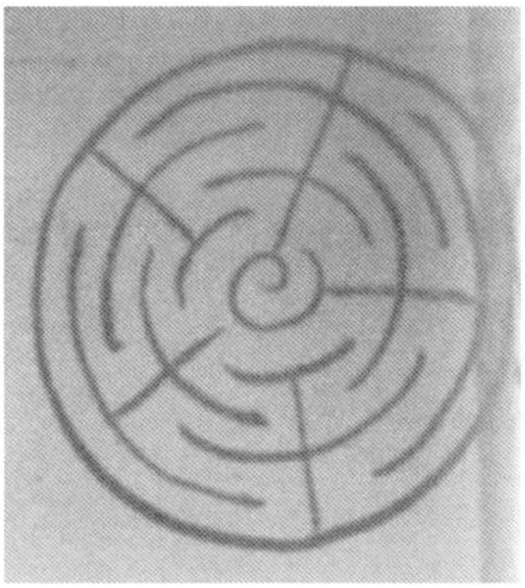

雨水後十日至驚蟄節日。
寒露前一日至後五日同。
丁卯五十三五十二刻。徑三寸，長二尺四寸。
驚蟄後一日至六日。
秋分後八日至十三日。

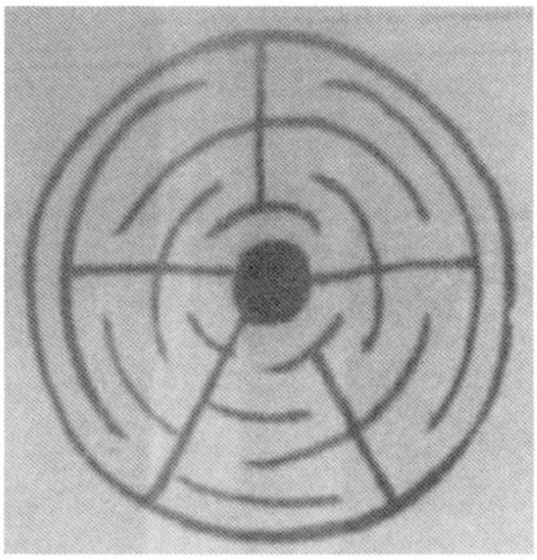

驚蟄後七日至十二日。
秋分後三日至後八日同。
戊印五十一刻。徑二寸九分，長二尺三寸。

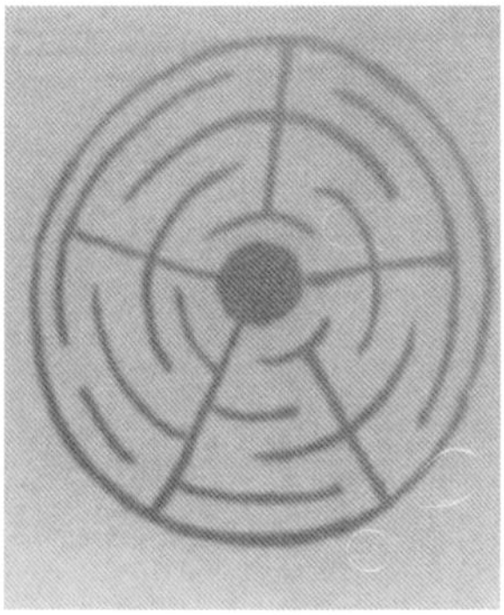

驚蟄後十三日至春分後三日。
秋分前二日至後二日同。
中印五十刻。徑二寸八分，長二尺二寸五分無餘。

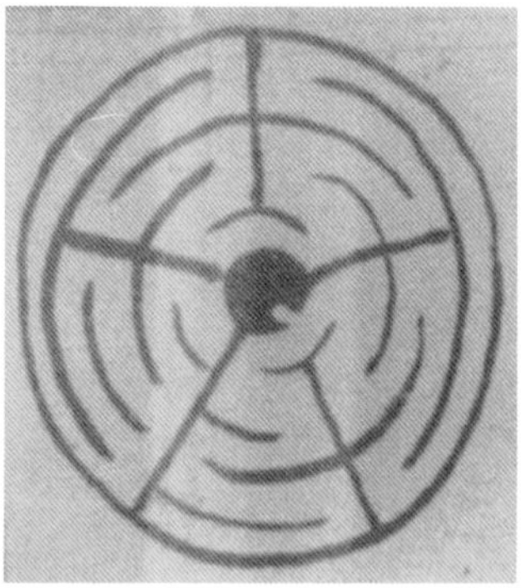

春分後四日至八日。
白露後七日至十二日同。
己印四十九刻。徑二寸八分，長二尺二寸無餘。

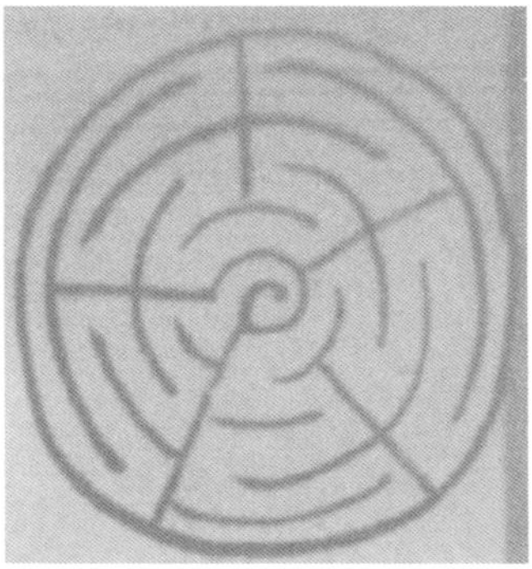

春分後九日至十三日同。
白露後一日至六日同。
庚印四十八四十七刻。徑二寸七分，長二尺一寸五分。
清明前一日至後六日。
處暑後十一日至白露節日同。

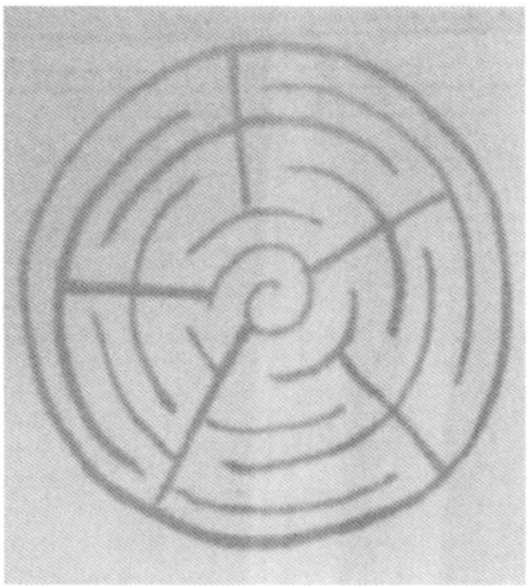

清明後七日至十三日。
處暑後四日至十日同。
辛印四十六四十五刻。徑二寸六分，長二尺五分。
清明後十三日至穀雨後三日。
立秋後十二日至處暑後三日同。

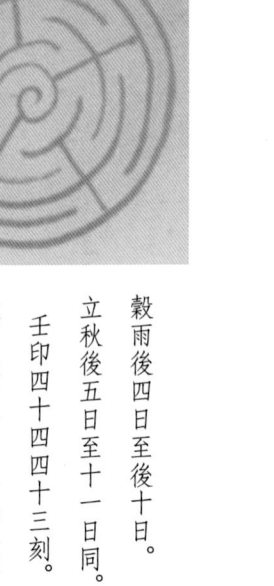

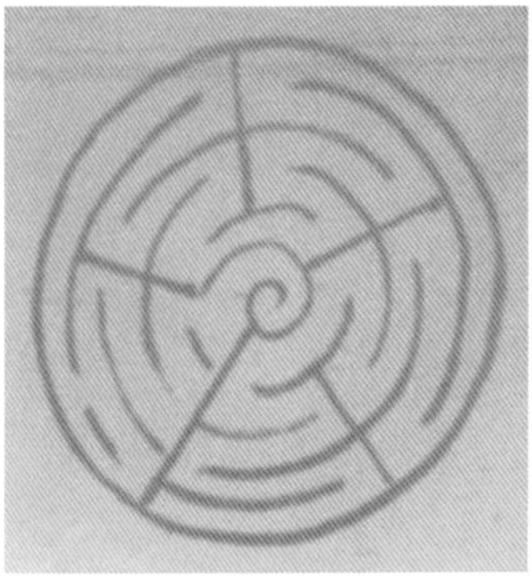

穀雨後四日至後十日。

立秋後五日至十一日同。

壬印四十四四十三刻。徑二寸五分，長一尺九寸五分。

穀雨後十一日至立夏後三日。

大暑後十二日至立秋後四日同。

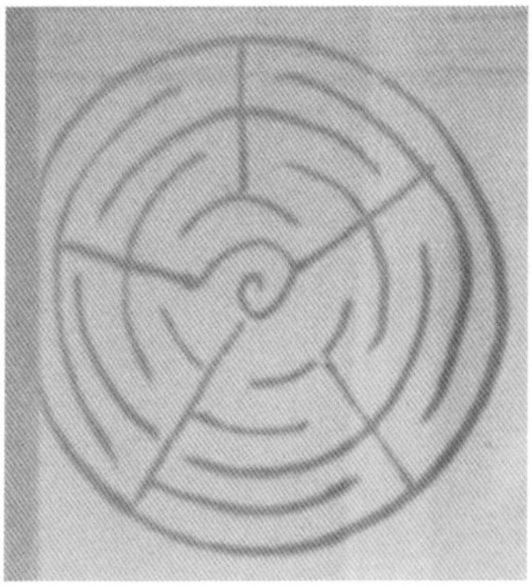

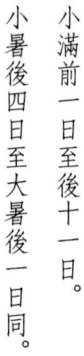

立夏後四日至十三日。

大暑後二日至十一日同。

癸印四十二四十一刻。徑二寸四分，長一尺八寸五分。

小滿前一日至後十一日。

小暑後四日至大暑後一日同。

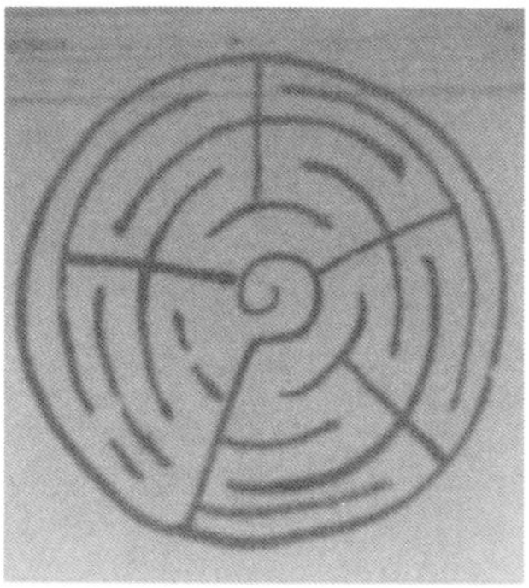

芒種前三日連夏至及小暑後三日。

末印四十刻。徑二寸三分，長一尺七寸五分無餘。

大衍篆圖

凡合印篆香末，不用棧、乳、降真等，以其油液湧沸，令火不然也。諸方詳列如左：

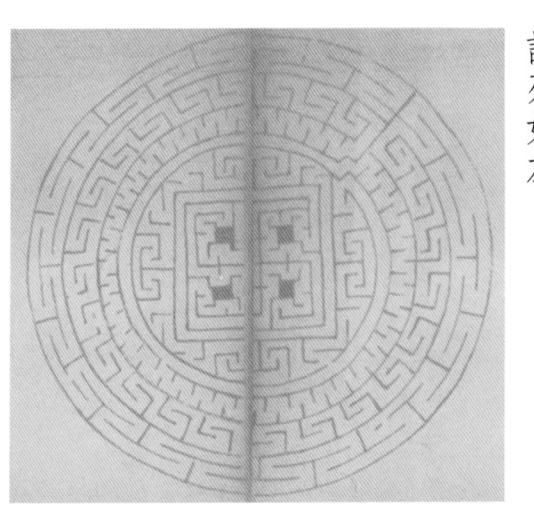

鄒象潭見授此圖。象潭名繼隆，字紹南，豫章人也。宦寓澧之慈利。好古博雅，工詩能文，尤善於易矣。士大夫多所推重，其詠篆香續刻後集。

歲次己巳天曆年良月朔旦，中齋居士書。

百刻篆圖

百刻香若以常香即無準。今用野蘇、松毬二味相和令勻，貯於新陶器内旋用。野蘇即荏葉也。中秋前采〔一四〕，曝乾為末，每料十兩。松毬即枯松花也。秋末采其自墜者，曝乾，挫去心為末，每用八兩。

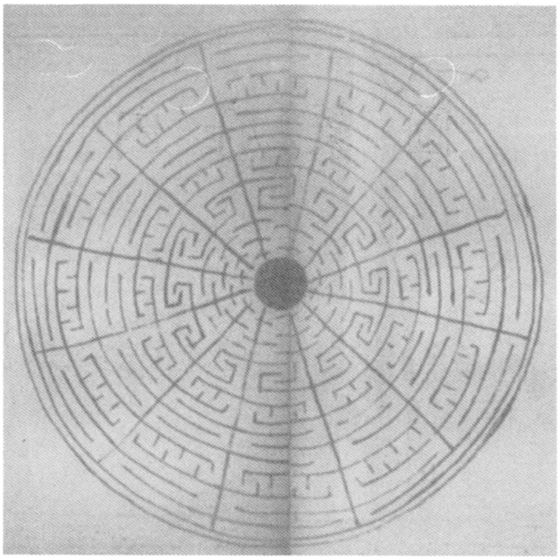

昔嘗撰香譜敘百刻香未甚詳。廣德吳正仲製其篆刻并香法見貺，較之頗精審，非雅才妙思，孰能至是。因鐫於石，傳諸好事者。

熙寧甲寅歲仲春二日，右諫議大夫知宣城郡沈立題。

內府篆圖

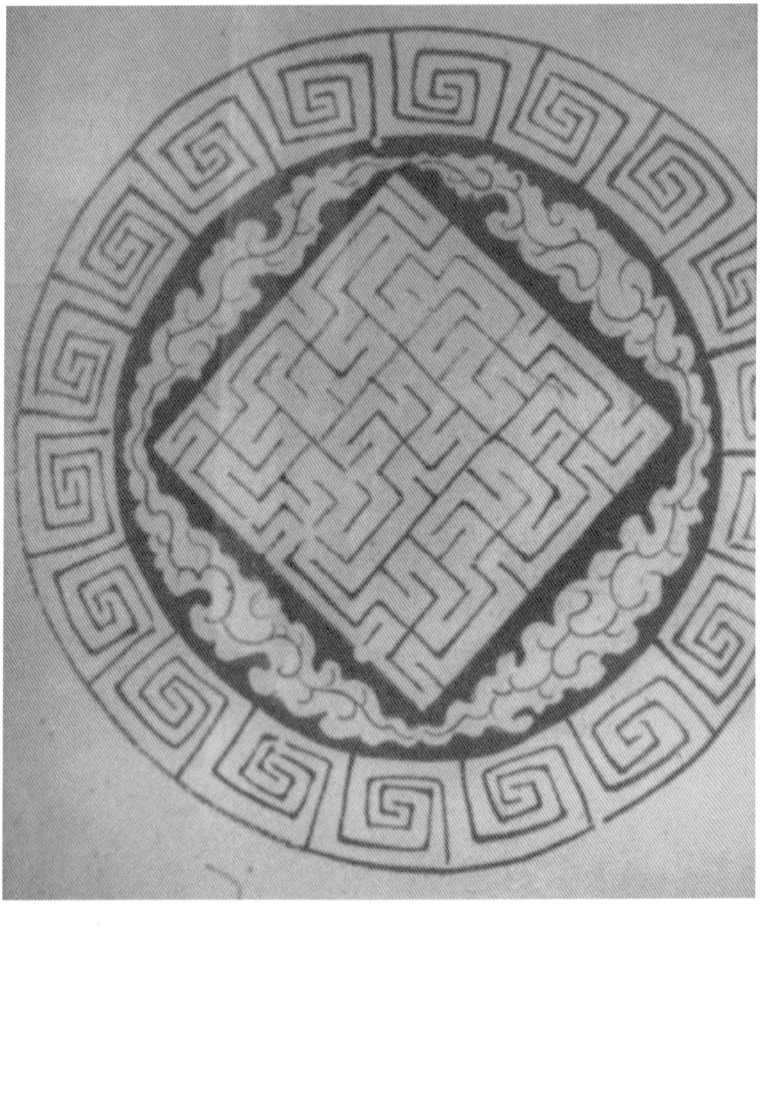

延壽篆圖

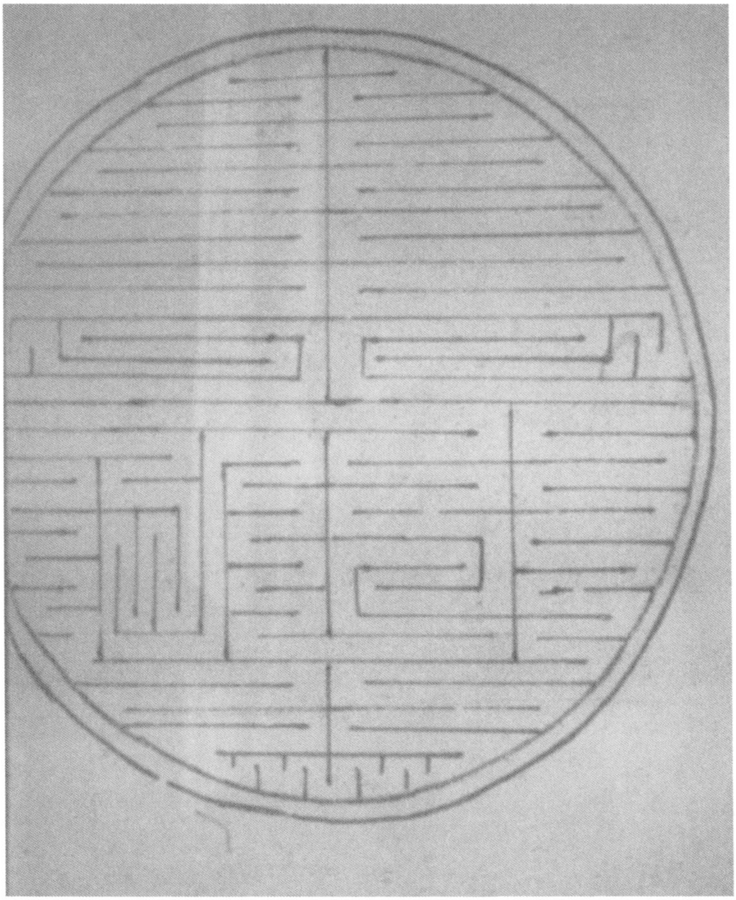

定州公庫印香武岡譜下不注者同

棧香一兩　檀香一兩　零陵香一兩　藿香一兩　甘松一兩　茅香半兩蜜水浸晒〔一五〕，慢火炒令黄色。　大黄半兩

右杵羅為末，用如常法。　凡作印篆，須以杏仁末少許拌香，則不起塵及易出脱，後皆倣此。

和州公庫印香

沉香十兩細剉。　檀香八兩細剉如棊子。　生結香八兩　零陵香四兩　藿香葉四兩焙。　甘松〔一六〕四兩去土。　草茅香四兩新者去塵土〔一七〕。　香附子二兩〔一八〕去黑色皮，揀紅者。　麻黄二兩去根。細剉。　甘草二兩粗者〔一九〕細剉。　乳香纏二兩頭高秤。　龍腦七錢生者尤妙。　麝香七錢　焰硝半兩

右除腦、麝、乳、硝四味別研外，餘十味皆焙乾，搗羅細末，盒子盛之，外以紙包裹，仍常置煖處，旋取燒之。切不可泄氣陰濕。此香于幃帳中

七燒之，悠揚，作篆薰衣亦妙。別一方與此味數分兩皆同，惟腦、麝、焰硝各增一倍，草茅香須白茅香乃佳。每香一兩，仍入製過甲香半錢。本太守馮公由義〔三〇〕子宜所製方也。

百刻印香

棧香二兩〔三一〕　檀香二兩　沉香二兩　黃熟香二兩　零陵香二兩　藿香二兩　茅香二兩　土草香半兩並去土。　盆硝半兩　丁香半兩　製甲香七錢半一本作七分半。　龍腦少許

右同末之燒如常法。

資善堂印香

棧香三兩　黃熟香一兩　零陵香一兩　藿香葉一兩　沉香一兩　檀香一兩　白茅花香一兩　丁香半兩　甲香三分製過　龍腦香三錢　麝香三錢

右杵羅細末，用新瓦罐子盛之。昔張全眞參政傳張德遠丞相甚愛此香，每日一盤，篆烟不息〔三二〕。

龍麝印香

檀香十兩　沉香十兩　茅香十兩　黄熟香十兩　藿香葉十兩　零陵香十兩　甲香七兩半　盆硝二兩半　丁香五兩半　棧香三十兩剉。

右為細末和匀，燒如常法。

又方沈譜

夾棧香半兩　白檀香半兩　白茅香二兩　藿香一分　甘松半兩去土　甘屮半兩　乳香半兩　棧香二兩　麝香四錢　甲香一分　龍腦一錢　沉香半兩

右除龍、麝、乳香别研，餘皆擣羅細末，拌和令匀，用如常法。

乳檀印香

黄熟香六斤　香附子五兩　丁香皮五兩　藿香四兩　零陵香四兩　檀香四兩　白芷四兩　棗半斤焙。　茅香二斤　茴香二兩　甘松半斤　乳香一兩細研。　生結香四兩

右擣羅細末，燒如常法。

供佛印香洪

棧香一斤　甘松三兩　零陵香三兩

檀香一兩　藿香一兩　白芷半兩

茅香三分　甘草三分　蒼龍腦三錢

右為細末，如常法點燒。

無比印香

零陵香一兩　甘草一兩　藿香葉一兩　香附子一兩　茅香二兩蜜湯浸一宿，不可水多，晒乾微炒過。

右為末，每用，先于花模摻紫檀末少許，次布香末。

水浮印香新增

柴灰一升或紙灰。　黃蠟二塊荔枝大。

右同入鍋内炒，蠟盡為度。每以香末脫印以常法，將灰于面上攤勻，次裁薄紙，依香印大小襯，灰覆放敲下，置水盆中，紙自沉去，仍輕手以紙炷點香。

寶篆香 洪

沉香一兩 丁香皮一兩 藿香葉一兩 夾棧香二兩 甘松半兩 零陵香半兩 甘草半兩 甲香半兩製 紫檀三兩 焰硝一分

右為末和勻，作印時旋加腦、麝各少許。

香篆新 一名壽香

乳香 旱蓮草〔二三〕 降眞香

沉香 檀香 青皮片燒灰存性 貼水荷葉 男兒胎髮一個 瓦松 木律 野蘋 龍腦少許 麝香少許底用雲母石 山棗子

右十四味為末，以山棗子揉和前藥，陰乾用。燒香時，以玄參末蜜調，筯梢上引烟，寫字画人物皆能不散。欲其散時，以車前子末彈于烟上，即散。

又方

歌曰：乳旱降沉香，檀青貼髮山。斷松雄律字，腦麝腹空閒。每用銅筯引香烟〔二四〕成字。或云入針砂等分，以筯梢夾磁石少許引烟，任意作篆。

丁公美香篆沈

乳香半兩別本一兩　水蛭三錢　壬癸蟲二錢即科斗。　定風草半兩即天麻苗。　鬱金一錢　龍腦少許

右除龍腦、乳香別研外，餘皆為末。然後一處匀和，滴水為丸，如梧桐子大。每用，先以清水濕過手，焚香烟起時，以濕手按之，任從巧意，手常要濕。

歌曰：乳蛭壬風龍鬱煎，獸鑪焫處發祥烟。竹軒清夏寂無事，可愛翛然逆晝眠〔二五〕。

凝和諸香

葉太社旁通香圖

	四和		百花		花蕊		清真
文苑	沉一兩一分	檀半兩	棧一分	甘松一分	玄參二兩	丁皮一分	麝二錢
常料		降真五錢		檀五錢	甘松五錢	楓香五錢	茅香四兩
芬積	檀三錢	棧五錢	沉一分	降真五錢	麝一分	腦一分	甲香一分
清遠		茅香五錢	生結三分	腦五分	沉一分	麝一分	檀五錢
衣香	腦一錢	零陵五錢	麝一錢	木香五錢	檀一分	藿一分	丁香五錢
清神		藿五錢		麝一錢	腦一錢	棧一兩	沉五錢
凝香	麝一錢	丁香枝五錢	檀一兩五錢	甲香一錢	結香一錢	甘草一錢〔二六〕	腦一錢
		降真		百和		寶篆	

右為極細末。除寶篆外，並以煉蜜和劑作餅子爇，如常法。〔二七〕

漢建寧宮中香沈

黃熟香四斤　白附子二斤　丁香皮五兩　藿香葉四兩　零陵香四兩　檀香四兩　白芷四兩　茅香二分　茴香二分〔二八〕　甘松半斤　乳香一兩別器研　生結香四兩　棗子〔二九〕半斤焙乾一方入蘇合油一錢

右為細末，煉蜜和勻，窨月餘〔三〇〕，作丸或餅爇之。

唐開元宮中香

沉香二兩細挫，以絹袋盛懸于銚子當中，勿令著底，蜜水浸，漫火煮一日。　檀香二兩茶清浸一宿炒乾令無檀香氣味。　龍腦二錢另研。　麝香五錢〔三一〕　甲香一錢法製。　馬牙硝〔三二〕一錢

右為細末，煉蜜和勻，窨月餘取出，旋入腦、麝，丸之或作花子，焫如常法。

宮中香

檀香八兩劈作小片，臘茶清浸一宿，控出，焙乾。再酒蜜一宿，慢火炙乾。　沉香三兩　生結香四兩　甲香一兩　龍麝各半兩另研。

右為細末，生蜜和勻，貯磁器，地窨一月，旋丸焫之。

宮中香

檀香十二兩細剉。水一升、白蜜半觔同煮五七十沸，控出焙乾。　零陵香三兩　藿香三兩

甘松三兩　茅香三兩

生結香四兩　甲香三兩法製。　黄熟香五兩煉蜜一兩半浸一宿，焙乾。　龍麝各一錢

右為細末，鍊蜜和勻，磁器封窨二十日，旋丸焫之。

江南李王帳中香洪

沉香一兩剉屑如炷大。　蘇合油以不津磁器〔三三〕盛。

右以香投油，封浸百日焫之。入薔薇水更佳。

又方

沉香一兩剉如炷。　鵞梨十枚切研取汁。

右用銀器盛，蒸三次，梨汁乾即可焫。

又方補遺

沉香末一兩　檀香末一分　鵞梨十枚

右以鵞梨刻去穰核，如甕子狀，入香末，仍將梨頂簽蓋蒸之，溜去梨皮，研和勻，久窨可焫。

又方

沉香四兩　檀香一兩　蒼龍腦半兩　麝香一兩　馬牙硝一分研。

右細剉不用羅，煉蜜拌和燒之。

宣和御製香

沉香七錢剉如麻豆。　檀香三錢剉如麻豆，炒黄色。　金顏香二錢別研。　背陰草不近土者。如無，用浮苹。　朱砂各二錢半飛細　龍腦一錢另研。　麝香一錢另研。　丁香各半錢　甲香一錢製過。

右用皁兒白水浸軟，以定碗一隻，慢火熬令極軟，和香得所。次入金顏、腦、麝研勻，用香蠟〔三四〕脫印，以朱砂為衣，置于不見風日處，窨乾，燒如常法。

御鑪香

沉香二兩細挫。以絹袋盛之，懸于銚中，勿著底，蜜水一盌，慢火煮一日。水盡更添。　檀香一兩

切片，以臘茶浸一宿，稍焙令乾，無檀氣。甲香一兩法製　生梅花龍腦二錢另研。麝香別研。　馬牙硝各一錢

右擣羅取細末，以蘇合油拌勻。磁盒封窨一月許，旋入腦、麝，作餅焫之。

李次公香武

棧香不拘多少剉如米粒。　龍腦各少許

右用酒蜜同和，入磁礶密封，重湯煮一日，窨半月。

趙清獻公香

白檀香四兩碎剉。　乳香纏末半兩研細。　玄參六兩温湯淨洗，慢火煮軟，薄切作片，焙乾。

右碾取細末，熟蜜拌勻，入新磁礶内封窨十日，焫如常法。

蘇州王氏幃中香沈

檀香一兩直剉如米豆，不可斜剉。以臘茶浸令沒過，二日，取出窨乾，慢火炒紫色〔三五〕。　沉香二錢直剉　乳香一分另研。　龍腦另研。　麝香各一字另研，茶清化開。

右為末，淨蜜六兩同浸。檀茶清，更入水半盞，熬百沸，復秤如蜜數為度，

候冷，入麩炭末三兩，與腦、麝和勻，貯磁器，封窨如常法，旋丸焫之。

唐化度寺衙香洪〔三六〕

白檀香五兩　蘇合香二兩　沈香一兩半　甲香一兩煮製。　龍腦半兩　麝香半兩另研。

右細剉搗末，馬尾羅過，煉蜜搜和得所焫之。

開元幃中衙香

沉香七兩二錢　棧香五兩　雞舌香四兩　檀香二兩　麝香八錢另研。　藿香六錢

零陵香四錢　甲香二錢法製。　龍腦少許

右搗羅細末，煉蜜和勻，丸如大豆，焫之。

後蜀孟主衙香

沉香三兩　棧香三兩〔三七〕　檀香一兩

乳香一兩　甲香一兩法製。　龍腦半錢另研，香成旋入〔三八〕。

麝香一錢另研，香成旋入。

右除龍、麝外，同杵末。入炭皮末、朴硝各一錢，生蜜拌勻，入瓷盒，

重湯煮十數沸，取出窨七日，作餅焫之〔三九〕。

雍文徹郎中衙香洪〔四〇〕

沉香一兩　檀香一兩　棧香一兩　甲香一兩　黄熟香一兩　龍麝各半兩

右杵羅為末，煉和匀，入瓷器内〔四一〕密封，埋地中一月。

蘇内翰貧衙香沈

白檀香〔四二〕四兩斫作薄片，以蜜拌之，淨器内炒乾，旋入蜜〔四三〕，不住手攪，以黑褐色為止，勿令焦。　乳香五皁子大以生絹裹之。用好酒一盞同煮，候酒乾至五七分，取出。　麝香一字　玄參一錢

右先將檀香杵粗末，次將麝香細研，入檀香，又入焊炭細末一兩借色，與玄、乳同研令匀，煉蜜作劑，入瓷器實按密封，地埋一月。

錢塘僧日休衙香沈〔四四〕

紫檀四兩　沉水香〔四五〕一兩　滴乳香〔四六〕一兩　麝香一錢

右杵羅細末，煉蜜拌和令匀，丸如豆大，入磁器，久窨可焫。

金粟衙香洪〔四七〕

梅臘香一兩　檀香一兩臘茶煮五七沸，二香同取末。　黄丹一兩　乳香三錢　片腦一錢　麝香一字研　杉木炭二兩半為末秤　淨蜜二斤半〔四八〕

右將蜜于洎器密封〔四九〕，重湯煮〔五〇〕，滴入水中成珠方可用。與香末拌匀，入臼杵千餘作劑，窨一月分焫。

衙香

沉香半兩　白檀香半兩　乳香半兩　青桂香半兩　降眞香半兩　甲香半兩製過。　龍腦半兩另研。　麝香半兩另研。

右杵羅細末，煉蜜拌匀。次入腦、麝，搜和得所，如常焫之。

衙香

黄熟香五兩　棧香五兩　沉香五兩　檀香三兩　藿香三兩　零陵香三兩　甘松三兩　丁皮三兩　丁香一兩〔五一〕　甲香三兩製過。　乳香半兩　硝石三分　龍腦三分　麝香一兩

右除硝石、龍、麝〔五二〕、乳香同研細外，將諸藥杵羅為散，先量用蘇合

油并煉過好蜜二斤和勻，貯瓷器，埋地中一月，取焫。

衙香

檀香五兩　沉香四兩　結香四兩　藿香四兩　零陵香四兩　甘松四兩　丁香皮二分　甲香二分

茆香四兩燒灰。　腦麝各三分

右細末煉蜜和勻，燒如常法。

衙香

生結香三兩　棧香三兩　零陵三兩　甘松三兩　藿香葉〔五三〕一兩　丁香皮一兩　甲香一兩製過。　麝香一錢

右粗末煉蜜，放冷和勻，依常法窨過，焫之。

衙香

檀香三兩　玄參三兩　甘松二兩　乳香半兩另研。　龍麝各半兩另研。

右先將檀、參剉細，盛銀器內，水浸，慢火煮〔五四〕，水盡取出，焙乾，與甘松同杵羅為末，次入乳香末等，一處用生蜜和勻，久窨，然後焫之。

衙香武

茅香二兩去雜草塵土。　玄參一兩〔五五〕薤根大者。　黄丹十兩細研。以上三味和擣篩揀過，炭末二斤，令用油帋單裹，窨二宿〔五六〕。　夾沉棧香四兩上等好者　紫檀香〔五七〕四兩　丁香一分好者去梗。以上三味杵末。　滴乳香〔五八〕一錢半細研　眞麝香〔五九〕一錢半細研

右用〔六〇〕蜜四斤，春夏煑煉十五沸，秋冬煉十沸，取出〔六一〕候冷，方入棧香等五味攪和，次以蔭炭末二分〔六二〕拌搜，入臼杵匀，久窨方焫。

衙香

檀香十二兩剉，臘茶清炒。　沉香六兩　棧香六兩　馬牙硝六兩　龍腦三錢　麝香一錢　甲香六錢用炭灰煑兩日，淨洗，蜜湯煑乾，蜜比香片子多少加減。

右為末研，入龍、麝，蜜搜和令匀〔六三〕，焫之。

衙香沈〔六四〕

紫檀四兩酒浸一晝夜，焙乾。　川大黄一兩切片。以甘松酒浸煑，焙。　玄參半兩以甘松同酒浸一宿，焙乾。　零陵香半兩　甘草半兩　白檀二錢半　箋香二錢

半　酸棗仁五枚

右為細末，白蜜十兩微煉，和勻入不津瓷盒，封窨半月取出，旋丸爇之。

延安郡公蕊香洪

玄參半斤淨洗，去塵土〔六五〕，于銀器中以水煮令熟。控乾，切入銚中，慢火炒令微烟出。　甘松四兩細剉。揀去雜草并塵土〔六六〕。　白檀香二錢剉。　麝香二錢顆者。俟〔六七〕別藥成末〔六八〕方入研。　的乳香二錢〔六九〕細研。同麝香入。

右並用新好者，杵羅為末，煉蜜和勻，丸如雞頭大。每藥末一兩，入熟蜜一兩，末丸前，再入臼杵〔七〇〕百餘下，油紙密封，貯瓷器中，旋取燒之，作花氣。

嬰香武

沉水香〔七一〕三兩　丁香四錢　製甲香一錢各末之〔七二〕。　龍腦七錢研。　麝香三錢去皮毛研〔七三〕。　栴檀香〔七四〕半兩一方無。

右五味相和令勻，入煉白蜜六兩，去沫〔七五〕，入馬牙硝末半兩。綿濾過，極冷乃和，諸香丸如芡子，匾之，入瓷盒密封，窨半月。香譜拾遺〔七六〕

云：昔沈推官自嶺南押香藥綱，覆舟于江上，幾壞官香之半，因刮治脫落之餘，合為此香而鬻于京師。豪官大族〔七七〕爭市之，遂償直而歸。故又名曰〔七八〕償直香，本出漢武內傳。

道香出神仙傳。

香附子四兩去須。　藿香一兩

右二味用酒一升同煮，候酒乾至一半為度，取出，陰乾為細末。以查子絞汁拌和令匀，調作膏子或薄餅，燒之。

韻香

沉香末一兩　麝香末二錢〔七九〕

右稀糊脫成餅子，窨乾燒之。

不下閣新香

棧香一兩一分　丁香一分　檀香一分　降眞香一分　甲香一字　零陵香一字　蘇合油香半字

右為細末，白芨末四錢加減水和作餅，如杏仁大作一炷。

宣和貴妃王氏金香售用録

占臘沉香八兩　檀香二兩　牙硝半兩　製甲香半兩　金顔香半兩　丁香半兩　麝香一兩　片白腦子〔八〇〕四兩

右為細末，煉蜜先和前香，後入腦、麝為丸，大小任意，以金箔為衣，爇如常法。

壓香補

沉香二錢半　腦子二錢與沉末同研。　麝香一錢別研〔八一〕

右細末，皁兒煎湯和劑，捻餅，如常法銀葉襯燒。

古香

柏子仁二兩每个分作四片，去仁，胯茶二錢、沸湯半盞浸一宿，重湯煮焙令乾。　甘松蕊一兩

檀香半兩　金顔香二兩　龍腦二錢

右為末，入楓香脂少許，蜜和，常法窨燒。

神仙合香沈〔八二〕

玄參十兩　甘松十兩去土。　白蜜加減用。

右為細末。白蜜漬勻，入瓷礶内密封，湯釜煮一伏時，取出放冷，杵數百。如乾，加蜜和勻。窨地中，旋取入麝少許，焫之。

僧惠深濕香

地榆一斤　玄參一斤米泔浸二宿。　甘松半斤　白茅一兩　白芷一兩蜜四兩、河水一盌同煮，水盡為度。切片焙乾。

右細末。入麝香一分，煉蜜和劑，地窨一月，旋丸焫之。

供佛濕香

檀香二兩　棧香一兩　藿香一兩

白芷一兩　丁香皮一兩　甜參一兩

零陵香一兩　甘松半兩　乳香半兩　消石一分

右件依常法事治〔八三〕，剉碎焙乾，搗為細末。別用白茅香八兩，碎劈去泥，焙乾，火燒之。焰將絶，急以盆蓋手巾圍盆口〔八四〕，勿令泄氣。

放冷，取茅香灰杵末，與前香一處逐旋入經煉好蜜〔八五〕相和。重入臼，杵輾硬得所，貯不津器中，取燒之。

久窨濕香 武

棧香四斤　乳香七分〔八六〕　甘松二斤半　茅香六分剉〔八七〕　香附子一分淨〔八八〕　檀香十兩　丁皮十兩　黃熟香十兩剉　藿香二分　零陵香二分　玄參二分淨

右為粗末。煉蜜和勻，焚如常法。

濕香 沈

檀香一兩一錢　乳香一兩一錢　沉香半兩　龍腦一錢　麝香一錢　桑炭灰一分〔八九〕

右為末。用竹筒盛蜜，于水鍋內煮至赤色，與香末和勻，石板上槌三十或五十下，以熟麻油少許，作丸或餅焫之。

清神濕香補

芎䓖半兩　藁本半兩　羌活半兩　獨活半兩　甘菊半兩　麝香少許

右同為末。煉蜜和劑，作餅焫之。可愈頭痛。

清遠濕香

甘松二兩去枝。　茅香二兩棗肉研膏，浸焙。　玄參半兩黑細者妙，炒香。　降眞香半兩　三奈子半兩　香附子半兩去須微炒。　白檀香半兩　韶腦半兩　丁香一兩　麝香三百文

右細末，煉蜜和勻，瓷器封窨一月，取出捻餅子〔九〇〕焫之。

日用供神濕香新

乳香一兩研　蜜一斤煉　乾杉木燒烰炭細篩。

右同和，窨半月許，取出切作小塊子，日用無大費，而清芳勝市貨者。

丁晉公清眞香武

歌曰：四兩玄參二兩松，麝香半分蜜和同。圓如芡子金爐焫，還似千花噴曉風。

又清室香但減玄參三兩。

清眞香新

麝香檀一兩　乳香一兩　乾竹炭十二兩帶性燒。

右為細末，煉蜜搜成厚片，切作小塊子，瓷盒封，貯土中窨十日。慢火焫之。

清眞香沈

沉香二兩　棧香三兩　零陵香三兩　藿香一兩　玄參一兩　甘草一兩　黃熟香四兩　甘松一兩半〔九一〕　腦麝各一錢　甲香二兩半泔浸二宿，同煮，泔盡以清為度。復以酒潑澆地上〔九二〕，置蓋一宿。

右為末。入腦、麝拌勻，白蜜六兩，煉去沫，入焰硝少許，攪和諸香，丸如芡實大〔九三〕，燒如常，久窨更佳。

黃太史清眞香補〔九四〕

栢子仁二兩　甘松蕊一兩　白檀香半兩　桑烰炭末三兩

右細末〔九五〕，煉蜜和勻〔九六〕，瓷器窨一月，燒如常法。

清妙香沈〔九七〕

沉香二兩剉　檀香二兩剉　龍腦一分　麝香一分另研。

右細末，次入腦、麝拌勻，白蜜五兩重湯煮熟，放温，更入焰硝半兩〔九八〕同和，瓷器窨一月，取出〔九九〕焫之。

清神香武

青木香半兩生切。蜜浸。　降眞香一兩　白檀一兩

白芷一兩

右細末。用大丁香二个槌碎，水一盞煎汁，浮萍一掬，擇，洗淨去須搗〔一〇〇〕汁，同丁香汁和勻，搜拌諸香〔一〇一〕，候勻入臼杵數百下為度〔一〇二〕，捻作〔一〇三〕小餅子，陰乾如常法燒之〔一〇四〕。

清神香

玄參一斤　臘茶四胯

右為末，以紅糖水〔一〇五〕搜之，地下〔一〇六〕久窨可焫。

清遠香局方

甘松十兩　零陵香六兩　茅香七兩局方六兩〔一〇七〕　麝香木半斤　玄參五兩揀淨〔一〇八〕　丁香皮五兩　降眞香五兩係紫藤香。已上三味局方六兩。　藿香三兩　香附子三兩揀淨，局方十兩〔一〇九〕。　白芷三兩

右為細末。煉蜜搜和令匀，捻餅或末焫之。

清遠香沈

零陵香　藿香　甘松　茴香　沉香　檀香　丁香各等分為末。〔一一〇〕

右為末。煉蜜圓如龍眼核大〔一一一〕，入腦、麝各少許尤妙〔一一二〕，焫如常法。

清遠香補

甘松一兩　丁香半兩　玄參半兩　番降香〔一一三〕半兩　麝香木八錢〔一一四〕　茅香七錢　零陵香六錢　香附子三錢　藿香三錢　白芷三分

右為末，蜜和作餅，燒窨如常法。

清遠香新

甘松四兩　玄參二兩

右為末。入麝香一錢，煉蜜和匀，如常焫之。

汴梁太乙宫〔一一五〕清遠香

柏鈴一斤　茅香四兩　甘松半斤　瀝青二兩

右為細末。以肥棗半斤蒸熟研如泥，拌和匀，丸如芡寔大〔一一六〕焫之。

或〔一一七〕煉蜜和劑亦可。

清遠膏子香

甘松一兩去土。　茅香一兩去土。蜜水炒黄。　藿香半兩　香附子半兩　零陵香半兩

玄參半兩〔一一八〕　麝香另研半兩　白芷七錢半　丁皮三錢　麝檀香四兩即紅兜婁

大黄二錢　乳香二錢另研　棧香三錢　米腦二分另研

右為細末。煉蜜和匀，散燒或捻小餅俱可。

邢太尉韻勝清遠香沈

沉香半兩　檀香一錢〔一一九〕　麝香半錢　腦子三字

右先將沉、檀為細末。次入腦、麝，鉢内〔一二〇〕研細，另研金顏香一錢，次加蘇合油少許，仍以皁兒仁二三十个、水二盞熬皁兒，候粘入白芨末一錢，同上香料和劑成，再入茶碾，貴得其劑和熟〔一二一〕，隨意脫造花子。先用蘇合油或面油刷過花脫，然後印劑則易出。

内府龍涎香 補

沉香　檀香　丁香　乳香　甘松　零陵香　丁香皮　白芷各等分　龍麝各少許

右為細末。熱湯化雪梨糕〔一二二〕，作小餅脫花，燒如常法。

王將明大宰龍涎香 沈

金顏香一兩乳細如麵。　石紙一兩為末，須西出者。食之口澀生津者是也。　沉檀各一兩半〔一二三〕為末。用水研磨細〔一二四〕，乾再研。　生龍腦半錢　麝香半錢絶好〔一二五〕

右用皁兒膏和。入模子脫花樣，陰乾焫之。

楊吉老龍涎香 武

沉香一兩　紫檀半兩　甘松一斤揀淨，去土。

腦麝少許

右先以沉、檀為細末。甘松別碾羅，候研腦麝極細，入甘松内，三味再同研，分作三分，將一分半入沉香末中，和令勻，入瓷瓶蜜封，窨一宿，又以一分用白蜜一兩半重湯煮，乾至一半，放冷入藥，亦窨一宿，留半分至調合時，摻入搜勻，更入蘇合油、薔薇水〔一二六〕、龍涎別研，再搜為餅子，或搜勻入瓷盒内，掘地坑深三尺餘〔一二七〕，窨一月取出方作餅子，如更少入製甲香，尤清絕。

亞里木吃蘭脾龍涎香沈

蠟沉二兩薔薇水〔一二八〕浸一宿，研如泥。 龍腦二錢另研 龍涎香半錢

右為末。入沉香泥，捻餅子，窨乾爇。

龍涎香

沉香十兩 檀香三兩 金顏香二兩 麝香一兩 龍腦二兩

右為細末。皁子膠脫作餅子，尤宜作帶香。

龍涎香

紫檀一兩半建茶浸三日。銀器中炒，令紫色，碎者旋取之。　棧香三錢半剉細。入蜜一盞、酒半盞，以砂盒蒸，取出焙乾。　甲香半兩漿水泥一塊同浸三日。取出再以漿水一盞煮乾，更以酒一盞煮乾，銀器内炒黄色。　玄參半兩切片。入焰硝一分、蜜一盞、酒一盞，煮乾為度。炒令脱，勿犯鐵器。　龍腦二錢另研。　麝香二字當門子〔一二九〕，另研。

右細末。先以甘草半兩搥碎，沸湯一升浸，候，取出甘草不用，白蜜半斤煉，去浮蠟〔一三〇〕，與甘草湯同熬，放冷，入香末，次入腦、麝及杉樹油、節炭二兩，和勻捻作餅子，貯磁器内，窨一月。

龍涎香

檀香二兩紫色好者〔一三一〕剉碎，用梨汁并好酒半盞，同浸三日。取出焙乾。　甲香八十粒用黄泥煮兩三沸，洗淨，乾，油煎赤，為末。　沉香半兩切　丁香八十粒　生㭨花〔一三二〕腦子一錢　麝香一錢各另研

右細末。以浸沉梨汁，入好蜜少許，拌和得所，用餅盛，窨數日，于密室〔一三三〕無風處厚灰蓋，火燒一炷。

龍涎香

沉香一兩　金顔香一兩　篤耨皮一錢半〔一三四〕
龍腦一錢　麝香半錢別研〔一三五〕
右爲細末。白芨末糊和劑，同模範〔一三六〕脱成花，陰乾。以刷子〔一三七〕去不平處，爇之。

龍涎香

沉香一斤　麝香五錢　龍腦二錢
右以沉香爲末。用水〔一三八〕碾成膏，麝用湯研化細汁，入膏内，次入龍〔一三九〕腦研勻，捻作餅子，燒之。

南蕃龍涎香又名勝芬積

木香半兩懷乾。　丁香半兩　藿香七錢半晒乾。　零陵香七分半〔一四〇〕　檳榔二錢半　香附子二錢半鹽水浸一宿，焙。　白芷二錢半　官桂二錢半懷乾。　肉豆蔻二个　麝香三錢別本有甘松七錢。
右爲末。以蜜或皁水和劑，丸如芡實大，焫之。

又方小有異。與前方兩存之〔一四一〕。

木香二錢半　丁香二錢半　藿香半兩　零陵香半兩　檳榔一錢半　香附子一錢半　白芷一錢半　官桂一錢　肉豆蔻一个　麝香一錢　沉香一錢　當歸一錢　甘松半兩

右為末。煉蜜和勻，用模子脫花，或撚餅子，慢火焙稍乾，帶潤入瓷盒，久窨絕佳妙，煎可服三兩〔一四二〕，餅茶酒任下，治心腹痛，理氣寬中。

龍涎香補

沉香一兩　檀香半兩臘茶煮。　金顏香半錢　篤耨香半錢〔一四三〕　白芨末三錢　腦麝各一字

右細末拌勻，皁兒膠和〔一四四〕，脫花，焫之。

龍涎香沈

丁香半兩　木香半兩　官桂二錢半　白芷二錢半　香附子二錢半鹽浸一宿，焙。　檳榔　當歸各二錢半　甘松　藿香　零陵香各七錢

右加肉豆蔻一枚，同為細末〔一四五〕。煉蜜丸如菉豆大〔一四六〕，兼可服。

龍涎香

丁香半兩　木香　肉豆蔻各半兩　官桂　甘松　當歸各七錢　藿香　零陵香各三分〔一四七〕　麝香一錢　龍腦少許

右細末。煉蜜和，丸如桐子大，瓷器收貯，捻匾亦可。

智月龍涎香補

沉香一兩　麝香一錢研　米腦一錢半　金顏香半錢　丁香　木香各半錢　蘇合油一錢　白芨末一錢半

右為細末，皁兒膠和〔一四八〕，入臼杵千下，花印脱之，窨乾，新刷出光，慢火雲母襯燒。

龍涎香新

速香十兩　注漏子香十兩　沉香十兩　腦麝各五錢　薔薇香不拘多少，陰乾。

右為細末。以白芨琼卮煎湯煮糊為丸，如常燒。

古龍涎香 補

沉香六錢　白檀二錢　金顏香　蘇合油各二錢　麝香半錢另研。　龍腦三字　浮萍半字陰乾。　青苔半字陰乾，去土。

右為細末。拌勻，入蘇合油，仍以白芨末二錢冷水調如稠粥，重湯煮成糊，放温和香，入臼杵千下，模脫花，用刷子出光，如常法焚之，如供神佛，則去麝香。

古龍涎香 沈

甘松二兩　沉香〔一四九〕　丁香各一兩　麝香　甲香各一錢，製過〔一五〇〕。

右為細末。煉蜜和劑，脫作花樣，窨一月或百日。

古龍涎香

沉香　檀香　丁香　金顏香　素馨花廣南有，最清奇。以上各半兩。　木香　黑榪實　麝香各一分　龍腦二錢　蘇合油一匙許。

右各為細末。以皂兒膠煎〔一五一〕成膏和勻，任意印作花子，佩香及香環〔一五二〕之類，如要黑者〔一五三〕入杉木烰炭〔一五四〕少許，拌沉檀同研，却以白芨細末少許，熱湯調得所，將篤耨、蘇合油同研，香如要作輭香，只〔一五五〕以敗蠟同白膠香少許熬，放冷，以手搓成鋌，煮酒蠟尤妙。

古龍涎香

占蠟沉十兩　拂手香　金顏香各三兩　龍涎　蕃梔子各二兩　腦子〔一五六〕一兩半另研。

右為細末。入麝香二兩，煉蜜和匀，捻餅子焫之。

白龍涎香

檀香一兩　乳香五錢

右以寒水石四兩煅過，同為細末，梨汁和為餅子。

小龍涎香

沉香　棧香　檀香各半兩　白芨　白蘞〔一五七〕各二錢半　龍腦二錢　丁香一錢

右為細末。以皁兒膠水和作餅子，眼乾刷光，窨土中十日，以錫盒貯之。

小龍涎香 新

錦紋大黄一兩　檀香　乳香　丁香　玄參　甘松各五錢

右以寒水石二錢同為細末，梨汁和作餅子〔一五八〕，焫之。

小龍涎香

沉香一兩　龍腦半錢

右為細末。以鵞梨汁和作餅子，燒之。

小龍涎香 補〔一五九〕

沉香一兩　乳香一分　龍麝各半錢〔一六〇〕

右同為細末〔一六一〕。以生麥門冬〔一六二〕去心研泥，和丸桐子大，入冷石模中脫花，候乾，瓷盒收貯，如常法燒。

吴侍郎龍津香 沈

白檀五兩細剉。以臘茶清浸半月後，用蜜炒。　沉香四兩　玄參半兩　甘松一兩洗淨。　丁香　木麝各二兩　甘草半兩炙〔一六三〕。　焰硝三分　甲香半兩洗淨，以黄泥水煮。次以蜜水煮，後以酒煮各一伏時。以蜜少許炒。　龍腦　樟腦　麝香各一兩。俱用別器研。

右為細末。和匀，煉蜜作劑，掘地窨一月取燒。

龍泉香新

甘松四兩　玄參二兩　大黄　丁皮各一兩半　麝香半錢　龍腦二錢

右為細末。煉蜜為餅子〔一六四〕，如常法燒之。

清心降眞香局

紫潤降眞香四十兩剉碎。　棧香三十兩　黄熟香三十兩　丁香皮十兩　紫檀三十兩剉碎。以建茶細末一兩，湯調兩盌拌香令濕〔一六五〕，炒三時辰，勿令焦黑。　麝香木十五兩　揀甘草五兩　焰硝半斤湯化開〔一六六〕，淘去滓，熬成霜。　甘松　藿香各十兩　白茅香三十兩細剉。以青州棗三十个，新汲水三升同煮過。復炒令色變。去棗及黑者，止用十五兩。　龍腦一兩香成旋入。

右為細末。煉蜜搜和令匀，作餅焫之。

宣和内府降眞香沈

蕃降眞香三十兩

右剉作小片子，以臘茶半兩末之，沸湯同浸一日，湯高香一指為約，來朝取出風乾，更以好酒半碗、蜜四兩、青州棗五十個〔一六七〕於瓷石器内與香同煮，至乾為度。取出於不津瓷盒内收貯〔一六八〕，密封徐徐取燒，其香最清遠。

降眞香

蕃降眞香切作片子。

右以冬青樹子單布〔一六九〕内絞汁，浸香蒸過，窨半月燒。

假降眞香

蕃降眞香一兩劈作平片。　藁本一兩水二小盌，銀石器内與香同煮。

右二味同煮乾，去藁本不用，慢火襯筠州楓香燒。

勝篤耨香

棧香半兩　黃速香三錢　檀香　降眞香各三分　龍腦〔一七〇〕一字半　麝香一錢

右以蜜和粗末焫之。

假篤耨香

老柏根七錢　黄速七錢研置別器〔一七一〕。　丁香半兩　降眞香臘茶煮半日。　紫檀香各一兩　棧香一兩

右為細末。入米腦少許，煉蜜和，窨，焫之。

假篤耨香

檀香一兩　黄速香二兩

右為末拌勻。橄欖汁和，濕入瓷器收，旋取焫之。

假篤耨香

黄速香或白膠香極高煮酒與香同煮，至乾為度。

馮仲柔假篤耨香售

通明楓香三兩火上熔開　桂末一兩入香内攪勻。　白蜜三兩匙〔一七二〕入香内。

右以蜜入香攪和令勻。瀉于水中，冷便可燒。或欲作餅子，乘熱捻置水中〔一七三〕。

假篤耨香

楓香乳一兩　棧香一兩　檀香一兩　生香一兩　官桂　丁香隨意入

右為粗末。蜜和，濕瓷盒封窨月餘可燒。

江南李王煎沉沈

一沒沉㕮咀。　蘇合油各不以多少。

右每以沉香一兩，用鵝梨十枚細研〔一七四〕取汁，銀石器盛之，入甑〔一七五〕蒸數次，以晞為度。或削沉香作屑〔一七六〕長半寸許，銳其一端，叢刺梨中，炊一飯時，梨熟乃出之。

李王花浸沉

沉香不拘多少，剉碎，取有香花如酴醿、木犀、橘花或橘葉亦可〔一七七〕。福建茉莉花之類帶露水滴花〔一七八〕一盞，以瓷盒盛之，紙蓋入甑蒸，食頃〔一七九〕取出，去花留汗汁，浸沉香，日中暴乾，如是者〔一八〇〕三次，以沉香透潤為度。或云：皆不若薔薇水浸之最妙〔一八一〕。

華蓋香補

歌曰：沉檀香附兼山麝，艾納酸仁〔一八二〕分兩停。煉蜜拌勻瓷器窨，翠烟如蓋可中庭。

寶毬香〔一八三〕洪

艾蒳一兩即松上青衣。　酸棗一升入水少許，研汁，日煎成膏。　丁香皮　檀香　茅香　香附子〔一八四〕　白芷　棧香各半兩　草豆蔻一枚去皮。　片腦〔一八五〕　麝香各少許。另研。

右除腦、麝別器研外，餘炒過〔一八六〕，搗取細末。以酸棗膏更加少許熟蜜，同腦〔一八七〕、麝合和得中，入臼杵令不粘卽止。丸桐子大〔一八八〕，每燒一丸，其烟裊裊〔一八九〕直上如線，結為毬狀，經時不散。

香毬新

石芝一兩　艾納一兩　酸棗肉半兩

沉香一分　片腦〔一九〇〕半錢另研　製甲香半錢　麝香少許別研。

右除腦、麝同搗細末。研棗肉為膏，入熟蜜少許，和勻，捻作餅子，燒如常法。

芬積香沈

丁香皮二兩　硬木炭二兩為末。　韶腦半兩。另研。

檀香一分　麝香一錢另研。

右拌匀，煉蜜和劑，實在罐器中，如常燒。

芬積香

沉香　棧香　藿香　零陵香各一兩　丁香一分　木香四分半

甲香一分灰煮，去膜。再以好酒煮至乾，擣。

右為細末。重湯煮蜜，放温，入香末及腦、麝末各二錢，拌和匀，瓷盒蜜封，地坑窨一月，取焫之〔一九二〕。

小芬積香武

棧香一兩　檀香半兩　樟腦半兩飛過　降眞香一分　焞炭三兩

右以蜜和匀，瓷盒盛，地窨一月取燒。

芬馥香〔一九二〕補

沉香二兩　紫檀　丁香各一兩　甘松三錢　零陵香三分　製甲香一分　腦麝各一錢

右為末拌匀，生蜜和作餅〔一九三〕，瓷器窨乾，焫之。

藏春香武

沉香　檀香酒浸一宿。　乳香　丁香　真臘香　占城香各二兩

右各細末。將蜜入黄甘菊一兩四錢、玄參三分剉，同入瓶內，重湯煮半日，濾去菊、參不用，以白梅十二个，水煮令浮，去核取肉，研入熟蜜，匀拌眾香于瓶內，久窨可焫。

藏春香

降眞香四兩臘茶清浸三日。次以湯浸煮十餘沸，取出為末。　丁香十餘粒　龍腦麝香各一錢

右為細末。煉蜜和匀，燒如常法。

出塵香

沉香四兩　金顏香四錢　檀香三錢　龍涎二錢　龍腦一錢　麝香半錢

右先以白芨煎水，搗沉香萬杵，另研餘品，同拌令勻，少入煎成皁子膠水，再搗萬杵，入石模，脫作古龍涎花子。

出塵香

沉香一兩　棧香半兩酒煮〔一九四〕。　麝香一錢

右為末，蜜拌焚之。

四和香

沉檀各一兩　腦麝各一錢　如常法燒。香橙皮、荔枝殼、榠樝核或〔一九五〕梨滓、甘蔗滓等分為末，名小四和。

四和香補

檀香二兩剉碎。蜜炒褐黃色，勿令焦。　滴乳香〔一九六〕一兩絹袋盛，酒煮，取出研。　麝香一錢　臘茶〔一九七〕一兩與麝同研。　松木焞炭末半兩

右為末。煉蜜和勻，瓷盒收盛，地窨半月，取出焫之。

馮仲柔四和香售〔一九八〕

錦紋大黃一兩　玄參一兩　藿香一兩　蜜一兩

右用水〔一九九〕和慢火煮數時辰許〔二〇〇〕，剉爲粗末，入檀香三錢、麝香一錢，更蜜兩匙拌匀，窨過焫之。

加減四和香武

沉香一分　丁香一分　檀香半分〔二〇一〕各另研　龍腦半分別研〔二〇二〕　麝香半分〔二〇三〕　木香不拘多少杵末，沸湯浸水。

右以餘香別為細末，木香水和，捻作餅子，如常焫。

夾棧香沈

夾棧香半兩　甘松半兩　甘草半兩　沉香各半兩　白茅香二兩　檀香〔二〇四〕二兩　藿香一分　甲香二錢製　片腦〔二〇五〕二錢另研　麝香四錢

右為細末。煉蜜拌和令匀〔二〇六〕，貯瓷器封窨半月，遂旋取出，捻餅子如常焫〔二〇七〕。

聞思香武

玄參　荔枝皮　松子仁　檀香　香附子各二錢　甘草　丁香各一錢

右為末。查子汁和劑，窨爇如常法。

聞思香

紫檀半兩蜜水浸三日，慢火焙。　甘松半兩酒浸一宿，焙。　橙皮一兩日乾。　苦楝花一兩　榠樝核一兩　紫荔枝皮〔三〇八〕一兩　龍腦少許

右為末。煉蜜和劑，窨月餘，爇之。別一方無紫檀、甘松，用香附子〔三〇九〕半兩、零陵一兩，餘皆同。

壽陽公主梅花香沈

甘松半兩　白芷　牡丹皮〔三一〇〕　藁本各半兩　茴香　丁皮不見火。　檀香各一兩　降眞香一分　白梅一百枚〔三一一〕

右除丁皮餘皆焙乾，粗末，瓷器窨月餘，如常爇。

李王帳中梅花香補

丁香一兩一分好者〔三一二〕　沉香一兩〔三一三〕　紫檀　甘松　零陵香〔三一四〕各半兩
腦麝各四錢　製甲香三分　杉松烰炭〔三一五〕四兩
右細末。煉蜜放冷，和丸，窨半月，取焫之。

梅花香沈

玄參　甘松各四兩　甲香三分先以泥漿浸，次用蜜酒製。　麝香少許
右細末。煉蜜為丸，如常法焫之。

梅花香

丁香　藿香　甘松　檀香各一兩　丁香皮〔三一六〕半兩　牡丹皮〔三一七〕半兩　零陵香〔三一八〕二兩　辛夷一分　龍腦一錢
右為末。用如常法，尤宜佩帶。

梅花香 沈

甘松　零陵香〔三一九〕各一兩　檀香　茴香各半兩　丁香一百枚〔三二〇〕　龍腦少許

另研

右為細末。煉蜜合和，乾濕皆可，焫之。

梅花香 武

沉香　檀香　丁香各一分　丁香皮　樟腦各三分　麝香少許

右除腦、麝二味乳鉢細研，入杉木炭煤四兩，共香和勻，鍊白蜜拌勻〔三二一〕捻餅，入無滲瓷餅，窨久，以銀葉或雲母襯燒之。

梅花香

丁香枝杖一兩　零陵香一兩　白茅香一兩　甘松一兩　白檀一兩　白梅末二錢

杏仁十五個　丁香三錢　白蜜半斤〔三二二〕

右為細末。煉蜜作劑，窨七日燒之。

梅英香

揀丁香三錢　白梅末三錢　零陵香葉二錢

木香一錢　甘松半錢〔二二三〕

梅英香沈

沉香三兩剉末〔二二四〕。　丁香四兩　龍腦七錢另研。　蘇合香二錢　甲香二錢製。

硝石末一錢

右細末。入烏香末一錢，煉蜜和匀，丸如芡實，焫之。

梅蕊香武　又名一枝梅。

歌曰沉香〔二二五〕一分丁香半，烰炭節羅五兩灰。煉蜜圓燒加腦麝，東風吹綻一枝梅。

新纂香譜卷第二終〔二二六〕

校勘記

〔一〕宣州石刻：原無，據鐵本補。
〔二〕宣潤秤漏：「秤」原紙殘，此據鐵本。
〔三〕迟曲：「迟」：原誤「過」，據鐵本改。
〔四〕二十一重：「二」原紙殘，此據鐵本。
〔五〕每刻長二寸四分：「寸」，原紙殘，此據鐵本。
〔六〕循環：「循」原脫，據鐵本補。
〔七〕幾刻：「幾」，原誤「九」，據鐵本改。
〔八〕十三：原脫，據鐵本補。
〔九〕其次：「其」原脫，據鐵本補。
〔一〇〕秋分同：「同」原誤「用」，據鐵本改。
〔一一〕最短：「最」原誤「取」，據鐵本改。
〔一二〕單用：「單」，原紙殘，此據鐵本。
〔一三〕按：此十三篆圖原在「百刻篆圖」後，鐵本同。且鐵本說明盡佚。今據文意移此。
〔一四〕中秋前采：「采」原誤「来」，鐵本作「採」，故改。
〔一五〕浸晒：原作「洒」，據鐵本改。
〔一六〕甘松：「松」，原紙殘，此據鐵本。
〔一七〕新者去塵土：原作「新并去土」，據鐵本改。
〔一八〕香附子二兩：「子」原為空格，據鐵本補；「二」鐵本作「三」。下麻黃、甘草二味同。
〔一九〕粗者：「者」，原紙殘，此據鐵本。
〔二〇〕馮公由義：「由」原誤「田」，按建炎以來繫年要錄卷一四四：「馮由義知和州」，據改。

〔二一〕二兩：「二」，鐵本作「三」。
〔二二〕每日一盤篆烟不息：「日一」原誤作「旦」、「烟」原誤作「香」，俱據鐵本改。
〔二三〕旱蓮草：「旱」原作「乾」，鐵本作「甘」，據四庫本改。
〔二四〕香烟：原倒，據鐵本改。
〔二五〕逆晝眠：「逆」原作「遂」，據鐵本改。四庫本作「迎」。
〔二六〕甘草一錢：原作「甘草一分」，在上「結香一錢」上，據鐵本改。
〔二七〕按：此圖原本已失對應，鐵本同。據四庫本排列。
〔二八〕茅香二分茴香二分：二「分」鐵本均作「斤」。
〔二九〕棗子：原脱，據鐵本補。
〔三〇〕月餘：「月」，原紙殘，此據鐵本。
〔三一〕五錢：「五」，鐵本作「二」。
〔三二〕馬牙硝：「牙」原脱，據鐵本補。
〔三三〕磁器：「器」原誤「盒」據鐵本改。
〔三四〕香蠟：「蠟」原脱，據鐵本補。
〔三五〕炒紫色：「色」上原衍「好」字，鐵本脱「色」字，據四庫本改。
〔三六〕洪：原脱，據鐵本補。
〔三七〕三兩：「三」，鐵本作「一」。
〔三八〕香成旋入：原脱，據鐵本補。本條「麝香」下小注「香成旋入」亦同。
〔三九〕焫之：「之」原脱，據鐵本補。
〔四〇〕洪：原脱，據鐵本補。
〔四一〕瓷器內：「內」原脱，據鐵本補。
〔四二〕白檀香：「香」，原脱，據鐵本補。
〔四三〕淨器内炒乾旋入蜜：「炒」下原有「如」、「旋」字重，據鐵本刪。
〔四四〕沈：原脱，據鐵本補。

〔四五〕沉水香：「水」原脱，據鐵本補。
〔四六〕滴乳香：「香」原脱，據鐵本補。
〔四七〕洪：鐵本作「沈」。
〔四八〕二斤半：「二」，鐵本作「三」。
〔五九〕洎器：「洎」原誤「垍」，據鐵本改。
〔五〇〕重湯煮：「煮」原作「蒸」，鐵本作「煑」，故改。
〔五一〕一兩：鐵本下有「半」。
〔五二〕龍麝：「麝」原作「射」，鐵本同，據四庫本改。
〔五三〕藿香葉：鐵本作「藿香」。
〔五四〕慢火煮：「煮」原作「煎」，據鐵本改。
〔五五〕一兩：鐵本作「二兩」。
〔五六〕窨二宿：「窨」下鐵本有「一」。
〔五七〕紫檀香：「紫」原脱，據鐵本補。
〔五八〕滴乳香：「滴」原脱，據鐵本補。
〔五九〕真麝香：「真」原脱，據鐵本補。
〔六〇〕右用：原脱，鐵本同，據四庫本補。另，四庫本本方無小注「武」。
〔六一〕取出：原脱，據鐵本補。
〔六二〕二分：「分」，鐵本作「斤」。
〔六三〕搜和令匀：原脱「和」，據四庫本補。鐵本有「和」無「令」。
〔六四〕沈：原脱，據鐵本補。
〔六五〕塵土：「塵」原脱，據鐵本補。
〔六六〕擇去雜草并塵土：「擇」、「塵」原脱，據鐵本補。
〔六七〕顆者俟：原無「顆者」，鐵本「俟」作「顆者」，據四庫本改。
〔六八〕成末：「末」原脱，據鐵本補。

〔六九〕的乳香二錢：「的」、「二錢」原脱，據鐵本補。

〔七〇〕臼杵：原倒，鐵本同。底本校筆乙正，據改。四庫本亦已乙正。

〔七一〕沉水香：「水」原脱，據鐵本補。

〔七二〕各末之：「之」原脱，據鐵本補。

〔七三〕去皮毛研：「去皮毛」原脱，據四庫本補。鐵本作「去皮」。

〔七四〕栴檀香：「香」原無，據鐵本補。

〔七五〕去沫：原脱，據鐵本補。

〔七六〕香譜拾遺：原作「補遺」，據鐵本改。

〔七七〕豪官大族：鐵本作「豪家貴族」。

〔七八〕又名曰：原作「又為」，鐵本作「名曰」，香乘卷十四作「又名曰」，據改。四庫本脱此句。

〔七九〕二錢：鐵本下有「半」。

〔八〇〕片白腦子：「白」、「子」原脱，據鐵本補。

〔八一〕別研：「別」原脱，據鐵本補。

〔八二〕沈：原無，據鐵本補。

〔八三〕依常法事治：原脱，據鐵本補。

〔八四〕盆口：「盆」原脱，據鐵本補。

〔八五〕經煉好蜜：原無「經」、「好」，據四庫本補。鐵本有「好」無「經」。

〔八六〕七分：「分」鐵本作「斤」，本方內「茅香」、「香附子」、「藿香」、「零陵香」、「玄參」之「分」同。

〔八七〕剉：原脱，據鐵本補。

〔八八〕淨：原脱，據鐵本補。本方內「玄參」下小注「淨」同。

〔八九〕一分：「分」，鐵本作「斤」。

〔九〇〕捻餅子：「子」原無，據鐵本補。

〔九一〕一兩半：「一」原脱，據鐵本補。

〔九二〕以酒潑澆地上：原作「以滴潑燒地上」，鐵本作「以滴撥地下」，四庫本作「以滴潑地上」，香乘卷十五作「以酒澆地上」，參改。

〔九三〕芡實大：「實」原無，「芡實大」鐵本作「雞頭寔」，四庫本作「雞頭實大」，今酌改。

〔九四〕補：原脫，據鐵本補。

〔九五〕右細末：原無「細」，鐵本「右」作「細」，據四庫本補。

〔九六〕和勻：「勻」原作「丸」，據鐵本改。

〔九七〕沈：原脫，據鐵本補。

〔九八〕重湯煮熟放溫更入焰硝半兩：「熟」、「更」原脫，據鐵本補。

〔九九〕取出：「出」原脫，據鐵本補。

〔一〇〇〕去須搗：鐵本作「研碎裂」四庫本作「去須研細濾」。

〔一〇一〕搜拌諸香：「搜」原脫，據鐵本補。

〔一〇二〕候勻入臼杵數百下為度：「候」原脫，據鐵本補。「入臼」原脫，據四庫本補，鐵本無「杵」。

〔一〇三〕捻作：原倒，鐵本無「捻」，據四庫本改。

〔一〇四〕常法燒之：「燒之」原脫，據四庫本補。鐵本脫「法」。

〔一〇五〕紅糖水：「水」原脫，鐵本作「水糖」，四庫本作「冰糖」，香乘卷十五同方作「糖水」，酌改。

〔一〇六〕地下：原脫，據鐵本補。

〔一〇七〕局方六兩：原脫，據鐵本補

〔一〇八〕揀淨：「淨」原脫，據四庫本補。「揀淨」，鐵本作「淨」。

〔一〇九〕揀淨局方十兩：「淨局方十兩」原脫，據四庫本補。鐵本無「揀」。

〔一一〇〕為末：原脫，據鐵本補。

〔一一一〕核大：原倒，據鐵本改。

〔一一二〕尤妙：原脫，據四庫本補。鐵本作「妙」。

〔一一三〕番降香：鐵本「香」作「真」。

〔一一四〕麝香木八錢：「木」原作「末」，據鐵本改。「八」鐵本作「半」。

〔一一五〕太乙宫：四庫本同，鐵本「乙」作「一」。
〔一一六〕芡寔大：「寔」原脱，據鐵本補。
〔一一七〕或：原脱，據鐵本補。
〔一一八〕半兩：原脱，據鐵本補。
〔一一九〕一錢：「一」鐵本作「二」。
〔一二〇〕鉢内：原脱，據鐵本補。
〔一二一〕和熟：原脱，據鐵本補。
〔一二二〕雪梨糕：「梨」原脱，各本同。據香乘卷十五補。
〔一二三〕沉檀各一兩半：「檀」原作「香」、「各」原脱，據鐵本改補。
〔一二四〕用水研磨細：「研磨」原脱，據鐵本補。「細」下原有「角」，各本同，據香乘卷十五删。
〔一二五〕絕好：原脱，據鐵本補。
〔一二六〕更入蘇合油薔薇水：「入」原作「有」、「薇」原作「微」，據鐵本改。
〔一二七〕掘地坑深三尺餘：「深」原脱，據鐵本補。
〔一二八〕薔薇水：「薇」原作「微」，據鐵本改。
〔一二九〕當門子：原脱，據鐵本補。
〔一三〇〕去浮蠟：原脱，據鐵本補。
〔一三一〕紫色好者：「色好」原脱，據鐵本補。
〔一三二〕生䓁花：原脱，據鐵本補。
〔一三三〕密室：原脱，據鐵本補。
〔一三四〕一錢半：「一」原脱，據鐵本補。
〔一三五〕別研：「別」原脱，據鐵本補。
〔一三六〕模範：「範」原脱，據鐵本補。
〔一三七〕刷子：鐵本上有「齒」。
〔一三八〕用水：「用」，原脱，據鐵本補。

〔一三九〕入龍：原脫，據鐵本補。

〔一四〇〕藿香七錢半晒乾零陵香七分半：鐵本作「藿香晒乾零陵香各七分半」、四庫本作「藿香晒乾零陵香各七錢半」，香乘卷十五分兩同四庫本。

〔一四一〕與前方兩存之：「與」，原作「于」，據鐵本改。

〔一四二〕絕佳妙煎可服三兩：「妙煎」原脫，鐵本作「妙兼」，據香乘卷十五改。

〔一四三〕半錢：鐵本作「或一錢或半錢」。四庫本同底本。

〔一四四〕皁兒膠和：鐵本「和」上有「鞭」字。

〔一四五〕同為細末：「為」原脫，據四庫本補。鐵本有「爲」無「同」。

〔一四六〕菉豆：「菉」原作「录」，據鐵本改。

〔一四七〕三分：原作「三斤」，據鐵本改。

〔一四八〕皁兒膠和：鐵本「和」上有「鞭」字。

〔一四九〕沉香：鐵本「沉」上有「好」。

〔一五〇〕製過：原脫，據鐵本補。

〔一五一〕以皁兒膠煎：「膠」，鐵本作「白濃」。

〔一五二〕香環：「香」原脫，據鐵本補。

〔一五三〕黑者：「者」原脫，據鐵本補。

〔一五四〕杉木烰炭：「烰」原脫，據四庫本補。鐵本作「夫」。

〔一五五〕只：原脫，據鐵本補。

〔一五六〕腦子：鐵本作「梅花腦」。

〔一五七〕白蘞：「蘞」原作「歛」，據鐵本改。

〔一五八〕和作餅子：原脫「作」、「子」，據四庫本補。鐵本作「作餅子」。

〔一五九〕補：原脫，據鐵本補。

〔一六〇〕龍麝各半錢：鐵本作「龍腦（半錢）麝香（半錢跨條清研）」四庫本同鐵本而「條」作「茶」。

〔一六一〕同為細末：「同為」原作「同」，鐵本作「為」，據四庫本改。

〔一六二〕麥門冬：「門」原脱，據鐵本補。

〔一六三〕炙：原脱，據鐵本補。

〔一六四〕餅子：「子」原脱，據鐵本補。

〔一六五〕令濕：「令」原脱，據鐵本補。

〔一六六〕湯化開：「開」原脱，據鐵本補。

〔一六七〕青州棗五十箇：「五」原誤「三」，據鐵本改。

〔一六八〕收貯：「貯」原誤「頓」，據鐵本改。

〔一六九〕單布：原倒，據鐵本改。

〔一七〇〕龍腦：「龍」原脱，據鐵本補。

〔一七一〕研置別器：原脱。鐵本作「研別器」、四庫本作「別器研置」，此據香乘卷十六改。

〔一七二〕三兩匙：「兩」原脱，據鐵本補。

〔一七三〕或欲作餅子乘熱捻置水中：「子」原脱，據四庫本改。鐵本有「子」無「乘」。

〔一七四〕細研：原脱，據鐵本補。

〔一七五〕入甑：「甑」原誤「瓶」，據四庫本改。鐵本作「甂」。

〔一七六〕作屑：原脱，據鐵本補。

〔一七七〕或橘葉亦可：「或」原脱，據鐵本補。

〔一七八〕帶露水滴花：「水」原脱，據鐵本補。

〔一七九〕食頃：原脱，據鐵本補。

〔一八〇〕如是者：「者」原脱，據鐵本補。

〔一八一〕或云皆不若薔薇水浸之最妙：原作「薔薇水更妙」，據鐵本改。

〔一八二〕酸仁：「仁」原誤「人」，據鐵本改。

〔一八三〕寶毬香：「毬」原作「球」，據鐵本改。

〔一八四〕香附子：「子」原脱，據鐵本補。

〔一八五〕片腦：鐵本作「毒花龍腦」。

〔一八六〕右除腦麝別器研外，餘炒過：「除腦麝別器研外餘」，原作「皆」，據鐵本改。

〔一八七〕腦：原作「龍」，據鐵本改。

〔一八八〕桐子大：「大」原脱，據鐵本補。

〔一八九〕其烟裊裊：第二「裊」原紙殘，此據鐵本。

〔一九〇〕片腦：鐵本作「梅花龍腦」。

〔一九一〕取焫之：「之」原脱，據鐵本補。

〔一九二〕芬馥香：「馥」，鐵本作「積」，四庫本同方無「補」字小注者亦作「馥」。香乘卷一六同底本。

〔一九三〕和作餅：「作」原脱，據鐵本補。

〔一九四〕酒煮：原脱，據鐵本補。

〔一九五〕或：原脱，據鐵本補。

〔一九六〕滴乳香：「滴」原脱，據鐵本補。

〔一九七〕臘茶：鐵本作「胯茶」。

〔一九八〕售：原脱，據鐵本補。

〔一九九〕用水：「用」原誤「同」，據鐵本改。

〔二〇〇〕辰許：原脱，據鐵本補。

〔二〇一〕半分：「分」原作「斤」，據鐵本改。

〔二〇二〕別研：原脱，據鐵本補。

〔二〇三〕麝香半分：原脱，據鐵本補。

〔二〇四〕檀香：原誤「棧香」，據鐵本改。

〔二〇五〕片腦：鐵本作「奢花龍腦」。

〔二〇六〕令匀：原脱，據四庫本補。鐵本作「匀」。

〔二〇七〕常焫：原為小字注文。鐵本作大字「常燒」，酌改。

〔二〇八〕紫荔枝皮：「紫」原脱，據鐵本補。

〔二〇九〕香附子：「子」原脱，據鐵本補。

〔二一〇〕牡丹皮：「牡」原脱，據鐵本補。

〔二一一〕一百枚：「枚」原脱，據鐵本補。

〔二一二〕一兩一分好者：原脱，據鐵本補。

〔二一三〕一兩：「一」上原有「各」，據鐵本删。

〔二一四〕零陵香：「香」原脱，據鐵本補。

〔二一五〕杉松烰炭：原脱「烰」，四庫本作「杉松麩炭」，據補。鐵本作「杉木夫炭」。

〔二一六〕丁香皮：「香」原脱，據鐵本補。

〔二一七〕牡丹皮：「牡」原脱，據鐵本補。

〔二一八〕零陵香：「香」原脱，據鐵本補。

〔二一九〕零陵香：「香」原脱，據鐵本補。

〔二二〇〕一百枚：「一」原脱，據鐵本補。

〔二二一〕拌匀：「拌」原作「杵」，據鐵本改。

〔二二二〕半斤：原作「一兩」，據鐵本改。

〔二二三〕按：鐵本提行有「右」，四庫本同底本。香乘卷十八有同方「梅英香」提行有「右爲細末，煉蜜作劑，窨燒之」一句。

〔二二四〕剉末：「剉」原作「錯」，據鐵本改。

〔二二五〕沉香：鐵本作「沉檀」。

〔二二六〕新纂香譜卷第二終：原無，據鐵本補。

卷三

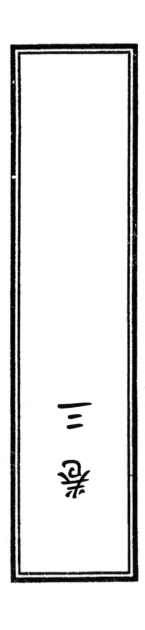

新纂香譜卷第三

凝和諸香

韓魏公濃梅香洪譜。又名返魂香。

墨角沉半兩　丁香一分　鬱金半分小者。麥麸炒令赤色。　臘茶末一錢　麝香一字　定粉一米粒，即韶粉是〔一〕。　白蜜一盞，甑上蒸熟。

右〔二〕各為末。麝先細研，取臘茶之半，湯點澄清，調麝，次入沉香，次入丁香，次入鬱金，次入餘茶及定粉，共研細，乃入蜜，使稀稠得所。收沙瓶器中，窨月餘取燒，久則益佳。燒時，以雲母石或銀葉襯之。黄太史跋云：余與洪上座同宿潭之碧湘門外舟中，衡嶽花光仲仁寄墨梅二枝。扣舷而至，聚觀于燈下。余曰：「祗欠香耳。」洪笑發谷董囊，取一炷焫之。如嫩寒清曉，行孤山籬落間。怪而問其所得，云自東坡得于韓忠獻家。知余有香癖而不相授，豈小鞭其後之意乎？洪駒父集古今香方，自謂無以過此，余以其名意未顯，易之為「返魂梅」云。香譜補遺所載與前稍異，今併録之。

臘沉一兩　龍腦半錢　麝香半錢　定粉二錢　鬱金半兩　胯茶末二錢　鵝梨二枚

白蜜二兩

右先將梨去皮，用姜擦子上擦碎細，紐汁與蜜同熬過，在一净盞内調定粉、臘茶、鬱金香末，次入沉香〔三〕、腦、麝和為一塊，油紙裹，入瓷盒内，地窨半月，取出。如欲遺人，丸如芡實大〔四〕，金箔為衣，十圓作貼。

嵩州副宫李元老笑梅香補

沉香一錢　檀香一錢　白荳蔻仁一錢　香附子〔五〕一錢　肉桂一錢　金顔香一錢　白芨二錢　馬牙硝〔六〕二字　荔枝皮半錢　龍麝各一錢

右先入金顔香〔七〕，於乳鉢内細研。次入牙硝及〔八〕腦、麝研細，餘藥别入杵臼内〔九〕，擣羅為末，同前藥〔一〇〕再入乳鉢内研，滴水和劑，印作餅子〔一一〕，陰乾用或小印雕乾、元、亨、利、貞字印之佳。

笑梅香

榅桲兩个　檀香半兩　沉香三錢　金顔香〔一二〕四錢　麝香二錢半

右將榅桲割開頂子〔一三〕，以小刀子剔去穰并子，將沉、檀為極細〔一四〕末入于内，將原割下頂子蓋著，以麻縷繫定，用生麪一塊裹榅桲在内，慢灰火燒，黃熟為度。去麸不用，取榲桲研為膏〔一五〕。別將麝香、金顏研極細，入膏内相和，研勻，以木雕香花子，印脫，陰乾燒。

笑梅香

沉香一兩 烏梅肉一兩 芎藭一兩 甘松一兩 檀香半兩

右為末。入腦、麝少許，蜜和，磁盒窨，旋取焫之。

笑梅香

棧香 丁香 甘松 零陵香〔一六〕各二錢。共為粗末。 朴硝四兩 腦麝各半錢

右研勻。次入腦、麝、朴硝。生蜜搜和，瓷盒封窨半月。

笑梅香武

丁香百粒 茴香一兩 檀香二分 甘松二分 零陵香〔一七〕二分 麝香二錢〔一八〕

右為末。蜜和成塊，分焫之。

肖梅香補

韶腦四兩 丁香皮四兩 白檀二錢 桐炭六兩 麝香一錢

右先搗丁、檀、炭為末，次入腦、麝、熟蜜拌勻，杵三五百下，封窨半月，取出焫之。別一方加沉香一兩。

勝梅香

歌曰：丁香一分真檀半降真白檀〔一九〕，松〔二〇〕炭篩羅一兩灰。煉蜜和勻入龍腦，東風吹綻嶺頭梅。

鄙梅香

沉香一兩　丁香二錢　檀香二錢　麝香二錢　浮萍草

右為細末。以浮萍草〔二一〕取汁，加少蜜和，捻餅焫之。

梅林香

沉香　檀香各一兩　丁香枝杖　樟腦各三兩　麝香一錢

右除腦、麝別器細〔二二〕研，將三味懷乾為末，用煅過硬炭末二十兩，與香末和勻，白蜜四十兩重湯煮去浮蠟〔二三〕，放冷，旋入，杵搗輭硬得所，以銀葉襯焫之。

浹梅香沈

丁香百粒　茴香一捻　檀香　甘松　零陵香各二兩　腦麝各少許

右細末。煉蜜作劑，爇之。

笑蘭香洪

白檀香　丁香　棧香各一兩　甘松半兩　黃熟香二兩　玄參一兩　麝香一分

右除麝香別研外，餘六味同擣為末。煉蜜搜拌〔二四〕成膏，爇窨如常法〔二五〕。

笑蘭香武

沉香　檀香　白梅肉各一兩　丁香八錢　木香七錢　牙硝半兩。研。　丁香皮二錢。去粗皮。

麝香少許　白芨末

右為細末。白芨煮糊和勻，入範子印花，陰乾燒之。

李元老笑蘭香新

丁香揀味辛　木香如雞骨者　沉香刮去軟者　白檀脂膩者　肉桂味辛〔二六〕　回紇香附子

如無。以白豆蔻代之，以上各一錢，同末。腦麝各半錢　南硼砂二錢先〔二七〕研細，次入腦、麝同研。

右煉蜜同和。更入馬孛二錢許，搜〔二八〕拌成劑，新油單紙〔二九〕封裹，入瓷盒窨一月，取出旋丸如豌豆狀，捻餅，以之漬酒，名洞庭春。每一餅入香一餅〔三〇〕，化開笥葉密封，春三日、夏秋一日、冬七日可飲，味甚美云。

靖老笑蘭香新

零陵香〔三一〕　甘松　藿香各七錢半　當歸一條　荳蔻一个　檳榔一个　木香半兩　丁香五錢　香附　白芷各二錢半　麝香半錢

右為細末。煉蜜和搜，入臼杵百下。貯瓷盒，地坑埋窨〔三二〕一月，旋作餅子，燒如常法。

笑蘭香武

歌曰：零藿丁檀沉木一，六錢藁本麝差輕。合和時用松花蜜，爇處無烟分外清。

肖蘭香

紫檀五兩。白尤妙〔三三〕，剉作小片，煉白蜜一斤，加少湯浸一宿取出〔三四〕，銀器内，炒微烟出。 麝香 乳香各一錢 麩炭末一兩

右先將麝香入乳鉢研細，次用好臘茶一錢，沸湯點澄清，將脚與麝同研，候勻，以諸香相和，入臼杵令得所。如乾，少加浸檀蜜水，拌勻，入新器中，紙封十數重，地窨窨月餘焫。

肖蘭香

零陵香〔三五〕 藿香 甘松各七錢 母丁香 官桂 香白芷 木香 香附各二錢 玄參三兩 沉香少許 麝香少許

右煉蜜和勻，捻作餅子燒之。

勝肖蘭香

沉香 檀香各拇指大 丁香一分 丁香皮〔三六〕三兩 茴香三分 甲香二十片黄泥煮過淨洗。 樟腦半兩 麝香半錢 煤末五兩 白蜜半斤

右為末。煉蜜和勻，入瓷器内封窨，旋丸焫之。

勝蘭香 補

歌曰：甲香一分煮三番，二兩烏沉一兩檀。氷麝一錢龍腦半，異香清婉勝芳蘭。

秀蘭香 武

歌曰：沉藿零陵俱〔三七〕半兩，丁香一分麝三錢。細末蜜為和餅子，秀蘭香自禁中傳。

蘭蕊香 補

棧香　檀香各三錢　乳香一錢　丁香三十枚　麝香半錢

右細末。以蒸鵝梨汁和作餅子，窨乾燒如常法。

蘭遠香

沉香　速香各一兩　黃連　甘松各一兩　丁香皮〔三八〕　紫藤香各半兩

右為細末。以蘇合油和劑作餅，焫之。

吴彦莊木犀香武

沉香一兩半　檀香二錢半　丁香十五粒　金顔三錢另研　麝香少許。入建茶清，研極細。　腦子少許。續入同研。　木犀花五錢〔三九〕。已開未離于被者。次入腦、麝研。

右以少許薄麪糊入所研三物中，同前四物和劑印為小餅窨乾如常焫之。

智月木犀香沈

白檀一兩。臘茶浸炒。　木香　金顔　黑篤耨　蘇合油　麝香　白芨末各一錢

右為細末。用皁兒膠鞭和，入臼杵千下，以花印脫之，依法窨焫。

木犀香

降真香一兩。剉屑。　檀香二錢。別為末作纏。　臘茶半胯

右以紗囊盛降真，置瓷器內，用去核鳳棲梨或鵝梨汁浸降真及茶，候軟透，去茶不用，拌檀末窨燒。

木犀香

採木犀〔四〇〕未開者，以生蜜拌勻，不可蜜多，實捺入甆器〔四一〕中，地

窨愈久愈奇。取出，於乳鉢内研匀，成餅子，油單裹收，逐旋取燒。採花時〔四二〕，不得犯手，剪取為妙。

木犀香

日未出時，乘露採巖桂花含蕊開及三四分者，不拘多少。煉蜜候冷拌和，以温潤為度，緊築入有油去聲瓷罐中，以蠟紙密封罐口。掘地坑深三尺許，窨一月或二十日。用銀葉襯燒之。花大開即無香〔四三〕。

木犀香

五更初，以竹箸取巖桂花未開蕊，不拘多少〔四四〕。先於瓶底入檀香末少許，方入花蕊，候滿，加片腦糝花上，皁紗冪瓶口，置空所。日收夜露四五次，少用生熟蜜相半澆瓶中，蠟紙封窨燒。

木犀香新

沉香　檀香各半兩　茅香一兩

右為末。以半開木犀花十二兩，擇去蒂，研膏，搜作劑，入石臼，杵千百下，脫花樣，當風處，陰乾焫之。

桂花香

冬青樹子　桂花

右以冬青樹子〔四五〕絞汁，與桂花同蒸，陰乾焫之〔四六〕。

桂枝香 武

沉香　降真各等分

右劈碎〔四七〕，以水浸香上一指〔四八〕，蒸乾為末〔四九〕，蜜劑焚之。

杏花香

附子沉　紫檀香〔五〇〕　棧香　降真香〔五一〕各十兩　製甲香　薰陸香　篤耨香　塌乳香〔五二〕各五兩　丁香　木香各二兩　麝香半兩　龍腦二錢

右擣為末。入薔薇水〔五三〕和勻作餅子。以瑠璃瓶貯之，地窨一月焫之。有杏花韻度。

杏花香

甘松　芎藭各半兩　麝香少許

右為末。煉蜜和勻〔五四〕，丸如彈子大。置爐中，旖旎可愛，臨風焚尤妙。

吴顧道侍郎花香

白檀五兩。細剉，以蜜二兩熱湯化開，浸香三宿，取出，於銀器中。裛紫黑色，入杉木麩炭内炒，同擣為末。　真麝香另研。　臘茶〔五五〕湯點澄清。用稠脚。各一錢。

右同拌令勻。以白蜜八兩搜和，入乳鉢槌碎數百，貯甆器，仍熔蠟固縫，地窨月餘可爇久則愈佳。如合多，可於臼中〔五六〕擣之。

百花香

甘松一兩。去土。　棧香剉如米。　沉香臘茶末同煮半日。　玄參筋脉少者洗净，槌碎炒焦。各一兩。　檀香半兩。剉如豆，以鵞梨二个取汁，浸銀器内盛，蒸三兩次，以汁盡為度。　丁香一錢。臘茶半錢同煮半日。　麝香一錢。另研。　龍腦半錢。研。　縮砂仁一錢　肉豆蔻一錢

右為細末羅勻。以生蜜搜和，擣百餘杵，捻作餅子，入瓷盒封窨，如常焫之。

百花香

歌曰：三兩甘松別本一兩。一分芎別本一兩。，麝香少許蜜和同。丸如彈子爐中焫，一似花香近曉風。

野花香武

沉香　檀香　丁香　丁香皮　紫藤香懷乾。各半兩。　麝香二錢　樟腦少許　杉木炭研。八兩。

右以蜜一斤重湯鍊過，先研腦、麝，和勻入香，搜蜜作劑，杵數百，瓷盒內窨，旋取捻餅子，燒之。

野花香

棧香　檀香　降真香〔五七〕各一錢　舶上丁皮三分　龍腦一分　麝香半字　炭末半兩

右為細末。入炭末拌勻，以煉蜜和劑，捻作餅子，地窨燒之。如要烟聚，入製過甲香一字。

野花香〔五八〕

棧香　檀香　降真香各三兩　丁香皮一兩　韶腦二錢　麝香一字

右除腦、麝别研外，餘搗羅為末。入腦、麝拌匀，杉木炭三兩燒存性為末，煉蜜和劑。入臼杵三五百下，甆器内收貯，旋取，分爇之。

野花香

大黄一兩　丁香　沉香　玄參　白檀　寒水石各五錢

右為末。以梨汁和作餅子，燒之。

後庭花香

檀香　棧香　楓乳香各一兩　龍腦二錢　白芨末

右為細末。以白芨作餬，和匀脱花様，如常法窨。

洪駒父荔枝香

荔枝殻不拘多少〔五九〕　麝皮一个

右以酒同浸二宿，酒高二指，封蓋飯上蒸乾為度。日中燥之，搗末。每十兩加入麝香一字，蜜和作圓，焫如常法。

荔枝香沈

沉香　檀香　白豆蔻仁　西香附子〔六〇〕　肉桂　金顏香各一錢　馬牙硝　龍腦　麝香各半錢　白芨　新荔枝皮各二錢

右先將金顏香於乳鉢内細研〔六一〕。次入牙硝，入腦麝，别杵諸香為末。入金顏研匀。滴水和劑，脱花焫之。

柏子香武

栢子實不計多少。帶青色，未破未開者。

右以沸湯焯過。酒浸密封七日，取出陰乾燒之。

荼蘼香補

歌曰：三兩玄參一兩松，一枝櫨子蜜和同。少加真麝并龍腦，一架荼蘼落晚風。

黄亞夫野梅香 武

降真香四兩　臘茶一胯

右以茶為末。入井華水一盌，與香同煮，水乾為度。篩去臘茶，碾降真為細末，加片腦半錢和勻，白蜜煉令過熟，搜劑作丸，如芡實大〔六二〕，或散燒。

江梅香

零陵香〔六三〕　藿香　丁香懷乾。各半兩。　茴香半錢　腦麝各少許。乳鉢内研，以建茶湯和洗之〔六四〕。

右為末。煉蜜和勻，捻餅子，以銀葉襯燒之。

江梅香 補

歌曰：百粒丁香一撮茴，麝香少許可斟裁。更加五味零陵葉，百斛濃熏江上梅。

蠟梅香武

沉香　檀香各三錢　丁香六錢　龍腦半錢　麝香一字

右為細末。生蜜和劑，焫之。

雪中春信沈

沉香一兩　白檀　丁香　木香各半兩　甘松　藿香　零陵香〔六五〕各七錢半　回鶻香附子〔六六〕　白芷　當歸　官桂　麝香各三錢　荳蔻　檳榔各一枚

右為末。煉蜜和餅如棊子大，或脫花樣，燒如常法。

雪中春信

香附子〔六七〕四兩　鬱金二兩　檀香一兩。建茶煮。　麝香少許　樟腦一錢許。石灰〔六八〕製。　羊脛炭四兩

右為末。煉蜜和勻，焫窨如常法。

雪中春信

檀香半兩　棧香　丁香皮　樟腦各一兩二錢　麝香一錢　杉木炭二兩

右為末。煉蜜和勻，焏窨如常法。

春消息

丁香　零陵香〔六九〕　甘松各半兩　茴香半分　麝香一分

右為粗末，蜜和得所。以瓷盒貯之，地坑内窨半月。

春消息

丁香百粒　茴香半分　沉香　檀香　零陵葉〔七〇〕　藿香各半兩

右為末。入腦、麝少許，和窨同前，兼可佩帶。

春消息

甘松一兩　零陵香〔七一〕　檀香各半兩　丁香百粒　茴香一撮　腦麝各少許

和窨並如上。

洪駒父百步香又名萬斛香。

沉香一兩半　棧香　製甲香另研。　檀香以蜜酒湯少許别炒極乾。以上各半兩。　零陵葉三錢。

同杵篩羅過。　腦麝各三錢

右和匀，熟蜜〔七二〕搜劑，窨爇如常法〔七三〕。

百里香

荔枝皮千顆須閩中來，用鹽梅者。　甘松　棧香各三兩　檀香蜜拌炒黄色。　製甲香各半兩　麝香一錢。另研。

右細末。煉蜜和令稀概得所，盛以不津器，坎埋之半月，取出焫之。再投蜜少許，捻作餅子亦可。此蓋裁損聞思香也。

黄太史四香附跋　沈

意和

沉檀為主。每沉二兩半〔七四〕，檀一兩，斫小博骰，取榠樝液漬之，液過指許，三日乃煮，瀝其液〔七五〕，温水沐之。紫檀為屑，取小龍茗末〔七六〕一錢，沃湯和之，漬晬時，包以濡竹紙數重〔七七〕，炮之，螺甲半兩弱，磨去齟齬，以胡麻膏熬之，色正黄則以蜜湯遽洗無膏氣，乃以青木香為末，以意和四物稍入婆律膏及麝二物，惟少以棗肉合之，作模如龍涎香狀，日暵之。

意可

海南沉水香三兩，得火不作柴桂〔七八〕烟氣者。麝香檀一兩，切焙，衡山亦有之，宛不及海南來者，木香四錢，極新者不焙。玄參半兩，剉，炒。炙甘草末二兩。焰硝末一錢。甲香一分，浮油煎令黃色，以蜜洗去油，復以湯洗去蜜，如前治法而末之。婆律膏及麝各三錢。另研。香成旋入。右皆末之。用白蜜六兩熬去沫，取五兩和香末勻，置甆盒，如常法。山谷道人得之於東溪老，東溪老得之于歷陽公多方初不知其所自，始名「宜愛」。或曰：此江南宮中香，有美人字曰「宜」，甚愛此香，故名「宜愛」。不知其在中主、後主時耶？香殊不凡，故易名「意可」。使衆〔七九〕業力無度量之意。鼻孔繞二十五有，求覓增上，必以此香為可。何況酒欵〔八〇〕玄參，茗熬紫檀，鼻端已霈然，平直是得無生意者觀，此香莫處處穿透，亦必為可耳。

深静

海南沉香二兩，羊脛炭四兩。沉水剉如小博骰〔八一〕，入白蜜五兩，水解其膠，重湯慢火煮半日許，浴以温水，同炭杵〔八二〕為末，馬尾篩下之，以煮蜜為劑，窨四十九日出之，入婆律膏三錢、麝一錢，以安息香一分和作餅子，亦以瓷盒貯之。荊州歐陽元老為余處此香〔八三〕，而以一斤許贈別。元老者，其從師也，能授匠石之斤；其為吏也，不剉庖丁之刃。天下可人也〔八四〕。此香恬澹寂寞，非世所尚，時下惟一炷，如見其人。

小宗

海南沉水香一分，剉。棧香半兩，剉。紫檀三分，半生。半用銀石器炒令紫色〔八五〕。三物皆令如鋸屑。蘇合油二錢，製甲香〔八六〕一錢，末之。麝一錢半，研。玄參半錢，末之。鵝梨二枚，取汁。青棗二十枚。水二碗煮取小半盞，同梨汁浸沉、棧、檀，煮一伏時，緩火煮令乾，和入四物，煉蜜令小冷，搜和得所，入甆盒窨一月。

南陽宗少文嘉遁江湖之間，援琴作金石弄，遠山皆與之同聲。其文獻足以配古人。孫茂深亦有祖風，當時貴人欲與之游不可得，乃使陸探微畫其像，掛辟閭觀之。茂深惟喜閉閤焚香，遂作此饋之，時謂少文大宗〔八七〕，茂深小宗。故名小宗香，大宗、小宗，南史有傳。

藍成叔知府韻勝香售

沉香　檀香各一錢　白梅肉焙乾秤。　丁香皮各半錢　揀丁香五粒　木香一字　朴硝半兩。另研。　麝香一錢

右為細末，與另研二味入乳鉢拌匀，密器收。每用，薄銀葉如龍涎法燒之，少歇即是硝融，隔火氣〔八八〕以水匀澆之，即復氣通氤氲矣。乃鄭康道御帶傳于藍，藍嘗括為歌曰：沉檀為末各一錢，丁皮梅肉減其半。揀丁五粒木一字，半兩朴硝柏〔八九〕麝拌。此香「韻勝」以為名，銀葉燒之火宜緩，蘇韜光云〔九〇〕：每五料用丁皮、梅肉各三錢，麝香半錢重，餘皆同。且云：以水滴之，一炷可當三日。

元御帶清觀香

沉香四兩　金顏香〔九一〕二錢。別研。　石芝　檀香末各二錢半　龍腦二錢　麝香一錢半

右用井花水和匀，磋石磋細，脫花焫之。

脫俗香

香附子〔九二〕半兩。蜜浸三日，慢火焙乾。　楝花一兩。熬乾。　橙皮一兩。焙乾。　零陵香

〔九三〕酒浸一宿，慢火焙乾。半兩。 榠查核一兩 荔枝殼一兩

右細擇為末，加片腦少許，煉蜜拌勻，入瓷盒，封窨十餘日取，旋燒之。

文英香

甘松 藿香 茅香 白芷 麝檀香 零陵香〔九四〕 丁香皮 玄參 降真香各二兩

白檀香半兩

右為末。煉蜜半斤，少入朴硝，和香焫之。

心清香

沉檀各一指大 丁香母一分 丁香皮三分 樟腦一兩 麝香少許 無縫炭四兩

右同為末，拌勻，重湯煑蜜，去浮泡，和劑，瓷器中窨。

瓊心香

棧香半兩 檀香一分。臘茶清煮。 丁香三十粒 麝香半錢 黃丹一分〔九五〕

右為末，煉蜜和膏焫之。又一方用龍腦少許。

大真香

沉香一兩半　白檀一兩。細剉，白蜜半盞相和，蒸乾。　棧香二兩　片腦一兩　麝香〔九六〕一錢。另研。　製甲香一兩

右為細末，和勻。重湯煮蜜為膏，作餅子，窨一月燒。

大洞真香

乳香　白檀　棧香　丁皮　沉香各一兩　甘松半兩　零陵香〔九七〕　藿香各二兩

右細末。煉蜜和膏焫之。

天真香

沉香三兩　丁香一兩。新好者。　麝香木一兩。剉炒。　玄參半兩。洗切，微炒香。〔九八〕　片腦半兩　麝香三錢。另研。　甘草二錢　焰硝少許　製甲香一分

右為末。與腦、麝和勻，用白蜜六兩煉去浮沫，入焰硝香末，丸如芡大，焫。熏衣更妙。

玉蕊香一名百花香。新

白檀衣　丁香　棧香　玄參各一兩　甘松半兩淨〔九九〕　黄熟香〔一〇〇〕二兩　麝香一分

右煉蜜為膏，和窨如常法。

玉蕊香

玄參半斤。銀器内煮乾，再炒令微烟出。　甘松四兩　白檀二兩

右為末。乳香、麝香各二錢研入，煉蜜丸芡子大〔一〇一〕。

玉蕊香補

白檀香四兩　丁香皮一錢　韶腦四錢　安息香一錢　桐木炭四錢　腦麝少許

右為末。蜜劑，油紙裹，磁器貯之，入窨半月。

廬陵香

紫檀七十二銖即三兩。屑之，蒸一兩半。　棧香十二銖半兩　沉香六銖一分　麝香三銖一錢一字　蘇合香五銖二錢二分。不用亦可。　製甲香二銖半一錢　玄參末一銖半，半錢。

右用沙梨十枚，切片研，絞取汁。青州棗二十枚、水二盌熬濃汁，浸紫

檀一夕，微火煮，滴入煉蜜及焰硝各半兩，與諸香研和，窨一月焫之。

康漕紫瑞香

白檀一兩。剉末。　羊脛骨炭半秤。搗羅。

右用蜜九兩，瓷器重湯煮熟。先將炭煤與蜜搜勻，次入檀末。更用麝香半錢或一錢，別器研細，以好酒化開，酒〔一〇二〕入前件藥劑，入瓷罐封窨一月，旋取焫之，久窨尤佳。

靈犀香

雞舌香八錢　零陵香〔一〇三〕一兩半　甘松三錢　霍香一兩半

右為末。蜜煉和劑，窨燒如常。

仙萸香

甘菊蕊乾　檀香　零陵香〔一〇四〕　白芷各一兩　腦麝各少許。研。

右為末。以梨汁和劑，捻作餅子晒乾。

降仙香

檀香末四兩。蜜和為膏〔一〇五〕。　玄參　甘松各二兩　川零陵一兩　麝香少許

右為末。以檀香膏和之，如常法窨爇。

可人香

歌曰：丁香一分沉檀半，腦麝二錢中半良。二兩烏香杉炭是，蜜丸爇處可人香。

禁中非烟

歌曰：腦麝沉檀俱半兩，丁香一分桂二錢。蜜和細擣為圓餅，得自宣和禁闥傳。

禁中非烟

沉香半兩　白檀四兩。劈作十塊，胯茶浸少時。　丁香　降真　製甲香　鬱金各二兩

右為細末。入麝少許，以白芨末滴水和，捻餅窨爇。

復古東閣雲頭香

占臘沉十兩　金顔香〔一〇六〕三兩　拂手香三兩　蕃梔子一兩。另研。　片腦二兩半　龍涎　麝香各二兩　石芝一兩　製甲香半兩

右爲末，薔薇水和勻，用䃂石〔一〇七〕䃂之，脱花如常法爇。如無薔薇水，以淡水和之亦可。

崔賢妃瑶英勝

沉香四兩　拂手香半兩〔一〇八〕　麝香半兩　金顔香〔一〇九〕二兩半　石芝半兩

右爲細末，上石和，䃂作餅子，排銀盞或盤内，盛夏烈日曬乾，以新軟刷子出其光，貯於錫盒〔一一〇〕内，如常法爇之。

元若虚總管瑶英勝

龍涎一兩　大食梔子二兩　沉香十兩　片腦七錢　麝香半兩

右先將沉香細剉，䃂令極細，方用薔薇水浸一宿，次日再上䃂三五次，別用石䃂龍腦等四味極細，方與沉香相合，和勻再上石䃂一次，如水脉稍多，用紙滲，令乾濕得所。

韓鈐轄正德香

沉香十兩　片腦　蕃梔子各一兩　龍涎　石芝　金顏香〔一一二〕　麝香肉各半兩

右用薔薇水和，令乾濕得中。上碾石細碾，脱花子焫之，或作數珠佩帶。

滁州公庫天花香

玄參四兩　甘松二兩　檀香一兩　麝香半錢

右除麝香另研，餘三味〔一一二〕細剉如米粒許，白蜜六兩拌匀，貯瓷罐内，久窨乃佳。

玉春新料香補

沉香二兩　棧香　紫檀香各二兩半　米腦一兩　片腦二錢半　麝香七錢半　木香　丁香各一錢半　金顏香〔一一三〕一兩半　石脂半兩。好者。　白芨二兩半　胯茶新者。一胯半。

右為細末。次入腦、麝研匀，皂兒仁半斤濃煎膏硬和，杵千百下，脱花陰乾，刷花光，瓷器收貯，如常法焫之。

辛押陀羅亞悉香 沈

沉香五兩　兜婁香五兩　檀香　製甲香各三兩　丁香　大石芎　降真各半兩　鑒臨二錢。別研。未詳。或異名。〔一一四〕安息香〔一一五〕三錢　米腦白者　麝香各二錢

右為細末。以薔薇水、蘇合油和劑，作丸或餅焫之。

金龜香燈 新

香皮：　每以烰炭研為細末，紗篩過，用黃丹少許和郤，使白芨研細，米湯調膠，烰炭末勿令太濕。　香心：　茅香、藿香、零陵香、三賴、柏子香〔一一六〕、印香、白膠香。用水如法，煮去松烟性，漉上待乾，成堆碾不成餅。已上香等分，挫為末，和令停，獨白膠香中半亦研為末，以白芨末水調和，捻作一指大，如橄欖形。以烰炭為皮，如裹饅頭，入龜印郤。用針穿，自龜口從龜尾出，脫去龜印，將香龜尾捻合焙乾，燒特從尾起，自然吐烟于頭，燈明而且香。每以油燈心或油紙然火點之。

金龜延壽香 新

定粉半錢　黃丹一錢　烰炭一兩

右為末，研和。薄糊調成劑，雕兩片龜兒印脫，裹別香在龜腹内。以布針從口中穿到腹，香烟出從龜口内，燒過灰冷，龜色如金。

瑞龍香

沉香一兩　占城麝檀　占城沉香各三錢　迦蘭木二錢　大食梔子花　龍涎各一錢　龍腦金脚者。二錢。　檀香　篤耨各半錢　大食水五滴　薔薇水不拘多少〔一一七〕。

右為細末，拌匀。于浄石上磓如泥，入模脫。

華蓋香

龍腦　麝香各一錢　香附子去毛　白芷實者　甘松　零陵葉　茅香　沉香　檀香各半兩　松納　草豆蔻去殻。各一兩。　酸棗肉以肥紅小濕生者尤妙。用水熬成膏汁。

右為細末。煉蜜與棗膏搜匀。水臼擣之，以不粘為度。丸如芡實燒之。

寶林香

黄熟香　白檀香〔一一八〕　棧香　甘松去毛　藿香　零陵　荷葉　紫浮苹各一兩　茅香半斤。去毛，酒浸，以蜜拌，炒令黄色。

右為細末。煉蜜和勻，丸如皁子大，無風處燒之。

巡筵香

龍腦一分　乳香半錢　荷葉　浮萍　旱蓮　風松　水衣　松蒳各半兩

右為細末。煉蜜和勻，丸如彈子大。慢火燒之，從主人位，以净水一盞，引烟入水盞内，巡筵旋轉，香烟接了去水盞，其香終而方斷。

寶金香以上三方名三寶殊薰。〔一一九〕

沉香　檀香各一兩　乳香　紫礦〔一二〇〕　金顏另研。　安息香〔一二一〕另研。　甲香〔一二二〕各一錢　石芝净。　白荳蔻各二錢　川芎　木香各半錢　龍腦三錢　麝香半兩。俱另研。　排香四錢

右為粗末，拌勻。煉蜜和劑，捻餅，金箔為衣，用如常法〔一二三〕。

雲蓋香

艾葉　艾蒳　荷葉　扇柏葉各等分

右燒存性為末。煉蜜和，别香作劑，用如常法。芬芳襲人〔一二四〕。

佩熏諸香

篤耨佩香武

沉香末一斤　金顏末十兩　大食梔子花十兩　龍涎一兩　片腦五錢

右為細末。薔薇水徐徐和之得所，臼杵極細，脫範子，用如常法〔一二五〕。

梅蕊香

丁香　甘松　藿香葉　白芷各半兩　牡丹皮一錢　零陵香〔一二六〕一兩半　舶茴一分

同㕮咀貯，絹袋佩之。

荀令十里香沈

丁香半兩　檀香　甘松　零陵香〔一二七〕各一兩　茴香半錢　片腦少許

右為末。薄紙貼紗囊盛〔一二八〕佩之。其茴香〔一二九〕生則不香，署炒則焦氣，多則藥氣，少則不類花香，須逐旋斟酌，添使旖旎〔一三〇〕。

洗衣香武

牡丹一兩　甘松一分

右為末。每洗衣，最後澤水〔一三一〕入一錢，香著衣上，經月不歇〔一三二〕。

假薔薇面花

甘松　檀香　零陵香〔一三三〕　丁香　白芷各一兩　藿香半兩　黄丹　香墨　茴香各一分　腦麝為衣

右為細末。以熟蜜拌和，稀稠得所，隨意脱花，用如常法〔一三四〕。

玉華醒醉香

採牡丹蕊與酴醿花，清酒拌浥潤得所，當風陰一宿，杵細，捻作餅子，窨乾。以龍腦為衣，置枕間，芬芳襲人，可以醒醉〔一三五〕。

衣香

零陵香〔一三六〕一斤　甘松　檀香各十兩　丁香皮　辛夷各半兩　茴香一分

右擣粗末。入腦麝少許，貯囊佩之，香氣著衣，汗浥愈馥〔一三七〕。

薔薇衣香武

茅香　零陵香〔一三八〕　丁香皮剉碎，微炒。各一兩。　白芷　細辛　白檀各半兩　茴香一分右同為粗末，可焫可佩。

牡丹衣香

丁香　牡丹皮　甘松各一兩。同末。　腦麝各一錢。另研。

右同和。以花葉紙貼佩之，或用新絹袋貼著肉，香如牡丹〔一三九〕。

芙蕖衣香

丁香　檀香　甘松各一兩　零陵香　牡丹皮〔一四〇〕各半兩　茴香一分

右為末。入麝香少許，研勻薄紙貼之，用新帕子裹，出入著肉，其香如新開蓮花，臨時更入茶末、龍腦各少許更佳。不可火焙，汗浥愈香。

御愛梅花衣香售

零陵葉四兩　藿香二兩　檀香一兩　甘松三兩。洗浄，去土，乾秤。　檀香二兩　白梅霜一兩。搗碎，羅浄，秤。　丁香半兩。搗。　麝香二錢半。另研。

以上諸香，晒乾勿見火。除梅霜、麝外，一處同為粗末。次入梅、麝拌勻，入絹袋佩之。此乃内侍韓獻所傳。

梅花衣香武

零陵香〔一四一〕　甘松　白檀　茴香微炒。各半兩。　丁香一分　木香一錢

右同為粗末。入龍腦少許，并麝少許，貯囊中。

梅萼衣香補

丁香二錢　零陵香〔一四二〕　白檀　舶茴　木香各半錢　甘松　白芷各一錢半　腦麝各少許

右同研。候梅花盛開，晴明無風雨，于黄昏前擇未開含蕊者，以紅線繫定，至清晨日未出時，連梅蒂摘下，將前藥同拌，陰乾，以紙裹，貯紗囊佩之，旖旎可愛。

蓮蕊衣香

蓮花蕊一錢。乾研。　零陵香〔一四三〕半兩　甘松四錢　藿香　檀香　丁香各三錢　茴香一分　白梅肉一分　片腦少許

右為末。入龍腦研匀，薄紙貼紗囊貯之。

濃梅衣香

藿香　早春芽茶各二錢　丁香十枚　茴香半字　甘松　白芷　零陵香〔一四四〕各三分

右〔一四五〕同剉，貯絹袋佩之。

裛衣香武

丁香另研　鬱金各十兩　零陵香〔一四六〕六兩　藿香　白芷各四兩　蘇合香　甘松　杜衡各三兩　麝香少許

右為末，盛袋佩之。

裛衣香瑣碎錄

零陵香〔一四七〕一斤　丁香　蘇合香各半斤　甘松三兩　鬱金　龍腦各二兩　麝香半兩

右並須精好者〔一四八〕。若一味惡，即損諸香。同搗如麻豆，以夾囊貯佩。

貴人浥汗香武

丁香一兩。粗末。　川椒六十粒

右以二味相和，囊佩以辟汗氣。

内苑蕊心衣香事林

藿香　益智仁　白芷　蜘蛛香各半兩　檀香　丁香　木香各一分

右〔一四九〕同搗粗末，裹置衣笥中。

勝蘭衣香

零陵香〔一五〇〕　茅香　藿香各二錢　獨活　大黄各一錢　甘松錢半　牡丹皮〔一五一〕　白芷　丁皮　桂皮各五分。以上用水净洗，乾再用酒略噴，盌盛蒸，少時用〔一五二〕。　三賴子二錢。豆腐漿蒸，以盞蓋定。　檀香一錢。

右細剉，和匀，入麝少許〔一五三〕。

香爨

零陵香〔一五四〕　茅香　藿香　甘松　松子搥碎。　茴香　三柰子豆腐同蒸過。　檀香　木香　白芷　土白芷　肉桂　丁香　丁皮　牡丹皮　沉香各等分　麝香〔一五五〕少許

右用好酒噴過，日晒令乾。以剪刀切碎，碾為生料，篩羅粗末，瓦罈收頓。

軟香 沈

丁香加木香少許，同炒。 沉香各一兩 白檀 金顔 黄蠟 三柰子各二兩 心子紅一兩。黑色不用〔一五六〕。 龍腦半兩。三錢亦可。 生油少許〔一五七〕 白膠香半斤。灰水於沙鍋内煮，候浮上，攪入冷水，搦塊，再用皂角水三、四盌復煮。以香色白為度，秤二兩。 蘇合油不拘多少〔一五八〕

右先將蠟于定瓷盌内溶開，次下白膠香、次生油〔一五九〕、次蘇合油〔一六〇〕，攪勻，取盌置地，候大温，入衆香。每一兩作一丸，更加烏篤耨一兩尤妙。如造黑者，不用心子紅〔一六一〕，入香墨二兩，燒紅為末，和劑如前法。可懷、可佩、可置扇柄把握。

軟香

篤耨香 檀香末各半兩 蘇合油三兩 金顔香〔一六二〕五兩。牙子香為末。 銀硃一兩 龍腦三錢

右為細末。用瓷銀等器，於沸湯釜内頓放〔一六三〕，逐旋傾入蘇合油内攪，停勻為度。取出瀉入冷水中，隨意作劑。

輭香

沉香十兩　金顔香〔一六四〕二兩　棧香二兩　丁香一兩　乳香五錢　龍腦一兩半　麝香三兩

右為細末。以蘇合油和，納瓷器内，重湯煮半日，以稀稠得中為度。以臼杵成劑。

輭香 武

沉香半斤　金顔香〔一六五〕半斤。細末。　蘇合油四兩　龍腦一錢。研細。

右〔一六六〕先以沉香末和蘇合油，仍入冷水和成團，却搦去水，入金顔香、龍腦。又以水和成團，再搦去水，入臼杵三五千下〔一六七〕，時時搦去水，以水盡，杵成團，有光色為度。如欲硬，加金顔香；欲軟，加蘇合油。

寶梵院主輭香

沉香三兩　金顔香〔一六八〕二錢　龍腦四錢　麝香二錢　蘇合油二兩半　黄蠟一兩半

右〔一六九〕細末。蘇合油與蠟重湯溶和，搗，入腦更杵千下。

輭香

金顔香半斤。極好者于銀器，用湯煮花，細布紐净汁。　蘇合油四兩。絹紉過。　龍腦一錢　麝香半錢。研細。　心紅不計多少。色紅為度。

右先將金顔香〔一七〇〕搦去水，銀石銚内化開，次合蘇合油、麝香拌匀，續入龍腦、心紅，移銚，去火，攪匀取出，作團如常法。

輭香

黄蠟半斤。溶汁濾净，却以净銚内下紫草煎，令紅，濾去草滓。　乳香三兩。揀明者，用茅香煎水煮過，令浮成片，如膏，候冷，水中取出，待水乾，入乳鉢内細研。如粘鉢，則入煆過醋焠，來底赭石二錢同研。　檀香二兩。羅細。　金顔香〔一七一〕三兩。取净秤。另研。　生麝香〔一七二〕三錢。以茶清研，餘香拌起一處。　沉香半兩。羅細。　銀朱隨意加。以紅為度。　蘇合油二兩。如合時，先以生蘿蔔擦鉢不粘。

右以蠟入大盌内，重湯溶汁。入蘇合油和停匀，入衆香，以柳棒〔一七三〕頻攪極匀，即香成矣。欲輭，用松子仁三兩揉汁于内，雖大雪亦輭。

軟香

上等沉香末五兩　金顏末二兩半　龍腦一兩

右為細末。入蘇合油六兩，半用綿濾過，取净油和香，旋旋看稀稠得所，入油。如欲黑色，加百草霜少許。

軟香

沉香末三兩　檀香末三兩　棧香末三兩　亞息香末半兩　龍腦　製甲香　松子仁各半兩

金顏香〔一七四〕　龍涎　麝香各一錢　篤耨油隨分　杉木炭以黑為度。

右除腦、麝、松仁、篤耨外，餘皆為細末。以篤耨油與諸香和匀為劑〔一七五〕。

廣州吳家軟香 新

金顏香〔一七六〕半斤。研細。　蘇合油二兩　沉香末一兩　腦麝各一錢。另研。　黃蠟二錢

芝麻油一錢臘月者經年尤佳〔一七七〕。

右將油蠟同溶化，令微温，和金顏、沉末令匀。次入腦、麝，與蘇合油同搜，仍於净石版上〔一七八〕，以木槌擊數百下，如常法用。

翟仁仲運使軟香

金顔香〔一七九〕半兩　蘇合油三錢　腦麝各一字　烏梅肉二錢半。焙乾。

右先以金顔、腦、麝、烏梅肉為細末。後以蘇合油相合和，臨時相度軟硬得所。欲色紅〔一八〇〕加銀硃二錢半，欲色黑加皂兒灰三錢存性。

又方

檀香一兩白梅煑，剉碎為末。　沉香半兩　丁香三錢〔一八一〕　金顔香〔一八二〕二兩。　蒸。如無，揀好楓滴乳香一兩，酒煮過，代之。　銀朱隨意　蘇合油三兩

右件諸香皆不見火，為細末相和。於甑上蒸，碾成為香，加腦、麝亦可。

先將金顔碾為細末，去滓。

軟香

金顔香〔一八三〕　蘇合油各三兩　篤耨油一兩二錢　龍腦四錢　麝香一錢　銀朱四兩

右〔一八四〕先將金顔香碾為細末，去滓。用蘇合油坐熟，入黄蠟一兩坐化。逐旋入金顔香坐過了，腦、麝、篤耨油、銀朱相和，以軟笥籜包縛收，欲黄，則入蒲黄二兩∴；緑，入緑二兩〔一八五〕∴；黑，入墨二兩∴；紫，入紫草，

各量多少加入，以勻為度。

熏衣香武

茅香四兩。細剉，酒洗，微蒸。〔一八六〕零陵香〔一八七〕甘松各半兩　白檀末二錢　丁香二錢半　白梅〔一八八〕三个。焙末。

右同為〔一八九〕粗末。入米腦少許，薄紙貼佩之。

蜀主熏御衣香洪

丁香　棧香　沉香　檀香　麝香各一兩　製甲香三兩

右為末。煉蜜放冷，溲令勻，入窨月餘，用如前。

南陽宮主熏衣香事林

蜘蛛香一兩　白芷　零陵香〔一九〇〕縮砂仁各半兩　丁香　麝香　當歸　豆蔻各一分

共爲末，囊盛佩之〔一九一〕。

熏衣香武

沉香四兩　棧香三兩　檀香一兩半　龍腦　牙硝各半兩　麝香二錢　甲香半兩。灰水浸一宿，用清水淨，再以蜜水爁黄。

右除麝、腦另研，同為細末，煉蜜半斤和匀，候冷入龍、麝〔一九二〕。

新料熏衣香

沉香一兩　棧香七錢　檀香半錢　牙硝一錢　甲香一錢。炅灰沙〔一九三〕，以水浸洗，候乾，入蜜，少焦黄碾入。　米腦四錢　麝香五分。研。

右將沉、檀、棧為粗末，次入麝拌匀，次入甲香、牙硝、銀朱一字，再拌，煉蜜和匀，上糝腦子，用如常法。

千金月令熏衣香

沉香　丁香皮　鬱金細切。各二兩。　蘇合香〔一九四〕　詹糖香同蘇合和餅。各一兩。　小甲香〔一九五〕四兩半。以新牛糞汁二升、水三升和，煮三分去二，取出，以浄水淘刮去上肉，焙乾，以清酒二升蜜半和合，煮令酒盡，攪候乾，以水洗去蜜，晒乾。另末。

右將諸香末和匀，燒熏如常法。

熏衣梅花香

甘松　舶上茴香　木香　龍腦各一兩　丁香半兩　麝香一錢

右為粗末，如常燒熏。

熏衣芬積香

沉香二十五兩　棧香　檀香剉。臘茶清炒黃。各十兩。　零陵葉　藿香葉〔一九六〕　丁香　牙硝各十兩　米腦三兩。研。　龍腦二兩。研。　麝香五兩。研。　甲香二十兩。炭灰煮二日，洗，以蜜酒同煮，令乾。　杉木炭二十兩　蜜十斤。煉。

右為末。入麝、腦，用蜜搜和勻，燒如常法。

熏衣衙香

生沉香六兩。　棧香六兩。　檀香十二兩。剉，臘茶清炒。　生牙硝十二兩　生龍腦九兩。研。　麝香九兩。研。　甲香六兩。如上製。　煉蜜斤兩加倍用

右為末。研入麝、腦，以蜜搜勻，燒熏如常法。

熏衣笑蘭香事林

藿苓甘芷木茴丁，茅賴芎黄和桂心。檀麝牡丹加減用，酒噴日晒絳囊盛。苓以蘇合油揉匀〔一九七〕，松茅酒洗，三賴米泔浸，大黄蜜蒸，麝香逐裹俵入。熏衣加殭蠶，常帶加白梅肉。

塗傅諸香

傅身香粉洪

英粉另研。青木香　麻黄根　附子炮。甘松　藿香　零陵香〔一九八〕各等分。

右除英粉外，同搗羅細末。以生絹夾帶盛之，浴罷傅身上。

拂手香武

白檀香〔一九九〕三兩。滋潤者剉末〔二〇〇〕，用蜜三錢化湯一盞許，炒令水盡，稍存浥濕，焙乾，杵羅極細。米腦一兩。研。阿膠一片

右將阿膠化湯打糊，入香末搜和，於木臼中搗三五百，捻餅或脱花，窨乾，穿穴，線懸胸間。

梅真香

零陵葉〔二〇二〕　甘松　白檀　丁香　白梅末各半兩　腦麝各少許

右為細末。糝衣、傅身，皆可用之。

香髮木犀油事林

凌晨摘木犀花半開者，揀去莖蒂，令净，高量一斗，取清麻油一斤，輕手拌匀，捺瓷甌中，厚以油紙密封口，坐釜内，重湯煮一餉久，取出安頓穩燥處，十日後傾出，以手泚其清液收之，最要封閉緊密，久而愈香。如以油匀入黄蠟為面脂，尤馨香也。

香餅

凡燒香用餅子，須先燒令通赤，置香爐内，俟有黄衣生，方徐徐以灰覆之，仍手試火氣緊慢。沈譜。

香餅

輭炭三斤。為末。　蜀葵葉一斤半。花亦可。

右同擣令粘，匀作劑。如乾，入薄麫糊少許，彈子大捻餅，晒乾，貯瓷器，旋取用。如無葵，炭末中拌紅花滓同擣薄糊和之，亦可。

香餅

堅硬羊脛炭三斤。為末。 黄丹 定粉 針沙 牙硝各五兩 棗一斤煑爛，去皮核。

右同搗拌勻，以棗膏和劑，隨意捻作餅子。

香餅

木炭三斤。為末。 定粉 黄丹各二錢

右拌勻，糯米為糊，和成，入鐵臼細杵，以圈子脱餅，日乾用之。

香餅

用櫟炭和柏葉、葵菜、橡實為之。純用櫟炭則難熟而易碎，石餅太酷不用。

耐久香餅

鞕炭末五兩 胡粉 黄丹各一兩

右為細末。煮糯米膠和勻，捻餅，日乾。每用燒令赤，炷香經久。或以針砂代胡粉，煮棗代膠。

長生香餅

黄丹四兩　乾蜀葵花二兩。燒灰。　乾茄根二兩。燒灰。　棗半斤。去核。

右為細末。以棗肉研膏和勻，捻餅，日乾，置爐。耐久不熄。

終日香餅

羊脛炭末一斤　黄丹　定粉各一分　針沙少許。研勻。

右煮棗肉，杵膏拌勻，捻餅，窨二日，晒乾。如燒香畢，水滅可以再用。

丁晉公文房七寶香餅洪

青州棗一斤。和核用。　木炭末二斤　黄丹半兩　鐵屑二兩。針家有。　定粉一兩　細墨一兩

丁香二十粒

右同擣膏。如乾，再入棗，以模子脱作餅如錢許，每一餅可經晝夜。

内府香餅

木炭末一斤　黄丹　定粉各三兩　針砂三兩　棗半升

右同末。蒸棗肉，杵作餅，晒乾。每一枚可度終日。

賈清泉香餅

羊脛炭一斤　定粉　黄丹各四兩

右用糯米粥或棗肉和作餅，日乾。用如常法。茄藉〔二〇二〕燒灰存性，棗肉同杵，捻餅，晒乾用之。

香煤

近來聞有燒香取火，非灶下即踏爐中者，以之供神佛、格祖先，其不潔多矣。故用煤以扶接火餅。補遺香史

香煤 沈

乾竹筒　乾柳枝燒黑灰。各二兩。　鉛粉三錢　黄丹三兩　焰硝六錢

右同末。每用匕許，以燈焫著，於上焚香。

香煤 沈

茄葉不計多少。燒灰存性，四兩。　定粉三分　黄丹二分　海金沙二分

右同末拌勻。置爐灰上，紙點可終日。

香煤武

竹麩炭　柳木炭各四兩　黄丹　䖍粉　海金沙研。各一錢。

右同為末拌匀，捻作餅〔二〇三〕，入爐，以燈點著，燒香如常法。

香煤

枯茄樹燒成炭，於瓶内候冷為末。每一兩入鉛粉二錢、黄丹二錢半，拌和，裝灰中〔二〇四〕。

香煤

焰硝　黄丹　杉木炭

右各等分為末，糁爐中，以紙燼點〔二〇五〕。

月禪師香煤

杉木麩炭四兩　竹麩炭　羊脛炭各二兩　黄丹半兩　海金沙半兩

右〔二〇六〕同為末，拌匀。每用二錢，置爐中，帋燈點燒，候透紅，以冷灰〔二〇七〕薄覆。

閻資欽香煤

柏葉多採之，摘去枝梗〔二〇八〕，浄洗，日中晒乾，剉碎。不用坟墓間者。入浄罐内，以鹽泥固濟，炭火煅之存性，細研。每用二錢，置香爐灰上，以紙燈點，候匀徧〔二〇九〕。爇香時時添之，可以終日。或乾燒松子仁更妙。

香灰 新

細葉杉木枝燒灰，用火一二塊養之，經宿羅過裝爐。每秋間，採松鬚，晒乾，燒灰，用養香餅。未化石灰槌碎，羅過，鍋内炒令紅，候冷。又研羅，一再為之，作香爐灰，潔白可愛，日夜常以火一塊養之。仍須用蓋，如塵埃則黑矣。礦灰六分、爐灰四分和匀，大火養灰，焫柱香。蒲燒灰，爐裝如雪。帋灰、石灰、杉木灰〔二一〇〕各等分，以米湯同和，煅過勿令偏。頭青、朱紅、墨煤、土黄各等分，雜於帋灰中裝爐，名錦灰。紙灰炒通紅羅過，或稻糠燒灰皆可用。乾松花燒灰，裝香爐最潔。茄灰亦可藏火，火久不熄。蜀葵枯時，燒灰，裝爐，大能養火。

香器〔三一一〕顏史。下同。

香爐

不拘金、銀、銅、鐵、錫、瓦、石，各取其便用。其形或作狻猊、獬、豸〔三一二〕、鳧鴨之類，計其人之當作。頂貴穹窿，可泄火氣，置竅不用太多，使香氣回薄，則能耐久。

香盛

盛即盒也。其所用之物與爐等，以不生澀枯燥者皆可，仍不用生銅，銅易腥漬。

香盤

用深中者，以沸湯瀉中，令其氣芬鬱。然後置爐其上，使香易著物。

香匕

平灰置火，則必用圓者；分香抄末，則必用銳者。

香筯

和香取香，總宜用筯。

香壺

或范金、或埏為之，用藏匕筯。

香罌

窨香可用之，深中而掩上。

新纂香譜卷第三終

校勘記

〔一〕即韶粉是：原無，據四庫本補。
〔二〕右：原誤「占」，據四庫本改。
〔三〕沉香：原無，據四庫本補。
〔四〕芡實大：原作「芡大」，四庫本作「芡實」，酌改。
〔五〕香附子：「子」原無，據四庫本補。
〔六〕馬牙硝：「馬」原無，據四庫本補。
〔七〕金顔香：「香」原無，據四庫本補。
〔八〕及：原無，據四庫本補。
〔九〕餘藥別入杵臼內：「藥」原作「香」，據四庫本改；「入」原脫，據四庫本補。
〔一〇〕前藥：「藥」原作「香」，據四庫本改。
〔一一〕餅子：「子」原脫，據四庫本補。
〔一二〕金顔香：「香」原脫，據四庫本補。
〔一三〕頂子：「子」原脫，據四庫本補。
〔一四〕極細：「極」原脫，據四庫本補。
〔一五〕研為膏：「為」原脫，據四庫本補。
〔一六〕零陵香：「香」，原脫，據四庫本補。
〔一七〕零陵香：「香」原脫，據四庫本補。
〔一八〕二錢：「錢」原紙殘，此據四庫本。
〔一九〕降真白檀：原脫，據四庫本補。
〔二〇〕松：原作「桑」，據四庫本改。

〔二一〕浮萍草：「草」原脫，據四庫本補。
〔二二〕器細：原脫，據四庫本補。
〔二三〕浮蠟：「蠟」原作「沫」，據四庫本改。
〔二四〕搜拌：「拌」原紙殘，此據四庫本。
〔二五〕如常法：原作「炳」，據四庫本改。
〔二六〕味辛：原脫，據四庫本補。
〔二七〕先：四庫本此下有「入乳鉢內」。
〔二八〕許搜：原脫，據四庫本補。
〔二九〕單紙：「單」原脫，據四庫本補。
〔三〇〕每一餅入香一餅：「餅」原作「餅」，四庫本此句作「每酒一斤入香一丸」，此據香乘卷十八改。
〔三一〕零陵香：「香」原脫，據四庫本補。
〔三二〕埋窨：「窨」原誤「掩」，據四庫本改。
〔三三〕尤妙：「尤」原誤「又」，據四庫本改。
〔三四〕取出：原脫，據四庫本補。
〔三五〕零陵香：「香」原脫，據四庫本補。
〔三六〕丁香皮：「香」原脫，據四庫本補。
〔三七〕俱：原誤「但」，據四庫本改。
〔三八〕丁香皮：「香」原脫，據四庫本補。
〔三九〕五錢：「錢」原作「盞」，香乘卷十八作「琖」，酌改。
〔四〇〕採木犀：「採」原誤「探」，據四庫本改。
〔四一〕甆器：「甆」原誤「瓦」，據四庫本改。
〔四二〕採花時：「時」原脫，據四庫本補。
〔四三〕花大開即無香：原脫，據四庫本補。
〔四四〕不拘多少：「拘」原作「以」，據四庫本改。

〔四五〕冬青樹子：「樹」原脱，據四庫本補。
〔四六〕焫之：原為小字注文，據四庫本改。
〔四七〕劈碎：「碎」原重，四庫本同，據香乘卷十八删。
〔四八〕以水浸香上一指：「水」原誤「上」、「指」原誤「枝」，俱據四庫本改。
〔四九〕蒸乾為末：「乾」原脱，據四庫本補。
〔五〇〕紫檀香：「香」原脱，據四庫本補。
〔五一〕降真香：「香」原脱，據四庫本補。
〔五二〕薰陸香篤耨香塌乳香：三「香」原俱脱，據四庫本補。
〔五三〕薔薇水：「水」原脱，據四庫本補。
〔五四〕和匀：「匀」原脱，據四庫本補。
〔五五〕臘茶：「臘」原誤「腦」，據四庫本改。
〔五六〕臼中：「臼」原誤「日」，據四庫本改。
〔五七〕降真香：「香」原脱，據四庫本補。
〔五八〕按：本條底本脱，據四庫本補。
〔五九〕不拘多少：「拘」原作「以」，據四庫本改。
〔六〇〕西香附子：「西」、「子」原脱，據四庫本補。
〔六一〕將金顔香於乳鉢内細研：「香」、「乳」原脱，據四庫本補。
〔六二〕如芡實大：「芡實」原脱「實」，四庫本作「雞頭」，香乘卷十八全句作「如雞頭實」，故改。
〔六三〕零陵香：「香」原脱，據四庫本補。
〔六四〕乳鉢内研以建茶湯和洗之：原脱，據四庫本補。
〔六五〕零陵香：「香」原脱，據四庫本補。
〔六六〕回鶻香附子：「回鶻」、「子」原脱，據四庫本補。
〔六七〕香附子：「子」原脱，據四庫本補。
〔六八〕一錢許石灰，原作「石灰一錢許」。四庫本作「一錢石灰」。香乘卷十八同，酌改。
〔六九〕零陵香：「香」原脱，據四庫本補。

〔七〇〕零陵葉：「葉」，四庫本作「香」。

〔七一〕零陵香：「香」原脫，據四庫本補。

〔七二〕熟蜜：「熟」原脫，據四庫本補。

〔七三〕常法：「法」原脫，據四庫本補。

〔七四〕沉二兩半：「沉」原誤「檀」，據四庫本改。

〔七五〕瀝其液：「瀝」原作「泣」，據四庫本改。

〔七六〕取小龍茗末：「取」下原衍「一」，據四庫本刪。

〔七七〕包以濡竹紙數重：「重」原誤「熏」，四庫本同，據香乘卷十七改。

〔七八〕柴桂：原誤「紫麝」，據四庫本改。

〔七九〕衆：原誤「惡」，據四庫本改。

〔八〇〕酒欵：「酒」原誤「洎」，據四庫本改。

〔八一〕博骰：「博」原誤「溥」，據四庫本改。

〔八二〕炭杵：「杵」原脫，據四庫本補。

〔八三〕為余處此香：香乘卷十七「處」作「製」。

〔八四〕天下可人也：「天」原誤「足」，據四庫本改；「下」下原衍「有」，據四庫本刪。

〔八五〕炒令紫色：「炒」原作「妙」，四庫本同。據香乘卷十七改。

〔八六〕製甲香：「製」原誤「治」，據四庫本改。

〔八七〕大宗：「大」原誤「火」，據四庫本改。

〔八八〕隔火氣：「氣」，香乘卷十七作「器」。

〔八九〕柏：原誤「拍」，據四庫本改。

〔九〇〕云：原誤「去」，據四庫本改。

〔九一〕金顏香：「香」，原脫，據四庫本補。

〔九二〕香附子：「子」原脫，據四庫本補。

〔九三〕零陵香：「香」原脫，據四庫本補。

〔九四〕零陵香：「香」原脫，據四庫本補。

〔九五〕一分：「分」下原衍「錢」，據四庫本刪。

〔九六〕麝香：「麝」原脫，四庫本「片腦」至「另研」作「腦麝各一錢（研入）」。酌改。

〔九七〕零陵香：「香」原脫，據四庫本補。

〔九八〕半兩洗切微炒香：「兩」原紙殘，此據四庫本；「洗切微炒香」原脫，據四庫本補。

〔九九〕淨：原脫，據四庫本補。

〔一〇〇〕黃熟香：「香」原脫，據四庫本補。

〔一〇一〕芡子大：「大」原脫，據四庫本補。

〔一〇二〕洒：原誤「晒」，據四庫本改。

〔一〇三〕零陵香：「香」原脫，四庫本無此味，據香乘卷十七補。

〔一〇四〕零陵香：「香」原脫，四庫本無「零陵香」而有「靈靈香」，據香乘卷十七補。

〔一〇五〕蜜和為膏：原作大字正文。四庫本無此四字，而有小字注文「蜜少許和為膏」。酌改。

〔一〇六〕金顏香：「香」，原脫，據四庫本補。

〔一〇七〕磋石：「磋」原作「撻」，據四庫本改。

〔一〇八〕半兩：「兩」原脫，參四庫本補。

〔一〇九〕金顏香：「香」原脫，據四庫本補。

〔一一〇〕錫盒：「錫」原紙殘，此據四庫本。

〔一一一〕金顏香：「香」原脫，據四庫本補。

〔一一二〕三味：「三」原脫，據四庫本補。

〔一一三〕金顏香：「香」原脫，據四庫本補。

〔一一四〕別研未詳或異名：「別研未」原脫，據四庫本補。

〔一一五〕安息香：「香」原脫，據四庫本補。

〔一一六〕零陵香三賴柏子香：「香」字原脫，據四庫本補；「子」原在「柏」上，四庫本同。據香乘卷二十六改。

〔一一七〕不拘多少：「拘」原作「以」，據四庫本改。

〔一一八〕黄熟香白檀香：二「香」原脫，據四庫本補。
〔一一九〕以上三方名三寶殊薰：四庫本在「巡筵香」末。
〔一二〇〕紫礦：「礦」原作「黄」，據四庫本改。
〔一二一〕安息香：「香」原脫，據四庫本補。
〔一二二〕甲香：「甲」原紙殘，此據四庫本。
〔一二三〕用如常法：原脫，據四庫本補。
〔一二四〕芬芳襲人：原脫，據四庫本補。
〔一二五〕用如常法：原脫，據四庫本補。
〔一二六〕牡丹皮一錢零陵香：「牡」、「香」原俱脫，據四庫本補。
〔一二七〕零陵香：「香」原脫，據四庫本補。
〔一二八〕盛：原脫，據四庫本補。
〔一二九〕茴香：「香」原脫，據四庫本補。
〔一三〇〕則焦氣……使旖旎：原作「更宜少用」，據四庫本改。
〔一三一〕澤水：「澤」原空，據四庫本補。
〔一三二〕香著衣上經月不歇：原脫，據四庫本補。
〔一三三〕零陵香：「香」原脫，據四庫本補。
〔一三四〕用如常法：原脫，據四庫本補。
〔一三五〕芬芳襲人可以醒醉：原脫，據四庫本補。
〔一三六〕零陵香：「香」原脫，據四庫本補。
〔一三七〕香氣著衣汗浥愈馥：原脫，據四庫本補。
〔一三八〕零陵香：「香」原脫，據四庫本補。
〔一三九〕或用新絹袋貼著肉香如牡丹：原脫，據四庫本補。
〔一四〇〕零陵香牡丹皮：「香牡」原脫，據四庫本補。
〔一四一〕零陵香：「香」原脫，據四庫本補。

〔一四二〕零陵香：「香」原脱，據四庫本補。
〔一四三〕零陵香：「香」原脱，據四庫本補。
〔一四四〕零陵香：「香」原脱，據四庫本補。
〔一四五〕右：原脱，據四庫本補。
〔一四六〕零陵香：「香」原脱，據四庫本補。
〔一四七〕零陵香：「香」原脱，據四庫本補。
〔一四八〕精好者：「者」原脱，據四庫本補。
〔一四九〕右：原脱，據四庫本補。
〔一五〇〕零陵香：「香」原脱，據四庫本補。
〔一五一〕牡丹皮：「牡」原脱，據四庫本補。
〔一五二〕用：原為空格，據四庫本補。
〔一五三〕右細剉和勻入麝少許：原不提行，依文例改。
〔一五四〕零陵香：「香」原脱，據四庫本補。
〔一五五〕麝香：「香」原脱，據四庫本補。
〔一五六〕心子紅一兩黑者不用：「心子」原作「草」，四庫本此味在「沉香」前，作「心子紅若作黑色不用」，香乘卷十九亦作「心子紅」，據改。
〔一五七〕生油少許：原脱，據四庫本補。
〔一五八〕不拘多少：「拘」原作「以」，據四庫本改。
〔一五九〕次生油：「次」原作「以」，據四庫本改。
〔一六〇〕蘇合油：「油」原脱，據四庫本補。
〔一六一〕心子紅：原作「心草紅」，據四庫本改。
〔一六二〕金顏香：「香」原脱，據四庫本補。
〔一六三〕頓放：「放」原誤「於」，據四庫本改。
〔一六四〕金顏香：「香」原脱，據四庫本補。
〔一六五〕金顏香：「香」原脱，據四庫本補。本方內同。

〔一六六〕右：原脫，據四庫本補。
〔一六七〕三五千下：「下」原脫，據四庫本補。
〔一六八〕金顏香：「香」原脫，據四庫本補。
〔一六九〕右：原誤「共」，據四庫本改。
〔一七〇〕金顏香：「香」原脫，據四庫本補。
〔一七一〕金顏香：「香」原脫，四庫本同。香乘卷十九載同方有「香」，據補。
〔一七二〕生麝香：「香」原脫，據四庫本補。
〔一七三〕柳棒：「棒」原誤「捧」，據四庫本改。
〔一七四〕金顏香：「香」原脫，據四庫本補。
〔一七五〕與諸香和勻為劑：「與」原誤「香」、「和勻」原脫，據四庫本改。
〔一七六〕金顏香：「香」原脫，據四庫本補。
〔一七七〕二錢芝麻油一錢臘月者經年尤佳：原脫，據四庫本補。
〔一七八〕仍於淨石版上：「於」原誤「與」，據四庫本改。
〔一七九〕金顏香：「香」原脫，據四庫本補。
〔一八〇〕欲色紅：「色紅」原倒，據四庫本乙。
〔一八一〕檀香一兩白梅煑剉碎為末沉香半兩丁香三錢：原脫，據四庫本補。
〔一八二〕金顏香：「香」原脫，據四庫本補。
〔一八三〕金顏香：「香」原脫，據四庫本補。本方內同。
〔一八四〕右：原脫，據四庫本補。
〔一八五〕綠入綠二兩：二「綠」原作「录」，據四庫本改。
〔一八六〕細剉酒洗微蒸：原脫，據四庫本補。
〔一八七〕零陵香：「香」原脫，據四庫本補。
〔一八八〕白梅：「白」原紙殘，四庫本「白梅」誤作「白乾」。香乘卷十九載同方作「白梅」，據改。
〔一八九〕同為：「為」原脫，據四庫本補。

〔一九〇〕零陵香：「香」原脱，據四庫本補。
〔一九一〕共爲末囊盛佩之：原脱，四庫本同。據香乘卷十九補。
〔一九二〕候冷入龍麝：「入」原誤「乃」，據四庫本改。
〔一九三〕炭灰沙：「沙」疑為「炒」之訛。
〔一九四〕蘇合香：「香」原脱，據四庫本補。
〔一九五〕小甲香：「小」原脱，據四庫本補。
〔一九六〕零陵葉藿香葉：二「葉」原脱，據四庫本補。
〔一九七〕苓以蘇合油揉勻：「苓」原誤「零」，四庫本同。據新編纂圖增類羣書類要事林廣記後集卷十改。
〔一九八〕零陵香：「香」原脱，據四庫本補。
〔一九九〕白檀香：「香」原脱，據四庫本補。
〔二〇〇〕剉末：「剉」原作「錯」，據四庫本改。
〔二〇一〕零陵葉：「葉」原脱，據四庫本補。
〔二〇二〕茄藷：「藷」原誤「蔗」不成字形。「藷」即「秸」之異體。
〔二〇三〕作餅：原脱，據四庫本補。
〔二〇四〕二錢半拌和裝灰中：原脱，據四庫本補。
〔二〇五〕右各等分為末糝爐中以紙爐點：原不提行，四庫本同。香乘卷二十有同方，提行，據改；又「右」原脱。四庫本同，亦據香乘卷二十補。
〔二〇六〕右：原脱，據四庫本補。
〔二〇七〕冷灰：「冷」原誤「令」，據四庫本改。
〔二〇八〕枝梗：「梗」原誤「根」，據四庫本改。
〔二〇九〕編：疑誤。香乘卷二十作「遍」。
〔二一〇〕杉木灰：「木」原紙殘、「灰」原作「炭」，四庫本作「木灰」，據香乘卷二十改。
〔二一一〕香器：前行原有「香爐」，據四庫本刪。
〔二一二〕獬豸：「獬」原誤「解」，據四庫本改。

卷四

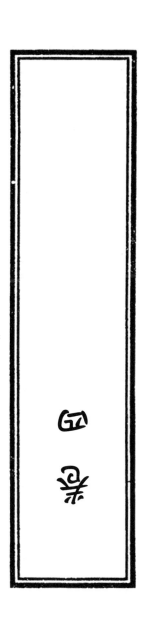

新纂香譜卷第四

香珠

香珠之法，見諸道家者流，其來尚矣。若夫〔一〕茶藥之屬，豈亦漢人含雞舌之遺製乎？兹故録之，以備聞見，庶幾恥一物不知之意云。

孫功甫〔二〕廉訪木犀香珠

木犀花蓓蕾未全開者，開則無香矣〔三〕。露未晞時，先用布幔鋪地，如無幔，浄掃樹下地面，令人登梯上樹，打下花蕊〔四〕，擇去梗葉，須精揀花蕊〔五〕，用中樣石磨磨成漿，次以布複包裹〔六〕，榨壓去水，將已乾花料盛貯〔七〕新瓷罐内，逐旋取出，於乳砵内研令細輭，用小竹筒為則度筑劑，或以滑石平片刻竅取則。手搓圓如小錢大，竹籤穿孔，置盤中，以紙四五重襯。藉日傍陰乾，稍健百顆作一串，小竹弓絣掛當風處，吹至八九分乾，取下。每十五顆以浄水畧揉洗，去皮邊青黑色。又用〔八〕盤盛，于日影中暵乾，如天氣陰晦，紙隔之〔九〕于慢火上焙乾。新綿裹收，時時取看，則香味可數年不失，其磨乳圓洗之際，忌穢汚、婦人、鐵器、油鹽等物觸犯。瑣碎録云：木犀香珠，須入少西木香。

龍涎香珠

大黄一兩半　甘松一兩三錢　川芎一兩半　牡丹皮一兩三錢　藿香一兩三錢　三柰子一兩三錢

以上六味並用酒發留一宿，次五更以後，藥一處拌勻，于露天安頓，待日出，晒乾用〔一〇〕。　白芷二兩　零陵香〔一一〕一兩半　丁皮一兩三錢　檀香三兩　滑石一兩三錢　白芨二兩。煮糊〔一二〕。　均香二兩。炒乾。　白礬一兩三錢。另研。　好棧香二兩　秦皮〔一三〕一兩三錢　樟腦一兩　麝香半字

右〔一四〕圓晒如前法，旋入龍涎、麝腦。

香珠

天䆫香一兩　土光香半兩　速香一兩　蘇合香半兩　牡丹皮一兩　降真香半兩　茅香一錢半　草香一錢　白芷二錢。豆腐蒸過。　三柰二分　丁香半錢　藿香五錢　丁皮一兩　藁本半兩　細辛二分　白檀一兩　麝香檀一兩　零陵香〔一五〕二兩　甘松半兩　大黄二兩　荔枝殼二錢　麝香不拘多少〔一六〕　黄蠟一兩　滑石量用　石膏五錢　白芨一兩

右料〔一七〕蜜梅酒、松子、三柰、白芷。　糊：夏白芨、春秋瓊枝、冬陳阿膠。　黑色：竹葉皮、石膏；黄色：檀香、蒲黄；白色：滑石、麝、檀。菩提色〔一八〕：細辛、牡丹皮、檀香、麝檀、大黄、石膏。　沉者噀濕，用

蠟圓打；輕者用水㩟打。

香珠

零陵香〔一九〕　甘松俱酒洗　茴香　丁香等分　茅香酒洗。◎木香少許〔二〇〕◎藿香酒洗。此項奪香味，少用。◎川芎◎桂心各少許　檀香等分　白芷麪裹煨熟，去麪〔二一〕。牡丹皮酒浸一日〔二二〕，晒乾。　三柰如白芷製。少用。　大黃蒸過。此項收香味且又染色，多用不妨。

右件圈者少用〔二三〕，不圈者等分如前治。度曬乾合和為細末。用白芨末和麪打糊為劑，隨大小圓趁濕穿孔〔二四〕，半乾，用麝香稠調水為衣。

收香珠法

凡香環、珮帶、念珠之屬，過夏後，須用木賊草擦去汗垢，庶不蒸壞。若蒸損者，以温湯洗過，曬乾，其香如初。

香藥

丁沉煎圓

丁香二兩半　沉香四錢　木香一錢　白豆蔻　檀香各二兩　甘草四兩

右為細末。以甘草熬膏和匀，為圓如芡實大〔三五〕。每用一丸噙化，常服調順三焦。和養榮衛〔三六〕，治心胸痞滿。

木香餅子

木香　檀香　丁香　甘草　肉桂　甘松　縮砂　丁皮　莪术各等分

莪术醋煮過，用鹽水浸出醋漿，浸三日，為末，蜜和，同甘草膏為餅。每服三五枚。

豆蔻香身丸

丁香　青木香　藿香　甘松各一兩　白芷　香附　當歸　桂心　檳榔　豆蔻各半兩　麝香少許

右為細末。煉蜜為劑，入少酥油，丸如桐子。每取二十丸，逐旋，噙化咽津。久服令人身香。

透體麝臍丹

灌芎　松子仁　栢子仁　菊花　當歸　白茯苓　藿香各一兩　麝香一錢

右為細末。煉蜜為丸如桐子大。每服五七丸，溫酒茶清晨下，去諸風〔二七〕、明目，輕身、辟邪，少夢，悅澤顏氣，令人身香。

獨醒丸

乾葛　烏梅　甘草　縮砂各二錢　枸杞子四兩　檀香半兩　百藥煎半兩

右研極細末。滴水為丸如雞豆大。酒後服三二丸，細嚼之，醉而立醒。

香茶

經進龍麝香茶

白豆蔻一兩。去皮。　白檀末七錢　百藥煎五錢　寒水石五錢　薄荷汁製　麝香四錢　沉香三錢。梨汁製。　片腦二錢半　甘草末三錢　上等高茶一斤

右為極細末。用净糯米半升煮粥，以密布絞取汁，置净碗內，放冷和劑，不可稀軟，以硬為度。于石板上杵一二時辰，如粘黏〔二八〕，用小油二兩煎沸，入白檀香三、五片。脫印時，以小竹刀刮背上令平。衛州韓家方。

孩兒香茶

孩兒香一斤　高末茶三兩　片腦二錢半。或糖米者，韶腦不用。　麝香四錢　薄荷霜五錢　川百藥煎一兩。研極細。

右五件一處和匀，用熟白糯米一升半淘令浄〔二九〕，入鍋内，放水高四指，煮作糕糜，取出，十分冷定。於磁盆内揉和成劑。却於平石砧上杵千餘轉，以多為妙。然後將花脱子，洒油少許，入劑作餅。於潔浄透風篩子頓放陰乾，貯瓷器内，青紙襯裏密封。

造薄荷霜法

寒水石研極細末，篩羅過，以薄荷二斤交加于鍋内〔三〇〕。傾水一碗于下，以瓦盆蓋定，用濕紙封四圍，文武火蒸，蒸兩頓飯，久氣定方開，微有黄色，嘗之涼者是。揚州崔家方

香茶

上等細茶一斤　片腦半兩　檀香三兩　沉香一兩　舊龍涎餅一兩　縮砂三兩

右為細末。以甘草半斤，倒水一碗半，煎取浄汁一椀。入麝香末三錢，

和勻，隨意作餅。

香茶

龍腦　麝香雪梨治。　百藥煎揀草。　寒水石飛過。末。　白豆蔻各三錢　高茶一斤　硼砂一錢

右同碾細末。以熬過熟糯米粥，净布絞取濃汁和勻。石上杵千餘，方脱花樣。

事類

香尉

漢雍仲子進南海香物，拜洛陽尉。人謂之「香尉」。述異記

香户

南海郡有採香户。述異記　海南俗以貿香為業。東坡文集

香市

南方有香市，乃商人交易香處。述異記

香洲

朱崖郡洲中出諸異香，往往有不知名者。述異記

香溪

吳宮有香水溪，俗云西施浴處。又呼為脂粉塘。洪譜 吳王宮人濯妝于此〔三一〕溪上源，至今猶香。瑣碎錄

香界

因〔三二〕香所生，以香為界。楞嚴經

香篆

鏤木為篆紋，以之範香塵，然于飲席或佛像〔三三〕前。往往有至二三尺徑者。洪譜 香霿雕盤坡詞

香珠

以雜香搗之，丸如梧桐子，青繩穿之，此即三皇真元之香珠也。燒之香徹天。三洞珠囊

香纓

詩「親結〔三四〕其褵」註〔三五〕云：褵，香纓也。女將嫁，母結纓〔三六〕而戒之。

香囊

楚辭注云：幃謂之幐，即香囊也。晉謝玄常佩紫羅香囊。謝安患之，而不欲傷其意，因〔三七〕戲賭而取焚之，玄遂止。又古詩云：香囊懸肘後。後蜀文澹生五歲，謂母曰：「有五色香囊在吾〔三八〕牀下。」往取得之，乃澹前生，五歲失足落井。今再生也。並本傳

香獸

以塗金為狻猊、麒麟、鳧鴨之狀，空中以然香，使烟自口出，以為玩好。復有〔三九〕雕木埏土為之者。洪譜 北里志書〔四〇〕曰：「新團香獸不焚燒〔四一〕。」

香童

唐元寶好賓客，務于華侈〔四二〕。器玩服用，僭于王公。而四方之士盡〔四三〕仰歸焉。常於寢帳牀前刻矮童二人，捧七寶博山香爐。日暝焚香徹曙。其驕貴如此。天寶遺事

香嚴童子

香嚴童白佛言：「我諸比丘燒水沉香，香氣寂然，來入鼻中，非木非空，非烟非火，去無所著，来無所從。由是〔四四〕意銷，發明無漏，得阿羅漢。」楞嚴經

宗超香

宗超嘗露壇行道。奩中香盡，自然溢滿，爐中無火，烟自出。洪譜

南蠻香

訶陵國亦曰闍婆，在南海中。貞觀時，遣使獻婆律膏。又：驃，古朱波也，有川〔四五〕名思利毗離芮〔四六〕，土多異香。王宮設金銀二鐘，冦至焚香

擊之，以占吉凶。有巨白象，高數尺，訟者焫香自跽象前，自思是非而退。有災疫，王亦焚香對象跽，自咎。無膏油，以蠟雜香代炷。又真臘國客至，屑〔四七〕梹榔龍腦香以進，不飲酒。唐書南蠻傳

棧槎

番禺〔四八〕民忽于海旁得古槎，長丈餘，濶六七尺，木理甚堅，取為溪橋。數年後，有僧過而識之。謂衆曰：「此非久計，願捨衣鉢資，易為石橋，即求此槎為薪。」衆許之，得棧香數千兩。洪譜

披香殿

漢宮闕名。長安有合歡殿、披香殿。郡國志

採香徑

吳王闔閭起響屧廊、採香徑。郡國志

柏梁臺

漢武帝作栢梁臺，以栢香聞〔四九〕數十里。本紀〔五〇〕

三清臺

王審知之〔五一〕孫昶襲為閩王，起三清臺三層，以黄金鑄像。日焚龍腦、薰陸諸香數觔。五代史十國世家

沉香牀

沙門支法有八尺沉香牀。異苑

沉香亭

開元中〔五二〕，禁中初重木芍藥，即今牡丹也。得四本：紅、紫、淺紅、通白者。上因移植於興慶池東，沉香亭前。李白集

敬宗時，波斯國進沉香亭子材。拾遺李漢諫曰：「沉香為亭，何異瑤臺、瓊室〔五三〕。」本傳

沉香堂

隋越國公楊素大治第宅，有沉香堂。

沉香火山

隋煬帝每除夜，殿前設火山數十，皆沉香木根。每一山焚沉香數車，以甲煎沃之，香聞數十里。續世說

沉香山

華清温泉湯中，疊沉香為方丈瀛洲。明皇雜録

沉屑埿壁

唐宗楚客造新第，用沉香、紅粉以泥壁。每開户則香氣蓬〔五四〕勃。洪譜

檀香亭

宣州觀察使楊牧造檀香亭子初成，命賓落之。杜陽編

檀槽〔五五〕

天寶中，中官白秀貞自蜀使回，得琵琶以獻。其槽〔五六〕以沙檀為之，温潤如玉，光耀可鑑。李宣詩云：「琵琶聲亮紫檀槽。」

麝壁

南齊廢帝東昏侯塗壁皆以麝香。雞跖集

麝枕

置真麝香于枕中，可絶惡夢。續博物志。又見物類相感志〔五七〕。

龍香撥

貴妃琵琶以龍香板為撥。外傳

龍香劑

玄宗御案墨曰「龍香劑」。一日，見墨上有道士如蠅而行。上叱之，即呼萬歲，曰「臣松墨使者也〔五八〕。」上異之。陶家餘事

香閣

後主起臨春、結綺、望春三閣，以沉檀香木為之。陳書

楊國忠嘗用沉香為閣，檀香為欄檻，以麝香、乳香篩土和為泥，飾閣〔五九〕壁。每于春時木〔六〇〕

芍藥盛開之時，聚賓於此閣上賞花焉〔六一〕。禁中沉香亭，逮不侔此狀麗也。天寶遺事

香牀

隋煬帝〔六二〕于觀文殿前兩廂為堂各十二間，每間十二寶厨。前設〔六三〕五方香牀，綴貼金玉珠翠。每駕至，則宮人擎香爐，在輦前行〔六四〕。隋書

香殿

大明殿賦云：「香殿聚于沉檀，豈待焚夫椒蘭。」黄萃卿 水殿風來暗香滿。坡詞

五香席

石季倫作席，以錦裝五香，雜以五綵，編蒲皮緣之。

七香車

梁簡文帝詩云：「丹轂七香車。」

椒殿

唐宮室志有椒殿。

椒房

應邵漢官儀曰：「后宮稱椒房，以椒塗壁也。」

椒漿

桂醑兮椒漿水。離騷　元日上椒酒于家長，稱觴舉壽。元日進椒酒，椒是玉衡之精，服之令人却老。崔寔月令

蘭湯

五月五日，以蘭湯沐浴。大戴禮　浴蘭湯兮沐芳。楚辭。注云〔六五〕：「芳芷也〔六六〕。」

蘭佩

紉秋蘭以為佩。楚詞。注云：「佩也。記曰『佩帨茝蘭』。」

蘭畹

既滋蘭之九畹，又樹蕙之百晦。同上

蘭操

孔子自衛反魯，隱谷之中，見香蘭獨茂。喟然歎曰：「夫蘭，當為王者香。今乃獨茂，與衆草為伍。」乃止車援琴鼓之。自傷不逢時托〔六七〕辭于幽蘭云。琴操

蘭亭

暮春之初，會于會稽山陰之蘭亭。王逸少叙

蘭室

黄帝傳岐伯之術，書于玉版，藏諸靈蘭之室。素問

蘭臺

楚襄王遊于蘭臺之宫。風賦　龍朔中，改秘書省曰蘭臺。

椒蘭養鼻〔六八〕

椒蘭芬苾，所以養鼻也。前有澤芷以養鼻。蘭槐之根是為芷。註云：「蘭槐，香草也。其根名芷。」荀子

菻椒蘭

烟斜霧橫，菻椒蘭也。杜牧之阿房宫賦

懷香

尚書郎懷香握蘭，趨走丹墀。漢官儀

含香

漢桓帝時，侍中刁存年老口臭，上出雞舌香使含之。香頗小，辛螫，不敢嚥。自疑有過賜毒〔六九〕。歸舍與家人〔七〇〕辭決，欲就便宜。衆求視其藥，乃〔七一〕口香。衆笑之，更為〔七二〕含食，意遂解。漢官儀

啗香

唐元載寵姬薛瑶英母趙娟，幼以香啗英，故肌肉悉香。杜陽編

飯香

維摩詰經：「時化菩薩〔七三〕以滿鉢香與維摩詰，飯香普薰毗耶離城及三千大千世界。時維摩詰語舍利佛等，諸大聲聞〔七四〕仁者可食如來甘露味飯。大悲所熏，無以限意食之，使不消。」柳文注

貢香

唐貞觀中，敕下度支求杜若。省郎以謝玄暉詩云「芳洲採〔七五〕杜若」乃責坊州貢之。通志

分香

魏王操臨終遺令曰：「餘香可分與諸夫人。諸舍中無所為，學作履組〔七六〕賣也。」三國志並文選

賜香

元宗夜宴，以瑠璃器盛龍腦香數斤賜羣臣。馮謐起進曰：「臣請效陳平為宰。」自丞相以下悉皆跪受，尚餘其半。乃捧拜曰：「敕賜録事馮謐。」元宗笑許之。

熏香

莊公束縛管仲，以予齊使。齊使受而以退。比至，三釁三浴之。註云：以香塗身曰釁。釁為熏〔七七〕。齊語 魏武〔七八〕令云：天下初定，吾便禁家內不得熏香。三國志

竊香

韓壽字德真，為賈充司空掾。充女〔七九〕窺見壽而悅之，因婢通殷勤，壽踰垣〔八〇〕而至。時西域有貢〔八一〕奇香，一著人經月不散。帝以賜充，其女密盜以遺壽。後充與壽宴，聞〔八二〕其芬馥。計武帝所賜惟已及陳騫家，餘無此。疑壽與女通。乃取左右婢考問，即以狀言。充秘之，以女妻壽。晉書本傳

愛香

劉季和性愛香，常如厠還輒過爐上。主簿張坦曰：「人名公俗人，不虛也」。季和曰：「荀令君至人家，坐席三日香。為我如何？」坦曰：「醜婦效颦，見者必走。公欲坦遁走〔八三〕耶？」季和大笑。襄陽記

喜香

梅學士詢性喜焚香，其在官所，每晨起將視事，必焚香兩爐，以公服罩之，撮其袖以出，坐定撒開兩袖，郁然滿室濃香〔八四〕。時人謂之「梅香」。歸田録

天女擎香

夫子當生之日，有二〔八五〕蒼龍旦而下來，附徵在房〔八六〕，因夢而生夫子。夫子當生時，有天女〔八七〕擎香，自空而下，以沐浴徵在。拾遺記

三班喫香

三班院所領使臣八千餘人，涖事于外。其罷而在院者，常數百人。每歲乾元節醵錢飯僧進香，合以祝聖壽，謂之「香錢」。京師語曰「三班喫香」。歸田録

露香告天〔八八〕

趙清獻公抃，衢州人。舉進士，官至參知政事。平生所為事，夜必衣冠露

香九拜手告于天。應不可告者，則不敢為也。言行録

焚香祝天

後唐明宗每夕于宮中焚香祝天曰：「某為衆所共推戴，願早生聖人，為生民主。」五代史帝記 初，廢帝入欲擇宰相，問于左右，左右〔八九〕皆言盧文紀及姚顗有人望。帝乃悉書清要姓名，內瑠璃瓶中，夜焚香祝天，以筯挾之，首得文紀之名，次得姚顗，遂並命焉。五代史本傳

焚香讀章奏

唐宣宗每得大臣章奏，必盥手焚香，然後讀之。本紀

焚香讀孝經

岑之敬字由禮，諄謹有孝行，五歲讀孝經，必焚香正坐。南史

焚香讀易

公退之暇，戴華陽巾，披鶴氅衣，手執周易一卷，焚香默坐，消遣世慮。王元之竹樓記

焚香致水

襄國城塹水源暴竭，石勒問於佛圖澄，澄曰：「今當勅龍取水。」乃至源上，坐繩牀，燒安息香，呪數百言，水大至，隍塹皆滿。載記

爇香禮神

漢武故事：昆邪王殺休屠王來降，得其金人之神，置之甘泉宮。金人者，皆長丈餘，其祭不用牛羊，惟燒香礼拜。于吉〔九〇〕立精舍燒香讀道書。三國志

降香嶽瀆

國朝每歲分遣驛使，賫御香〔九一〕，有事于五岳四瀆，名山大川，循舊典也。廣州之南，海道八十里，扶胥之口，黄木之灣，南海祝融之廟也。〔九二〕歲二月，朝遣使馳驛，有事于海神。香用沉檀，具〔九三〕牲幣，使初獻，其亞獻終獻各以官攝行，三獻三奏樂〔九四〕。主者以祝文告于前，礼畢，使以餘香回福于朝。

焚香静坐

人在家及外行，卒遇飄風、暴雨、震雹、昏暗、大霧，皆諸龍神〔九五〕經過。宜入室，閉户焚香静坐避之，不爾損人。温子皮

燒香勿返顧

南岳夫人云：燒香勿返顧。忤真氣致邪應也。真誥

燒香辟瘟

樞密王博文每于正旦四更，燒丁香以辟瘟氣。瑣碎録

燒香引鼠

印香五文，狼糞少許，為細末，同和匀，于净室内以爐燒之，其鼠自至，不得殺。戲術

求名如燒香

人隨俗求名，譬如燒香。衆人皆聞其香，不知薰以自焚，焚盡則氣滅，名立則身絶。真誥

五色香烟

許遠遊燒香，皆五色香烟出。三洞珠囊

香奩

韓偓〔九六〕香奩集自叙云：「咀〔九七〕五色之靈芝，香生九竅；嚥三清之瑞露，春動七情。」古詩云：「開奩集香蘇。」

防蠹

辟惡生香，聊防羽陵之蠹。玉臺新詠序

除邪

地上魔邪之氣，直上衝天四十里。人燒青木、薰陸、安息膠于寢室，披濁臭之氣，却邪穢之霧。故天人〔九八〕玉女太一帝皇，隨香氣而來下。洪譜

香玉辟邪

唐肅宗賜李輔國香玉、辟邪二玉之香，可聞數里。輔國每置之坐側〔九九〕。

一日，輔國方巾櫛，一忽大笑一忽悲啼，輔國碎之。未幾，事敗，為刺客所殺。杜陽編

香中忌麝

唐鄭注赴河中，姬妾百餘盡熏麝，香氣數里逆於〔一〇〇〕人鼻。是歲自京兆至河中，所過之地，瓜盡一蒂不獲。洪譜

被草負笈〔一〇一〕

宋景公燒異香于臺上，有野人被草負笈，扣門而進。是為子韋〔一〇二〕，世司天部。洪譜

異香成穗

二十二祖摩拏羅至西印，王焚香，而月氏國王忽覩異香成穗。傳燈録

逆風香

竺法深、孫興公共聽北來道人與支道林〔一〇三〕瓦官寺講小品。北道屢設疑問，林辯答俱爽。北道每屈，孫問深公：「上人當是逆風家〔一〇四〕，

何以都不言？」深笑而不答。林曰：「白栴檀非不馥，焉能逆風？」深夷然〔一〇五〕不屑。波利質多香樹，其香逆風而聞。今返之云：「白栴檀非不香，豈能逆風？」言深非不能難之，正不必難也。

古殿爐香

問：何如是古殿一〔一〇六〕爐香。寶蓋約師曰：「廣大勿人齅。」曰〔一〇七〕：「齅者如何？」師曰：「六根俱不到〔一〇八〕。」

買佛香

汾潭師話〔一〇九〕：問：「『動容沈古路，身没乃方知』，此意如何？」師曰：「偷佛錢買佛香。」曰：「學人不會。」師曰：「不會即燒香供養本耶孃。」

戒定香

釋氏有定香戒香。韓侍郎贈僧詩云：「一靈令用戒香薰。」

結願香

省郎遊華嚴寺巖下，見老僧前有香爐，烟穟微甚。僧謂曰：「此檀越結願香，尚在而檀越已三生矣。」陳去非詩：「再燒結願香。」

香偈

謹爇道香〔二一〇〕、德香、無為清浄香〔二一一〕、自然香、妙洞真香、靈寶惠香、朝三界香、三境真香〔二一二〕。滿瓊樓玉境，遍諸天法界。以此真香騰空上奏。焫香有偈：返生寶木，沉水奇材〔二一三〕。瑞氣氤氳，祥雲繚繞。上通金闕〔二一四〕，下入冥司。道書

香光

楞嚴經：大勢至法王子〔二一五〕云：「如染香人身有香氣，此則名曰香光。」

香鑪〔二一六〕

鑪之名始見于周礼冢宰之屬宮人「凡寢中共鑪炭」。

博山香爐

武帝内傳有博山爐，蓋西王母遺帝者。事物紀原　皇太子初拜，有銅博山香爐。東宫故事　丁緩作九層博山香爐，鏤以奇禽怪獸，皆自然能動。西京雜記　其爐象海中博山，下盤貯湯，使潤氣蒸香，以象海之四環。呂大臨考古圖

被中香爐

長安巧工丁緩作被中香爐，亦名卧褥香爐。本出房風，其法後絶。緩始更為之，機環運轉四周而爐體常平，可置于被褥，故以為名。今之香毬是也。西京雜記

薰爐

尚書郎入直臺中，給女侍史二人，皆〔一一七〕選端正。指使從直女侍史執香爐燒熏，以從入臺中，給使護衣。漢官儀

金爐

魏武上御物三十種，有純金香爐一枚。雜物疏

麒麟爐

晉儀禮：大朝會，即鎮官堦以金鍍九尺麒麟大爐。唐薛逢詩云：「獸坐金牀吐碧烟」是也。

帳角香爐

石季龍冬月為複帳，四角安綴金銀鑿鏤香爐。鄴中記

鵲尾香爐

宋玉賢〔一一八〕，山陰人也。既稟女質，厥志彌高〔一一九〕，自專。年及笄，應適女兄許氏。密具法服〔一二〇〕登車，既至夫門，時及交礼，更著黄巾裙，手執鵲尾香爐，不親婦礼。賓主駭愕，夫家力不能屈。乃放還，遂出家。梁大同初，隱弱溪之間〔一二一〕。法苑珠林云：「香爐有柄可執者曰鵲尾爐。」見上

百寶香爐

唐安樂公主百寶香爐高二丈。朝野僉載

香爐為寶子

錢鎮州詩雖未脫五季餘韻，然回旋讀之，故自娓娓可觀〔一二二〕。題者多云寶子，弗知何物。以余攷之，乃迦葉之香爐，上有金華，華內乃有金臺，即臺為寶子。則知寶子乃香爐耳。亦可為此詩，但圜若重規然。豈漢丁緩被中之製乎？黃長睿

貪得銅爐〔一二三〕

何尚之奏庾仲文貪賄〔一二四〕，得嫁女具，銅爐四人舉乃勝。南史

母夢香爐

陶弘景母夢天人手執香爐，來至其所，已而有娠。南史

失爐筮卦

會稽盧氏失博山香爐。吳泰筮之曰：「此物質雖為金，其寔衆山，有樹非林，有孔非泉，閶闔晨興，見發青烟：此香爐也。」語其處即求得〔一二五〕，集異記

香爐墮地

侯景呼東西南北皆謂為厢。景篡，牀東香爐無故墮。景曰：「此東厢香爐，那忽下地。」識者以為湘東軍下之徵云。南史

覆爐示兆

齊建武〔一二六〕中，明帝召諸王。南康侍讀江泌憂念府王子琳，訪誌公道人，問其禍福。誌公覆香爐灰〔一二七〕示之曰：「都盡無餘。」後子琳被害。南史

香爐峯

廬山有香爐峯。李太白詩云：「日照香爐生紫烟」。來鵬詩云：「雲起爐峰一炷烟」。

薰籠

晉東宮故事云：「太子納妃，有衣熏籠。當亦秦、漢之制也。」事物記原

傳

天香傳

丁謂之

香之為用從古矣。所以奉高明，所以達蠲潔。三代禋享，首惟馨之荐，而沉水薰陸無聞焉；百家傳記，萃衆芳之美，而蕭薌鬱鬯不尊〔一二八〕焉。礼云：「至敬不享味，貴氣臭也。」是知其用至重，採製粗略，其名實繁，而品類叢脞矣。觀乎上古帝皇之書、釋道經典之説〔一二九〕，則記録綿遠，賛頌嚴重，色目至衆，法度殊絶。西方聖人曰：「大小世界，上下内外種種諸香。」又曰：千萬種和香，若香、若丸、若末、若塗〔一三〇〕，以至華香、果香、樹香、天和合之香。又曰：天上諸天之香。又佛土國名衆香，其香比於十方人天之香，最為第一。仙書云：上聖焚百寶香。天真皇人〔一三一〕焚千和。黄帝以沉榆蓂莢為香。又曰：真仙所焚之香，皆聞百里。有積烟成雲，積雲成雨。然則與人間所共貴者，沉水、薰陸也。故經云：「沉水堅株。」又曰：沉水香，聖降之夕神導從有捧爐香者，烟高丈餘，其色正紅。得非「天上諸天之香」耶？三皇寶齋香珠法，其法，雜而末之，色色至細，然後叢聚，杵之三萬，緘以良器，載蒸載和，豆分而丸之，珠貫而暴之。且曰：「此香焚之，上徹諸天。」蓋以沉水為宗，薰陸副之也。是知古聖欽崇之至厚，所以備物寶妙之無極。謂奕世寅奉香火〔一三二〕之荐，鮮有廢日。然蕭茅之類，隨其所備，不足觀也。祥符初，奉詔充天書扶持使，道場科醮無虛日，永晝達夕，寶香不絕，乘輿肅謁則五上為禮。真宗每至玉皇、真聖祖位前，皆五上香。馥烈之異，非世所聞。大約以沉水、乳為本，龍香和劑之。此法累稟之聖祖，中禁少知〔一三三〕者，况外司耶？八年掌國計，兩鎮旄鉞，四領樞軸。俸給頒賚〔一三四〕，隨日而隆。故苾芬之羞，特與昔異。襲慶奉祀日，賜供內乳香一百二十觔，入內副都知張繼能為使。在宮觀密賜新香，動以百數。沉乳降真等香〔一三五〕。由是，私門之沉乳足用，有唐雜記言〔一三六〕：明皇時，異人云：醮席中每焚乳香，靈祇皆去。人至於今惑之。真宗時，親稟聖訓，沉、乳二香，所以奉高天上聖，百靈不敢當也。無他言。上聖即政之六月，授詔罷相，分務西洛，尋遣海南。憂患之中，一無塵慮，越惟永晝晴天，長霄垂象，爐香之趣，益增其勤。素聞海南出香至多，始命市之于閭里間，十無一有假。版官裴鶚者，唐宰相晉公中令之裔孫也。土地所宜，悉究本末。且曰：「瓊管之地，黎母山奠之。四部境域〔一三七〕，皆枕山麓，香多出此山〔一三八〕，甲于天下。然取之有時，售之有主。蓋黎人皆力耕治業，不以採香專利。閩越海賈，惟以餘杭船即市香。每歲冬季，黎峒俟此船，方入山尋採。州人從而賈販，盡歸船商。故非時不有也。香之類有四：曰沉，曰棧，曰生結，曰黃熟。其為狀也，十有二，沉香得其八焉。曰烏文格，土人以木之格，其沉香如烏文木之色而澤，更取其堅格，是美之至也。曰黃蠟，其表如蠟，少刮削之〔一三九〕，鑿紫相半，烏文格之次也。曰牛目與角及蹄，曰雉頭、泊髀、若骨，此沉香之狀。土人則曰牛眼、牛角、牛蹄、雞頭、雞腿、雞骨。曰崑崙梅格，棧香也。此梅樹也，黃黑相半而稍堅，土人以此比棧香也。曰蟲鏤，凡曰蟲鏤，其香尤佳，蓋香兼之黃熟，蟲蛀及攻，腐朽盡去，菁英獨存者也。曰傘竹格，黃熟香也。如竹，色白黃而帶黑，有似棧也。曰茅葉，如茅葉，至輕，有入水而沉者，得沉香之餘氣也。然之至佳，土人以其非堅實，抑之黃熟也。曰鷓鴣斑，色駁雜如〔一四〇〕鷓鴣羽也。生結香也，棧香未成沉者有之，黃熟未成棧者有之。凡四名十二狀，皆出一本。樹體如白楊，葉如冬青而小。膚表也，標末也，〔一四一〕質輕而散，理疎以粗。曰黃熟，黃熟之中黑色堅勁〔一四二〕者曰棧，棧香之名，相傳甚遠。即未知其旨，惟沉水為狀也。肉骨頴脫，芒角銳利，無大小，無厚薄，掌握之有金玉之重，切磋之有犀角之勁，縱分斷瑣碎，而氣脉滋益，用之與臭塊者等。鶚云：香不欲絶大，圍尺以上，慮有水病。若斤已上者，中含兩已下者，中浮〔一四三〕水即不沉矣。又曰：或有附於枯枿〔一四四〕，隱於曲枝，蟄藏深根。或抱其木本，或挺然結實，混然成形。嵌若穴石，屹如歸雲〔一四五〕。如矯首龍，如峩冠鳳，如麟植趾〔一四六〕，如鴻鎩翮，如曲肱，如駢指。但文理密緻，光彩明瑩，斤斧之跡，一無所及。置器以驗，如石投水，此香寶也，千百一而已矣。夫如是，自非一氣粹和之凝結，百神祥異之含育。則何以羣木之中，獨稟靈氣，首出庶物，得奉高天也。占城所産，棧、沉至多，彼方貿遷，或入番禺，或入大食。大食〔一四七〕貴重棧沉香，與黄金同價。鄉耆云：比歲有大食蕃舶，為颶風所逆，寓此屬邑。首領以富有自大〔一四八〕，肆筵設席，極其誇詫。州人私相顧曰：「以貲較勝，誠不敵矣。然視其爐烟，蓊鬱不舉，乾而輕〔一四九〕，瘠而焦，非妙也。」遂以海北岍者，即席而焚之。高烟杳杳〔一五〇〕，若引束絙；濃腴湒湒，如練凝漆；芳馨之氣，持久益佳。大舶之徒，由是披靡。生結者，取不俟其成，非自然者也。生結沉香，品與棧香等；生結棧香，品與黄熟等；生結黄熟〔一五一〕，品之下也。色澤浮虛而肌質散緩，燃之辛烈少和氣，久則潰敗

〔一五二〕，速用之即佳，不同。沉棧成香，則永無朽腐矣。雷、化、高、竇，亦中國出香之地。比海南者，優劣不侔甚矣。既所稟不同，而售者多，故取者速也。是黃〔一五三〕熟不待其成棧，棧不待其成沉。蓋取利者戕賊之深也。非如瓊管間深洞黎人〔一五四〕，非時不妄翦伐。故樹無夭折之患，得必皆異香〔一五五〕。曰熟香，曰脫落香，皆是自然成香。餘杭市香之家〔一五六〕，有萬斤黃熟者，得真棧百斤則為稀矣。百斤真棧，得上等沉香數十斤，亦為難矣。

薰陸、乳香之長大而明瑩者，出大食國。彼國〔一五七〕香樹連山絡野，如桃膠松脂，委于石地，聚而斂之。若京坻香山，多石而少雨〔一五八〕。載詢番舶則云：「昨過乳香山，彼人〔一五九〕云：此山下雨，已三十年矣。香中帶石末者，非濫偽也，地無土也。然則此樹若生泥塗〔一六〇〕，則香不得為香矣。天地植物，其有旨乎？

贊曰：百昌之首，備物之先。于以相禋，于以告虔。孰歆至荐，孰享芳烟。上聖之聖，高天之天。

序

和香序

范蔚宗〔一六一〕

麝本多忌，過分必害。沉實易和，盈斤無傷。零藿燥虚，詹唐粘濕，甘松蘇合，安息鬱金。捺多和羅之屬。並被于外國〔一六二〕，無取於中土。又棗膏昏蒙，甲馢淺俗〔一六三〕，非惟無助於馨烈，乃當彌增於尤疾也。此序所言，悉以比類朝士：麝本多忌〔一六四〕，比庾憬之；棗膏昏蒙，比羊玄保；甲馢淺俗，比徐湛之〔一六五〕；甘松蘇合，比惠休道人；沉實易和，蓋自比也。

笑蘭香序洪譜

吳僧罄宜〔一六六〕笑蘭香序曰：「豈非韓魏公所謂濃梅，而黄太史所謂藏春者耶？其法以沉為君，雞舌為臣，北苑之塵、秬鬯十二葉之英、鉛華之粉〔一六七〕、柏麝之臍為佐。以百花之液為使，一炷如芡子許〔一六八〕，油然鬱然，若嗅九畹之蘭，而浥百畝之蕙也。

說

香說

程泰之

秦漢以前，二廣未通中國，中國〔一六九〕無今沉、腦等香也。宗廟焫蕭，灌獻尚鬱，食品貴椒。至荀卿氏方言椒蘭。漢雖已得南粵，其尚臭之極者椒房。郎官以雞舌奏事而已。較之沉腦，其等級之高下〔一七〇〕，不類也。惟西京雜記載長安巧工丁緩作被下香爐，頗疑已有今香。然劉向銘博山爐，亦止曰：「中有蘭綺，朱火青烟。」玉臺新咏說博山爐亦曰：「朱火然其中，青烟颺其間。香風難久居〔一七一〕，空令蕙草殘。」二文所賦皆杰蘭蕙，而非沉腦。是漢〔一七二〕雖通南粵，亦未見粵香也。漢武內傳載西王母降，焫嬰香等。品多名異，然疑後人為之。漢武奉仙，窮極宮室帷帳器用之麗，漢史備記不遺，若曾創古來未有之香，安得不記？

銘

博山鑪銘

劉向

嘉此正器，嶄巖若山。上貫太華，承以銅盤。中有蘭綺，朱火青烟。

香爐銘

梁元帝

蘇合氤氳，飛烟若雲。時濃更薄，乍聚還分。火微難盡，風長易聞。孰云道力，慈悲所熏。

頌

鬱金香頌

左九嬪

伊此奇香，名曰鬱金。越此殊域，厥珍來尋。芬香酷烈，悦目欣心。明德惟馨，淑人是欽。窈窕淑媛，服之褵襟〔一七三〕。永垂名實，曠世弗沉〔一七四〕。

藿香頌

江文通

桂以過烈，麝以太芬。擢阻天壽〔一七五〕，夭折人文。詎如藿香〔一七六〕，微馥微薰。攝靈百仞〔一七七〕，養氣青雲。

瑞沉寶峰頌并序〔一七八〕

臣建謹按：史記龜策傳曰：「有神龜在江南嘉林中〔一七九〕。嘉林者，獸無虎狼，鳥無鴟梟，草無毒螫。野火不及，斧斤不至。是謂嘉林〔一八〇〕。龜在其中，常巢于芳蓮之上，在脅書文曰：『甲子重光，得我者為帝王。』由是觀之，豈不偉哉？」臣少時在書室中，雅好焚香〔一八一〕，有海上道士向臣言曰：「子知沉之所出乎？請為子言。蓋江南有嘉林，嘉林者，美木也。木美〔一八二〕則堅實，堅實則善沉〔一八三〕。或秋水泛溢，美木漂流，沉于海底，蛟龍蟠伏于上。故木之香清烈而戀水；濤瀨淙激于下，故木之形嵌空而類山。近得小山〔一八四〕于海賈，巉巖可愛，名之曰「瑞沉寶峯」。臣建不敢藏諸私室，謹齋莊潔誠，跪進玉陛。以為天壽聖節瑞物之獻。臣建謹拜手稽首而為之頌曰：　大江之南，粤有嘉林。嘉林之木，入海而沉。蛟龍枕之，香冽自清。濤瀨漱〔一八五〕之，峰岫乃成。海神愕視，不敢閟藏。因潮而出，瑞我明昌〔一八六〕。明昌至治。如沉馨香。明昌睿美，如山久長。臣老且耄，聖恩曷報。歌此頌詩，以配天保。

賦

迷迭香賦

魏文帝

播西都之麗草兮，應青春之凝暉。流翠葉于纖柯兮，結微根〔一八七〕於丹墀。芳莫秋〔一八八〕之幽蘭兮，麗崑崙之英芝。信繁華之速逝兮，弗見彫于嚴霜。既經時而收采兮，遂幽殺去聲。以增芳。去枝葉〔一八九〕而持御兮，入綃縠之霧裳。附玉體以行止兮〔一九〇〕，順微風〔一九一〕而舒光。

鬱金香賦

傅玄〔一九二〕

葉萋萋以翠青，英蘊蘊以金黄。樹菴靄〔一九三〕以成陰，氣芬馥以含芳。陵蘇合之殊珍，豈艾納之足方。榮耀帝寓，香播紫宫〔一九四〕。吐芳揚烈，萬里望風。

芸香賦〔一九五〕

傅咸

攜昵友以逍遥兮，覽偉草之敷英〔一九六〕。慕君子之弘覆兮，超託軀於朱庭。〔一九七〕俯引澤於月壤兮，仰吸潤乎太清。繁兹綠葉，茂此翠莖。〔一九八〕葉扶踈以臨風兮，枝媚妍以迴縈。象春松之含曜兮，鬱蓊蔚以葱青。

幽蘭賦

楊炯

惟幽蘭之芳草，稟天地之純精。抱青紫之奇色，挺龍虎之佳名。不起林而獨秀，必固本而叢生。爾乃丰茸十步〔一九九〕，綿連九畹。莖受露而將低，香從風而自遠。當此之時，叢蘭正滋。美庭闈之孝子，循南陔而采之。楚襄王蘭臺之宫，零落無叢；漢武帝猗蘭之殿，荒凉幾變。聞昔日之芳菲，恨今人之不見。至若桃花水上，佩蘭若而續魂；竹箭山陰，坐蘭亭而開宴。江南則蘭澤為洲，東海則蘭陵為縣〔二〇〇〕。隰有蘭兮蘭有枝，贈遠别兮交新知；氣如蘭兮長不改，心若蘭兮終不移。及夫東山月出，西軒日晚。授燕女於春閨，降陳王於秋坂。乃有送客金谷，林塘坐曛〔二〇一〕。鶴琴未罷，龍劍將分。蘭缸燭耀，蘭麝氛氳。舞袖迴雪，歌聲遏雲。度清夜之未艾〔二〇二〕，酌蘭英以奉君。若夫靈均放逐，離羣散侶，亂郢之南都，下瀟湘之北渚。步遲遲而適越〔二〇三〕，心鬱鬱而懷楚，徒眷戀于君王，斂精神于帝女。汀洲兮極目，芳菲兮襲予。思公子兮不言，結芳蘭兮延佇。借如君章有德，通神感靈，懸車舊館〔二〇四〕，請老山庭。白露下而警鶴，秋風高而亂螢。循階除而下望〔二〇五〕，見秋蘭之青青。重曰：若有人兮山之阿，紉秋蘭兮歲月多。思握之兮猶未得〔二〇六〕，空佩之兮欲如何。遂抽琴轉操為幽蘭之歌〔二〇七〕。歌曰：幽蘭生矣，于彼朝陽。含雨露之津潤，吸日月之休光〔二〇八〕。美人愁思兮，採芙蓉于南浦。公子忘憂兮，樹萱草于北堂。雖處幽林與窮谷，不以無人而不芳。趙元淑聞而歎曰：昔聞〔二〇九〕蘭葉據龍圖，複道蘭林引鳳雛。鴻歸燕去紫莖歇，露往霜來綠葉枯〔二一〇〕。悲秋風之一敗，與萬草而為芻。文苑英華

木蘭賦并序

李華

華容石門山有木蘭樹，鄉人不識，伐以為薪。餘一本方操柯未下，縣令李韶行春〔二一一〕見之，息焉其陰〔二一二〕。喟然歎曰：功列桐君之書，名載騷人之詞。生於遐深，委於薪燎〔二一三〕。天地之産珍物，將焉用之？爰戒虞衡禁其剪伐。按本草，木蘭似桂而香，去風熱，明耳目。在木部上篇。乃採斫以歸，理疾多驗。由是遠近從而採之，幹剖支分，殆枯槁〔二一四〕矣。士之生世出處，語默難乎哉？韶，余之從子也〔二一五〕。常為余言，感而為賦云。

泝長江以遐覽，愛楚山之寂寥。山有嘉樹兮名木蘭，鬱森森以苕苕。當聖

政之文明，降元和于九霄。更祲冷之為虐，貫霜雪而不彫。白波潤其根柢，玄雪暢其枝條。沐春雨之濯濯，鳴秋風以蕭蕭〔二一六〕。素膚紫肌，緑葉緗蒂〔二一七〕。疎密聳附，高卑蔭蔽。華如雪霜，寔若星麗。節勁〔二一八〕松竹，香濃蘭桂〔二一九〕。宜不植於人間，聊獨立於天際。徒翳薈兮為隣，挺堅貞兮此身。嘉名列於道書，墜露飲乎騷人。至若靈山霧歇，藹藹林樾〔二二〇〕。當楚澤之晨霞，映洞庭之夜月。發聰明於視聽，洗煩濁〔二二一〕於心骨。韻衆壑之空峒〔二二二〕，澹微雲之滅沒。草露白兮山凄凄，鶴既唳兮猿復啼。窅深林以冥冥，覆百仞之玄谿。彼逸人兮有所思，戀芳陰兮步遲遲。悵幽獨兮人莫知，懷馨香兮將為誰。惋樵父之無惠，混衆木而皆盡。指書類而揮斤，遇仁人之不忍。方甘心而剿絶，俄固柢於傾殞。憐春華而搴芳〔二二三〕，顧落日而迴軫。達者有言：巧勞智〔二二四〕，憂養命，蠲疫人，胡不求。枝殘體剥，澤〔二二五〕盡枯留。顛頷空山，離披素秋。鳥避弋而高翔，魚畏網而深游。不材則終其天年，能鳴則危于俎羞〔二二六〕。奚此木之不終，獨隱見而罹憂〔二二七〕。自昔淪芳于朝市，墜實于林丘〔二二八〕。徒鬱咽而無聲，可勝言而計籌者哉？吾聞曰：人助者信，神聽者直，則臧倉譖言，宣尼失職。出處語默，與時消息，則子雲投閣，方回受殛。故知天地無心，死生同域。紜紜品物〔二二九〕，物有其極。至人者，要性循於自然，寧任夫智之與力也，雖賢愚各全其好惡，草木不夭其生植。已而已而翳疑誤〔二三〇〕不可得。

沉香山子賦子由生日作

蘇子瞻

古者以芸為香，以蘭為芬。以鬱鬯為裸，以脂蕭為焚。以椒為堅，以蕙為薰。杜蘅帶屈，菖蒲薦文。麝多忌而本羶，蘇合若薌而實葷。嗟吾知之幾何，為六入之所分。方根塵之起滅，常顛倒其天君。每求似于髣髴，或鼻勞而妄聞。獨沉水為近正，可以配薝蔔而並云。矧儋崖之異産，實超然而不羣。既金堅而玉潤，亦鶴骨〔二三一〕而龍筋。惟膏液之内足，故把握而兼斤。顧占城之枯朽，宜爨釜而燎蚊。宛彼小山，巉然可欣。如太華之倚天，象小孤〔二三二〕之插雲。往壽子之生朝，以寫我之老勤。子方面壁〔二三三〕以終日，豈亦歸田而自耘。幸置此於〔二三四〕几席，養幽芳于悦紛。無一往〔二三五〕之發烈，有無窮之氤氳。蓋非獨以飲東坡之壽，亦所以食黎人之芹也。

雞舌香賦并序

顔博文

沈括以丁香為雞舌，而醫者疑之。古人用雞舌，取其芬芳，便於奏事〔二三六〕。世俗蔽于所習，以丁香狀之于雞舌，大不類也〔二三七〕。乃慨然有感，為賦以解之：

嘉物之産，潛竄山谷。其根盤貯，龍隱〔二三八〕蛇伏。期微生之可保，處幽翳而自足。方吐英而布葉，似干世而無欲。烈烈嬌黄，綽綽疎緑。偶咀嚼而有味，以奇功而見録〔二三九〕。攘肌被逼，粉骨〔二四〇〕遭辱。雖功利之及人，恨此身之莫贖。惟彼雞舌，味和而長，氣烈而揚。可與君子，同昇廟堂。發胸臆之藻繪，粲齒牙之氷霜。一語不忌，澤及四方。溯日月而上征，與鴛鷺而同翔。惟其施之得宜，豈凡物之可當。世以疑似〔二四一〕，猶有可議。雖二名之靡同，眇不害其為貴。彼鳳頸而龍準，謂蜂目而烏喙。況稱謂之不爽，稽形質而寔類者哉〔二四二〕？殊不知天下之物，竊名者多矣。雞腸烏喙，牛舌馬齒〔二四三〕。川有羊蹄，山有鳶尾。龍膽虎掌，猪膏鼠耳。鵰脚羊眼，鹿角豹足。兔顱狼跛，狗脊馬目。燕頷之黍，虎皮之稻。蓴貴雉尾，藥尚雞爪。葡桃取象于馬乳，婆律謬稱于龍腦。筍雞脛以為珍，瓠牛角而貴早。亦有鴨脚之葵，狸頭之瓜。魚甲之松，鶴翎之花。以雞頭龍眼而充果，以雀舌鷹爪而名茶。彼争功而擅價，咸好大而喜誇。其間名實相叛〔二四四〕，是非迭居。得其實者，如聖賢之在高位〔二四五〕；無其實者，如名器之假盜軀。嗟所遇之不同，亦自賢而自愚。彼方遺臭於海上，豈芬芳之是娛。嫫母飾貌而荐衾，西子掩面而守閭。餌醯醬而〔二四六〕委醍醐，佩碔砆而捐瓊琚。捨文茵兮卧籧篨〔二四七〕，習薤露兮廢笙竽。斂作錐而補履，驥垂頭而駕車。蹇不遇而遭謗，將栖栖而焉圖。是香也，市井所緩，廊廟所急。豈比馬蹄之近俗，燕〔二四八〕尾之就濕。聽秋雨之淋淫，若蒼天為兹而雪泣。若將有人〔二四九〕，依龜甲之屏，炷鵲尾之爐。研以鳳咮，筆以鼠鬚。作蜂腰鶴膝之語，為鴝頭蝨脚之書。為兹香而解嘲，明氣類而不殊。願獲用於賢相，藹芳烈於天衢。

銅博山香爐賦

梁昭明太子

稟至精之純質，産靈嶽之幽深。探般倕之妙旨〔二五〇〕，運公輸之巧心。有蕙帶而巖隱，亦霓裳而升仙。寫崧山之巃嵸，象鄧林之芊眠。於時，青烟司寒，晨光翳景。翠帷已低，蘭膏未屏。炎蒸内耀，苾芬外揚。似慶雲之呈色，若景星之舒光。信名嘉而用美，永為玩於華堂。〔二五一〕

詩

詩句

百和裛衣香。　金泥蘇合香。　紅羅複斗帳，四角垂香囊。古詩　盧家蘭室桂為梁，中有鬱金蘇合香。梁武帝　合歡襦〔二五二〕熏百和香陳後主　彩墀散蘭麝，風起自生香。鮑照　燈影照無寐，心清聞妙香。朝罷香烟攜滿袖。杜工部　燕寢凝清香。韋蘇州　裊裊沉水烟。　披書古芸馥〔二五三〕。　守帳燃香暮〔二五四〕。沉香火煖茱萸烟。李長吉　豹尾香烟滅。陸厥　重熏異國香。李廓　多燒荀令香。張見正　然香氣散不飛烟。陸瑜　羅衣亦罷熏。胡曾　沉水熏衣白壁堂。胡宿　丙舍無人遺燼香。温庭筠　夜燒沉水香。　香烟橫碧縷。蘇子瞻　蛛絲凝篆香。黃魯直　焚香破今夕〔二五五〕。　燕坐獨焚香。簡齋　焚香澄神慮。蘇州　向來一瓣香，敬為曾南豐。陳後山　博山爐中百和香，鬱金蘇合及都梁。吳均〔二五六〕　金爐絶沉燎。　熏爐雞棗香。　博山炯炯吐香霧。古　龍爐傍日香。　爐烟添柳重。韋巨源　金爐蘭麝香〔二五七〕。沈佺期　爐熏暗徘徊。張籍　金爐細炷通。李賀　睡鴨香爐換夕熏。李商隱　荀令香爐可待熏。　衣冠身惹御爐香。賈至〔二五八〕　博山吐香五雲散。韋應物　蓬萊宮繞玉爐香。陳陶　噴香瑞獸金三尺。羅隱　繡屏

日烘荀令炷香爐。山谷

銀鴨香蓊濛。温庭筠〔二五九〕浥浥爐香初泛夜。東坡

午夢不知緣底事，篆烟燒盡一盤花。劉屏山 微風不〔二六〇〕動金猊香。陸放翁

寶熏　　黃魯直

賈天錫惠寶熏以兵衛森畫戟燕寢〔二六一〕凝清香十詩報之

險心游萬仞，躁欲生五兵〔二六二〕。隱几香一炷〔二六三〕，靈臺湛空明。

晝食烏窺臺，宴坐日過砌。俗氛無因來，烟霏作輿衞。

石蜜化螺甲，榠樝煮水沉。博山孤烟起，對此作森森。

輪囷香事已，郁郁著書畫。誰能入吾室〔二六四〕，脫汝世俗械。

賈侯懷六韜，家有十二戟。天資喜文事，如我有香癖。

林花飛片片，香歸銜泥燕〔二六五〕。閉閤和春風，還尋蔚宗傳。

公虛采芹宫，行樂在小寢。香光當發聞，色敗不可稔。

牀帷夜氣馥，衣桁晚香凝。瓦溝鳴急雪，睡鴨照華燈。

雉尾映鞭聲，金爐拂大清。班近聞香早，歸來學得成。

衣篝麗紈綺，有待乃芬芳。當念真富貴，自熏知見香。

帳中香二首　山谷

百鍊香螺沉水，寶薰近出江南。一穗黄雲繞几，深禪相對同參。

螺甲割崑崙耳，香材屑鷓鴣斑。欲雨鳴鳩日永，不惟睡鴨春閒〔二六六〕。

戲用前韻有聞帳中香，以為熬蠟香。

海上有人逐臭〔二六七〕，天生鼻孔司南。但印香嵓本寂，不必叢林遍參。

我讀蔚宗香傳，文章不減二班。誤以甲為淺俗，却知麝要防閑。

和魯直韻　東坡

四句燒香偈子，隨香偏滿東南。不是聞思所及，且令鼻觀先參〔二六八〕。

萬卷明窗小字〔二六九〕，眼花只有斕斑。一炷烟消火冷〔二七〇〕，半生身老心閒〔二七一〕。

次韻答子瞻　山谷〔二七二〕

置酒未容虚左，論詩時要指南。迎笑天香滿袖，喜君先赴朝參。

迎燕温風旋旋，潤花小雨斑斑。一炷香中得意，九衢塵裏偷閒〔二七三〕。

再和〔二七四〕

置酒未逢休沐，便同越北燕南。且復歌呼相和，隔牆知是曹參〔二七五〕。

丹青已是前世〔二七六〕，竹石時窺一班。五字還當靖節，數行誰似高閑〔二七七〕。

印香　　東坡

子由生日以檀香觀音像及新合印香銀篆盤為壽

栴檀婆律海外芬，西山老臍柏所薰。香螺脫黶來相群，能結縹緲風中雲。一燈如螢起微焚，何時度盡繆篆紋。繚繞無窮合復分，緜緜浮空散氤氳。東坡持是壽卯君〔二七八〕，君少與我師皇墳。旁資老聃釋迦文，共厄中年點蠅蚊。晚遇斯須何足云，君方論道承華勛。我亦旗鼓嚴中軍，國恩當報敢不勤〔二七九〕。但願不為世所醺，爾來白髮不可耘〔二八〇〕。問君何時返鄉枌，收拾散亡理放紛。此心實與香俱焄，聞思大士應已聞。

沉香石　　東坡〔二八一〕

辟立孤峰倚研長，共疑沉水得頑蒼。欲隨楚客紉蘭佩，誰信吳兒是木腸〔二八二〕。山下曾逢化松石〔二八三〕，玉中還有辟邪香。早知百和俱灰燼〔二八四〕，未信人言弱勝剛。

凝齋香

曾子固

每覺西齋景最幽，不知官是古諸侯。一尊風月身無事，千里耕桑歲共秋〔二八五〕。雲水醒心鳴好鳥，玉泉清耳漱沉流。龍烟細細臨黄卷，疑在香烟最上頭

肖梅香

張吉甫

江村招得玉妃魂，化作金爐一炷雲。但覺清芬暗浮動，不知碧篆已氤氳。春收東閣簾初下，夢想西湖被更薰。真似吾家雪溪上，東風一夜隔籬聞。

香界

朱晦菴

幽興年來莫與同，滋蘭聊欲汎東風。真成佛國香雲界，不數淮山桂樹叢。花氣無邊曛欲醉，靈芬一點静還通〔二八六〕。何須楚客紉秋佩，坐卧經行向此中。

返魂梅 次蘇藉韻

陳子高

誰道春歸無覓處，眠齋香霧作春昏。君詩似說江南信，試與梅花招斷魂。

東風欺人底薄相〔二八七〕，花信無端銜雪來。妙手誰知煨燼裏，等閒種得臘前梅。

花開莫奏傷心曲，花落休矜稱面粧。只憶夢為蝴蝶去，香雲密處有春光。

老夫粥後惟耽睡，灰暖香濃百念消。不學朱門醉公子〔二八八〕，鴨爐烟裡逞風標〔二八九〕。

鼻根無奈重香繞，偏處春隨夜色勻。眼裡狂花開底事，依然看作一枝春。

漫道君家四壁空，衣篝沉水晚朦朧。詩情似被花相惱，入我香奩境界中〔二九〇〕。

龍涎香

劉子翬〔二九一〕

瘴海驪龍供素沫，蠻村花露浥清滋。微參鼻觀猶疑似，全在爐烟未發時。

燒香曲

李商隱

鈿雲蟠蟠牙比魚〔二九二〕，孔雀翅尾蛟龍鬚。漳宮舊樣博山爐〔二九三〕，楚嬌捧笑開芙蕖。八蠶繭綿小分炷〔二九四〕，獸焰微紅隔雲母。白天月澤寒未冰，金虎含秋向東吐。玉佩呵光銅照昏，簾波日暮銜斜門。西來欲上茂陵樹，柏梁已失栽桃魂〔二九五〕。露庭月井大紅氣，輕衫薄袖當君意。蜀殿瓊人伴夜深，金鑾不問殘燈事。何當巧吹君懷度，襟灰為土填清露。

焚香　邵康節

安樂窩中一炷香，陵晨焚意豈尋常。禍如許免人須諂，福若待求天可量。且異緇黃徼廟貌，又殊兒女裛衣裳。非圖聞道至于此，金玉誰家不滿堂。

焚香　楊廷秀〔二九六〕

琢瓷作鼎碧於水，削銀為葉輕如紙。不文不武火力均〔二九七〕，閉閤下簾風不起〔二九八〕。詩人自炷古龍涎，但令有香不見烟。素馨欲開末利折，底處龍涎和檀棧。平生飽食山林味，不奈此香殊嫵媚。呼兒急取蒸木犀〔二九九〕，却作書生真富貴。

焚香　郝伯常

花落深庭日正長，蜂何繚亂燕何忙。匡牀不下凝塵滿，消盡年光一炷香。

燒香

陳去非

明窗延静晝，默坐息諸縁。聊將無窮意，寓此一炷烟。當明戒定慧，妙供均人天。我豈不清友，于今醒心然〔三〇〇〕。爐香裊孤碧，雲縷霏數千〔三〇一〕。悠然凌空去，縹緲隨風還。世事有過現，熏性無變遷。應如水中月，波定還自圓。

覓香

顔博文

罄室從來一物無，博山惟有一香爐〔三〇二〕。而今荀令真成癖，祇欠清芬裊坐隅〔三〇三〕。

覓香

王希深合和新香烟氣清灑不類尋常等〔三〇四〕可以為道人開筆端消息

玉水沉沉影，銅爐裊裊烟。為思丹鳳髓，不愛老龍涎。皂帽真閒客，黄衣小病仙。定知雲屋下，綉被有人眠。

脩香　陸放翁義方訓

空庭一炷，上有神明。家廟一炷，曾英祖靈。且謝且祈〔三〇五〕，持此而已。此而不為，吁嗟已矣。

香爐　古樂府

四座且莫喧，願聽歌一言。請說銅香爐，崔巍象南山。上枝似松柏〔三〇六〕，下根據銅盤。雕文各異類，離婁自相連。誰能為此器，公輸與魯般。朱火然其中，青烟颺其間。順入君懷裡〔三〇七〕，四座莫不歡。香風難久居〔三〇八〕，空令蕙草殘。

博山香爐　齊劉繪

參差鬱佳麗，合沓紛可憐。蔽虧千種樹〔三〇九〕，出没萬重山。上鏤秦王子，駕鶴翔紫烟。下刻盤龍勢，矯首半銜連。傍為伊水麗，芝蓋出巖間。後有漢遊女，拾翠弄餘妍。榮色何雜揉，縟繡更相鮮。麏麚或騰倚〔三一〇〕，林薄杳阡眠。掩華如不發，含薰未肯然。風生玉階樹，露湛曲池蓮。寒蟲飛夜室，秋雲没曉天〔三一一〕。

博山香爐

沈約

凝芳俟朱燎，先鑄首山銅。環姿信崑崿〔三一二〕，奇態實玲瓏。赤松遊其上，斂足御輕鴻。蛟螭蟠其下，驤首盼層穹。嶺側多奇樹，或孤或連叢。岩間有佚女，垂袂似含風〔三一三〕。翬飛若未已，虎視鬱餘雄。百和清夜吐，蘭烟四面充〔三一四〕。如彼崇朝氣，觸石繞華嵩。樂府

詞

詞句

玉帳鴛鴦噴沉麝。李太白　沉檀烟起盤紅霧。徐昌圖〔三一五〕　寂寞繡屏香一縷。韋莊

衣惹御爐香。薛昭蘊　博山香炷融。毛熙震　爐香烟冷自亭亭。李中主　香草續殘爐。謝希深　爐香静逐游絲轉。晏同叔〔三一六〕　四和裊金鳧。秦叔度　盡日水沉香一縷。

玉盤香篆看徘徊。趙德慶　金鴨香凝袖。　衣潤費爐烟。周美成　朱麝堂中香。　長日篆烟銷。　香滿雲窗月户。　熏爐熟水留香。　繡被薰香透。元裕之〔三一七〕

鷓鴣天 木犀〔三一八〕

元裕之

桂子紛翻浥露黄。桂花高韻静年芳。薔薇水潤宫衣輭，波律膏清月殿涼。

雲岫句，海仙方。情緣心事兩難忘。衰蓮枉誤秋風客〔三一九〕，可是無塵袖裡香。

天香 龍涎香

王沂孫〔三二〇〕

孤嶠蟠烟，層濤蜕月，驪宫夜採鉛水。訊遠槎風，夢深薇露〔三二一〕，化作斷魂心字。紅瓷候火，還乍識，冰環玉指。一縷縈簾翠影，依稀海峯雲氣〔三二二〕。

幾回嬌半醉〔三二三〕。剪青燈，夜寒花碎。更好故溪飛雪，小窗深閉。荀令如今頓老，揔忘却，尊前舊風味。謾惜餘薰，空篝素被。

慶清朝慢 轉香

詹天游

紅雨争霏，芳塵生潤，將春都搗成泥。分明惠風微露，花氣遲遲。無奈汗酥浥透，温柔鄉裡濕雲癡。偏厮稱，霓裳霞珮，玉骨冰肌。

難品處，難咏處，驀然地，不在著意聞時〔三二四〕。欸欸生綃扇底，嫩涼動個些兒〔三二五〕。似醉渾無氣力，海棠一色睡臙脂。真奇絶，這般風韻，韓壽争知。熊訥齋請賦，且曰：「賦者不少，願掃陳言。」

新纂香譜卷第四終

校勘記

〔一〕夫：原誤「無」，據四庫本改。
〔二〕孫功甫：「功」字原無，據香乘卷二十補。
〔三〕矣，原脫，據四庫本補。
〔四〕按：此下四庫本有「收拾歸家」。
〔五〕須精揀花蕊：原脫，據四庫本補。
〔六〕布複包裹：「複」原脫，據四庫本補。
〔七〕盛貯：「貯」原脫，據四庫本補。
〔八〕又用：「又」原誤「久」，據四庫本改。
〔九〕紙隔之：「之」原脫，據四庫本補。
〔一〇〕晒乾用，「用」原無，據四庫本補。
〔一一〕零陵香：「香」原脫，據四庫本補。
〔一二〕煑糊，原無，據四庫本補。
〔一三〕秦皮：「秦」原誤「嘉」，據四庫本改。
〔一四〕右：原脫，據四庫本補。
〔一五〕零陵香：「香」原脫，據四庫本補。
〔一六〕不拘多少：「多少」原脫，據四庫本補。
〔一七〕右料：「右」原誤「大」，據四庫本改。
〔一八〕菩提色：「提」原誤「薩」，據四庫本改。
〔一九〕零陵香：「香」原脫，據四庫本補。
〔二〇〕木香少許：原脫，據四庫本補。按：此處雙圈原為單圈，為醒目，故改，下同。

〔二一〕麪裹煨熟去麪：二「麪」原作「麩」，據四庫本改，本方內同；「熟」原脫，據四庫本補。
〔二二〕酒浸一日：「浸」原誤「洗」，據四庫本改。
〔二三〕少用：「少」原誤「不」，四庫本缺此句，據香乘卷二十改。
〔二四〕穿孔：「孔」原誤「空」，據四庫本改。
〔二五〕芡實大：「大」原脫，據四庫本補。
〔二六〕和養榮衛：「榮」原誤「營」，四庫本同。據香乘卷二十改。
〔二七〕去諸風：「諸」原紙殘，四庫本脫此方，此據香乘卷二十。
〔二八〕如粘粘：「如」原作「加」，據四庫本改。
〔二九〕淘令淨：「令淨」原倒，據四庫本乙。
〔三〇〕鍋內：「鍋」原誤「鉛」，據四庫本改。
〔三一〕此，原無，據四庫本補。
〔三二〕因，原誤「回」，香譜卷下、香乘卷九均引作「因」，據改。楞嚴經卷三同。
〔三三〕像，原無，四庫本作「象」，據洪譜改。
〔三四〕親結：原作「䙝然」，據四庫本改。
〔三五〕註：原誤「往」，據四庫本改。
〔三六〕結纓：原作「然穪」，據四庫本改。
〔三七〕因，原作「自」，據晉書卷九九改，香譜卷下引亦作「因」。
〔三八〕吾，原誤「否」，據香乘卷十改。
〔三九〕復有：原脫，據四庫本補。
〔四〇〕北里志書：「里」原誤「星」，據四庫本改。
〔四一〕新團香獸不焚燒：「新」原誤「近」，據四庫本改。
〔四二〕侈：原誤「俻」，據四庫本改。
〔四三〕盡：原誤「有」，據四庫本改。
〔四四〕是：原誤「自」，據四庫本改。

〔四五〕川，原誤「以」，據新唐書卷二七七改。
〔四六〕思利毗離芮：「思」，原作「忍」，據四庫本改。
〔四七〕肩：原誤「有」，據四庫本改。
〔四八〕番禺：「禺」，原誤「邦」，據四庫本改。
〔四九〕聞：原無，據四庫本補。
〔五〇〕本紀：「紀」原作「記」，據四庫本改。
〔五一〕之：原無，據四庫本補。
〔五二〕中，原無，據四庫本補。
〔五三〕瑤臺瓊室：原作「瑤臺瑤室」，四庫本作「瓊臺瑤室」，俱誤，今據舊唐書卷一七一、新唐書卷七八改。舊唐書卷一七上、香乘卷一引舊唐書本紀均同。
〔五四〕蓬：原作「遂」，據四庫本改。
〔五五〕槽：原作「羅」，據四庫本改。
〔五六〕槽：原作「羅」，據四庫本改。
〔五七〕又見物類相感志：「又」原誤「不」。紺珠集卷十、類說卷二三引物類相感志均有此條。
〔五八〕也，原無，據四庫本補。
〔五九〕閣：原無，據四庫本補。
〔六〇〕木：原無，據四庫本補。
〔六一〕聚賓於此閣上賞花焉：「於」、「上」、「焉」原無，均據四庫本補。
〔六二〕隋煬帝：「隋」下原有「文」，據四庫本刪。
〔六三〕設：原無，據四庫本補。
〔六四〕行，原無，據四庫本補。
〔六五〕注云：原無，據四庫本補。
〔六六〕也：原無，據四庫本補。
〔六七〕托：原誤「說」，據四庫本改。

〔六八〕按：此條原接上條「蘭臺」，據四庫本分。

〔六九〕賜毒：「毒」字下，四庫本有「也」字。漢官儀作「藥」，香乘卷二作「藥」。據下「衆求視其藥」，此似處當有「藥」字。

〔七〇〕家人：「家」原作「佳」，據四庫本改。

〔七一〕乃：原誤「及」，據四庫本改。

〔七二〕為：原無，據四庫本補。

〔七三〕時化菩薩：「時」原誤「疇」，據四庫本改。

〔七四〕聞：原誤「問」，據四庫本改。

〔七五〕採：原誤「探」，據四庫本改。

〔七六〕履組：原作「復徂」，據四庫本改。

〔七七〕釁為熏：「釁」，國語齊語韋昭注作「亦或」。香乘卷七引齊語作「釁或」。

〔七八〕魏武：四庫本下有「帝」字。

〔七九〕充女：「充」，原無，據四庫本補。

〔八〇〕踰垣：「踰」，原作「踰」，據四庫本改。

〔八一〕貢：原誤「貴」，據四庫本改。

〔八二〕聞：原誤「同」，據四庫本改。

〔八三〕公欲坦遁走：「坦」原脱，據四庫本補。

〔八四〕濃香：「濃」，原誤「焚」。歸田錄卷下作「濃」，香乘卷十一引同，據改。

〔八五〕二：原無，據四庫本補。

〔八六〕房：原誤「旁」，據四庫本改。

〔八七〕天女：「天」原無，據四庫本補。

〔八八〕露香告天：原誤「露天告香」，據四庫本改。

〔八九〕左右：原脱，據四庫本補。

〔九〇〕吉：原誤「夫」，四庫本作「吉」而無下「立」，據改。參見三國志吳書一裴松之注。

〔九一〕賁御香：「御」上原有一空格，據四庫本删。
〔九二〕南海祝融之廟也：此下空格原在下「歲二月」下，據文義乙。
〔九三〕具：原誤「有」，據四庫本改。
〔九四〕三奏樂：「三」原誤「之」，據四庫本改。
〔九五〕龍神：「神」原作「蛇」，據四庫本改。
〔九六〕韓偓：「偓」，原誤「渥」，據四庫本改。
〔九七〕咀：原誤「且」，據四庫本改。
〔九八〕天人：「天」，原誤「夫」，據香乘卷十一改。
〔九九〕坐側：「側」，原作「問偶」，四庫本作「隅」，據杜陽雜編卷上改，香乘卷八引同。
〔一〇〇〕里逆於：原紙殘，據四庫本補。
〔一〇一〕被草負笈：「草」，原作「子」，據四庫本改，下同。
〔一〇二〕子韋：「韋」，原作「帝」，四庫本作「常」，據香乘卷十一改。
〔一〇三〕支道林：「支」，原誤「友」，據四庫本改。
〔一〇四〕上人當是逆風家：「當」，原作「常」，據四庫本改。
〔一〇五〕夷然：「夷」，原誤「爽」，據四庫本改。
〔一〇六〕一：原無，據四庫本補。
〔一〇七〕曰：原誤「士」，四庫本脱，據香乘卷六改。
〔一〇八〕不到：「到」，原誤「同」，據四庫本改。
〔一〇九〕泐潭師話：原作「渤潭師詁」，據四庫本改。
〔一一〇〕道香：「香」，原脱，據四庫本補。
〔一一一〕無為清淨香：原作「無為香無為清淨」，四庫本同。據高上神霄玉清真王紫書大法卷三改。
〔一一二〕三境真香：「三境真」原無，四庫本同，據高上神霄玉清真王紫書大法卷三補。
〔一一三〕沉水奇材：「材」原作「枝」，據四庫本改。
〔一一四〕上通金闕：「金」原脱，據四庫本補。

〔一一五〕大勢至法王子：「大」，原誤「文」，據四庫本改。
〔一一六〕香爐：「香」原脫，據四庫本補。
〔一一七〕皆：原誤「聞」，據四庫本改。
〔一一八〕宋玉賢：「賢」，原誤「堅」，據四庫本改。
〔一一九〕厥志彌高：「高」，原誤「齊」，據四庫本改。
〔一二〇〕密具法服：「具」，原誤「是」，據四庫本改。
〔一二一〕隱弱溪之間：「間」，原誤「門」，據四庫本改。
〔一二二〕可觀：「可」，原誤「所」，據四庫本改。
〔一二三〕銅爐：「銅」，原作「香」，據四庫本改。
〔一二四〕貪賄：「賄」，原誤「賭」，據四庫本改。
〔一二五〕求得：「求」，原無，據四庫本補。
〔一二六〕建武：「建」，原誤「晋」，據四庫本改。
〔一二七〕香爐灰：「灰」，原脫，據四庫本補。
〔一二八〕不尊：「尊」，原誤「荨」，據四庫本改。
〔一二九〕經典之說：「典」，原誤「興」，據四庫本改。
〔一三〇〕若塗：「塗」，原誤「坐」，據香乘卷二十八改。
〔一三一〕天真皇人：「皇」，原誤「寶」，據四庫本改。
〔一三二〕謂奕世寅奉香火：「奕」，原誤「变」，「香火」原作「幽大」，俱據四庫本改。
〔一三三〕少知：「少」，原誤「可」，據四庫本改。
〔一三四〕頒賚：「頒」，原誤「須」，據四庫本改。
〔一三五〕降真等香：「真等」，原倒，據四庫本改。
〔一三六〕言：原缺，據四庫本補。
〔一三七〕四部境域：「域」原作「城」，據四庫本改。
〔一三八〕香多出此山：「山」原誤「香」，據四庫本改。

〔一三九〕少刮削之：「少」，原誤「可」，據四庫本改。
〔一四〇〕如：原殘缺，據四庫本。
〔一四一〕葉如冬青而小膚表也標末也：「小膚表也標」原紙殘，僅存「小」之上半及「標」之「木」「示」二段；「末也」原倒，此據四庫本。
〔一四二〕黃熟之中黑色堅勁：「黃」原脫，據四庫本補。「堅」，原紙殘，此據四庫本。
〔一四三〕已下者中浮：原紙殘缺，此據四庫本。
〔一四四〕附於枯杭：「於」，原作「與」，據四庫本改。
〔一四五〕屹如歸雲：「屹」，原誤「也」，據四庫本改。
〔一四六〕麟植趾：「植」，原作「樵」，據四庫本改。
〔一四七〕大食：原脫，據四庫本補。
〔一四八〕以富有自大：「以」原脫，據四庫本補。
〔一四九〕乾而輕：「乾」，原誤「朝」，據四庫本改。
〔一五〇〕高烟杳杳：「烟」，原作「香」，據四庫本改。
〔一五一〕生結黃熟：「結」原誤「漆」，四庫本同，據香乘卷二十八改。
〔一五二〕辛烈少和氣久則瀆敗：「少」，原誤「可」；「瀆」，原誤「清」，俱據四庫本改。
〔一五三〕是黃：原紙殘，此據四庫本。
〔一五四〕洞黎人：「洞」，原作「同」，據四庫本改。
〔一五五〕故樹無夭折之患得必皆異香：「患」、「必皆異」，原紙均殘，此據四庫本。
〔一五六〕市香之家：「之家」，原紙殘，此據四庫本。
〔一五七〕彼國：「彼」，原誤「波」，據四庫本改。
〔一五八〕多石而少雨：「多」、「而少雨」，原紙均殘，此據四庫本。
〔一五九〕彼人：「人」，原紙殘，此據四庫本。
〔一六〇〕泥塗，原紙殘，此據四庫本。
〔一六一〕范蔚宗：按此後單篇詩文作者名，或作大字，或作小字。今統一為大字，後不另注。

〔一六二〕外國：「國」，原誤「固」，四庫本同，據宋書卷六九、南史卷三三改，洪芻香譜卷下、香乘卷二十六引同。

〔一六三〕甲餞淺俗：「甲」上原有「比」，據四庫本刪；「淺」，原紙殘，此據四庫本。

〔一六四〕麝本多忌：「本」原作「香」，四庫本作「木」，據宋書卷六九改，洪芻香譜卷下、香乘卷二十六引同。南史卷三三作「麝本多烈」。

〔一六五〕徐湛之：「湛」，原作「諶」，據四庫本改。

〔一六六〕馨宜：「馨」，原誤「瀭」，據四庫本改。

〔一六七〕鉛華之粉：「鉛」，原誤「銘」，據類說卷五九、錦繡萬花谷後集卷三五改。

〔一六八〕一柱如芡子許：「柱如」，原紙殘，據四庫本改。

〔一六九〕中國：原無，據四庫本補。

〔一七〇〕等級之高下：「高」原作「甚」，據四庫本改。

〔一七一〕香風難久居：原紙殘，據四庫本補。

〔一七二〕漢：原紙殘，此據四庫本。

〔一七三〕褵襟：「褵」，原作「摛」，據四庫本改。

〔一七四〕永垂名實曠世弗沉：「名實曠世」，原紙殘，此據四庫本。

〔一七五〕擢阻天壽：「阻」原作「沮」，據四庫本改。

〔一七六〕詎如藿香：「藿香」，原紙殘，此據四庫本。

〔一七七〕攝靈百仞：「攝」，原作「于」，據四庫本改。

〔一七八〕并序：原無，據四庫本補。

〔一七九〕嘉林中：「中」，原紙殘，此據四庫本。

〔一八〇〕是謂嘉林：「謂嘉林」，原紙殘，此據四庫本。

〔一八一〕雅好焚香：「好焚香」，原紙殘，此據四庫本。

〔一八二〕木美：原倒，據四庫本改。

〔一八三〕善沉：「善」原誤「無」，據四庫本改。

〔一八四〕近得小山：原作「岩得山正」，據四庫本改。
〔一八五〕漱：原誤「瀨」，據四庫本改。
〔一八六〕明昌：「明」，原誤「門」，據四庫本改。
〔一八七〕結微根：原紙殘，此據四庫本。
〔一八八〕莫秋：「莫」，原作「葉」，據四庫本改。
〔一八九〕去枝葉：原紙殘，此據四庫本。
〔一九〇〕行止兮：「行」，原作「公」，據四庫本改。
〔一九一〕微風：原紙殘，此據四庫本。
〔一九二〕傅玄：原無，據四庫本補。
〔一九三〕菴藹：「藹」，原作「謁」，據四庫本改。
〔一九四〕香播紫宮：「播紫」，原紙殘，此據四庫本。
〔一九五〕芸香賦：「芸」，原誤「芝」，據四庫本改。
〔一九六〕覽偉草之敷英：「覽」，原誤「始見」，據四庫本改。
〔一九七〕慕君子之弘覆兮超託軀於朱庭：「兮超託」，原紙殘，此據四庫本。
〔一九八〕茂此翠莖：「此」，原誤「比」，據四庫本改。
〔一九九〕丰茸十步：「茸」，原作「茲」，據四庫本改。
〔二〇〇〕蘭陵為縣：「縣」原誤「操」，據四庫本改。
〔二〇一〕林塘坐曛：「曛」原作「熏」，據四庫本改。
〔二〇二〕未艾：「未」，原誤「朱」，據四庫本改。
〔二〇三〕適越：「越」原誤「起」，文苑英華卷一四七同，四庫本誤「怨」，據楊炯集卷一改。
〔二〇四〕懸車舊館：「懸車舊」，原紙殘，此據四庫本。
〔二〇五〕循階除而下望：「而」原脫，據四庫本補。
〔二〇六〕思握之兮猶未得：「思握」，原紙殘，此據四庫本。
〔二〇七〕幽蘭之歌：「幽蘭」，原紙殘，此據四庫本。

〔二〇八〕休光：「休」原誤「体」，據四庫本改。
〔二〇九〕昔聞：原紙殘，此據四庫本。
〔二一〇〕綠葉枯：原紙殘，此據四庫本。
〔二一一〕行春：「行」，原誤「公」，據四庫本改。
〔二一二〕息焉其陰：「陰」原誤「英」，據四庫本改。
〔二一三〕委於薪燎：「燎」下原有「之處」，據四庫本删。
〔二一四〕枯槁：「槁」原作「稿」，據四庫本改。
〔二一五〕余之從子也：「余」原誤「奈」，據四庫本改。
〔二一六〕鳴秋風以蕭蕭「以」原作「之」，據四庫本改。
〔二一七〕綠葉緗蒂：「蒂」原誤「帶」，據四庫本改。
〔二一八〕按：幽蘭賦「送客金谷」至本文「節勁」，原錯裝在前瑞沉寶峰頌之後，據四庫本移正。
〔二一九〕香濃蘭桂：此下原有「芳馥使」，據四庫本删。
〔二二〇〕靈山霧歇藹藹林樾：「歇藹藹」，原紙殘，此據四庫本。
〔二二一〕濁：原誤「渴」，據四庫本改。
〔二二二〕空峒：「峒」，原作「洞」，據四庫本改。
〔二二三〕搴芳：「芳」，原紙殘，四庫本作「兮」，據文苑英華卷一四三改。
〔二二四〕巧勞智：「巧」，原作「考」，據四庫本改。
〔二二五〕體剝澤：原紙殘，此據四庫本。
〔二二六〕能鳴則危於俎羞：「能」，原誤「孤」，據四庫本改。
〔二二七〕奚此木之不終獨隱見而罹憂：「奚」，原作「其」，據四庫本改；「終獨隱見」原紙殘，此據四庫本。
〔二二八〕林丘：「丘」原誤「立」，據四庫本改。
〔二二九〕紜紜品物：「紜紜」，原作「紛紛」，據四庫本改。
〔二三〇〕疑誤：原無，此處似有誤，四庫本有此小注，據補。

〔二三一〕鶴骨：「骨」原作「首」，據四庫本改。
〔二三二〕小孤：「孤」，原作「姑」，據四庫本改。
〔二三三〕面壁：原紙殘，此據四庫本。
〔二三四〕此於：「於」原作重文符，據四庫本改。
〔二三五〕一往：「往」原誤「德」，據四庫本改。
〔二三六〕便於奏事：「於」，原作「其」，據四庫本改。
〔二三七〕大不類也：「大」原無，「不」下有一空格，據四庫本改。
〔二三八〕貯龍隱：原紙殘，此據四庫本。
〔二三九〕而見錄：原紙殘，此據四庫本。
〔二四〇〕粉骨：「骨」原作「首」，據四庫本改。
〔二四一〕世有疑似：「疑似」原倒，據四庫本改。
〔二四二〕況稱謂之不爽稽形質而寔類者哉：原作「況稱諸之不爽稽形而寔類者哉」，四庫本「諸」下有「木」、「寔」下有「質」，「不爽」作「長」，參香乘卷二十八改。
〔二四三〕馬齒：「齒」原作「花」，據四庫本改。
〔二四四〕名實相叛：「叛」，原作「反」，據四庫本改。
〔二四五〕高位：「位」原作「存」，據四庫本改。
〔二四六〕餌醯醬而：原紙殘，此據四庫本。
〔二四七〕卧籧篨：「卧」原脫，據四庫本補。
〔二四八〕俗燕：原紙殘，此據四庫本。
〔二四九〕若將有人：「若」原無，據四庫本補。
〔二五〇〕探般倕之妙旨：「探」，藝文類聚卷七十、太平御覽卷七百三、洪芻香譜卷下引此賦均作「經」，疑是。此或系涉上文「深」而誤。「般」原誤「衆」，據上引各書改。
〔二五一〕按：雞舌香賦「蝨脚之書」至此，原無，據四庫本補。
〔二五二〕合歡襦：原紙殘，此據四庫本。

〔二五三〕披書古芸馥：「芸」原誤「芝」，據四庫本改。
〔二五四〕守帳燃香暮：原作「守帙然香葉」，此據四庫本。
〔二五五〕焚香破今夕：「焚」原作「燒」，據四庫本改。
〔二五六〕吳均：「吳」原誤「英」，據四庫本改。
〔二五七〕金爐蘭麝香：「蘭」原作「蕑」，據四庫本改。
〔二五八〕賈至：原誤「杜」，據四庫本改。
〔二五九〕繡屏銀鴨香蓊濛温庭筠：「屏銀」原紙殘，此據四庫本；「庭筠」原脱，據四庫本補。
〔二六〇〕微風不：原紙殘，此據四庫本。
〔二六一〕燕寢：「寢」原誤「請」，據四庫本改。
〔二六二〕躁欲生五兵：「躁」，原誤「蹂」，據四庫本改。
〔二六三〕隱几香一炷：「一」原誤「二」，據四庫本改。
〔二六四〕誰能入吾室：「入吾」原作「吾吾」，據四庫本改。
〔二六五〕香歸銜泥燕：「燕」，原誤「嚥」，據四庫本改。
〔二六六〕不惟睡鴨春閒：「不惟睡」，原紙殘，此據四庫本。
〔二六七〕海上有人逐臭：「逐臭」原紙殘，此據四庫本。
〔二六八〕且令鼻觀先參：「且」、「鼻觀先」，原紙殘，此據四庫本。
〔二六九〕萬卷明窗小字：「萬」原作「單」，據四庫本改。
〔二七〇〕一柱烟消火冷：「烟」原作「香」，據四庫本改。
〔二七一〕半生身老心閒：「身老心」，原紙殘，此據四庫本。
〔二七二〕次韻答子瞻山谷：原脱，據四庫本補。
〔二七三〕九衢塵裏偷閒：「裏」，原作「悉」，據四庫本改。
〔二七四〕按：此二首為蘇軾詩，此失名。
〔二七五〕隔牆知是曹參：「隔」原誤「融」，據四庫本改。
〔二七六〕丹青已是前世：「是」原誤「非」，據四庫本改。

〔二七七〕數行誰似高閒：「似高」原誤「是亭」，據四庫本改。

〔二七八〕東坡持是壽卯君：「卯」原誤「邦」，據四庫本改。

〔二七九〕國恩當報敢不勤：「敢不」原倒，據四庫本改。。

〔二八〇〕爾來白髮不可耘：「爾」。原作「迩」，據四庫本改。

〔二八一〕東坡：原脫，據四庫本補。

〔二八二〕誰信吳兒是木腸：「腸」原誤「場」，據四庫本改。

〔二八三〕山下曾逢化松石：「化」原作「花」，據四庫本改。

〔二八四〕早知百和俱灰燼：「知」，原紙殘，此據四庫本。

〔二八五〕一尊風月身無事千里耕桑歲共秋：「事千里」，原紙殘，此據四庫本。

〔二八六〕靈芬一點靜還通：「芬」原作「分」，據四庫本改。

〔二八七〕東風欺人底薄相：「人」原作「入」，據四庫本改。

〔二八八〕不學朱門醉公子：「公子」原紙殘，此據四庫本。

〔二八九〕鴨爐烟裡逞風標：「烟」原作「香」，據四庫本改。

〔二九〇〕入我香奩境界中：「入我」原紙殘，此據四庫本。

〔二九一〕劉子翬：此詩見宋劉子翬屏山集卷十九，則「暈」當作「翬」。

〔二九二〕鈿雲蟠蟠牙比魚：「鈿」原誤「細」，據四庫本改。

〔二九三〕漳宮舊樣博山爐：「漳」原作「章」，據四庫本改。

〔二九四〕八鸞藺綿小分炷：「八」原誤「入」，據四庫本改。

〔二九五〕柏梁已失栽桃魂：「栽桃」原誤「載姚」，據四庫本改。

〔二九六〕楊廷秀：「廷」原作「庭」，四庫本作「廷」，此詩見於楊萬里誠齋集卷八，萬里字廷秀，據改。

〔二九七〕不文不武火力均：「力」原誤「刀」，據四庫本改。

〔二九八〕閉閣下簾風不起：「閉閣下」原紙殘，此據四庫本。

〔二九九〕不奈此香殊嫵媚呼兒急取蒸木犀：「媚呼兒」，原紙殘，此據四庫本。

〔三〇〇〕于今醒心然：「心」原作「也」，據四庫本改。

〔三〇一〕爐香裊孤碧雲縷霏數千：「碧雲縷」原紙殘，此據四庫本。
〔三〇二〕博山惟有一香爐：「香」原作「博」，據四庫本改。
〔三〇三〕祇欠清芬裊坐隅：「隅」原作「阿」，據四庫本改。
〔三〇四〕尋常等：「尋」，原無，據四庫本補。
〔三〇五〕且謝且祈：「且謝」原無，據香乘卷二十八補。
〔三〇六〕上枝似松柏：「枝似松」原紙殘，此據四庫本。
〔三〇七〕順入君懷裡：洪芻香譜卷下、香乘卷二十七，藝文類聚卷七十、明本初學記卷二五引此詩均作「順風入君懷」。
〔三〇八〕四座莫不歡香風難久居：「歡香風」，原紙殘，此據四庫本。
〔三〇九〕蔽虧千種樹：「虧」原作「空」，據四庫本改。
〔三一〇〕礱巄或騰倚：「或」原作「何」，據四庫本改。
〔三一一〕秋雲沒曉天：「曉」原作「燒」，據四庫本改。
〔三一二〕環姿信崿：「信」，原作「泛」，據四庫本改。
〔三一三〕垂袂似含風：「袂」原作「袂」，據四庫本改。
〔三一四〕蘭烟四面充：「充」，原作「沖」，四庫本作「融」，據初學記卷二五、香乘卷二七改。
〔三一五〕沉檀烟起盤紅霧徐昌圖：「檀」原作「香」、「烟起」原倒、「徐昌」原紙殘，此據四庫本。
〔三一六〕晏同叔：「晏同」原作「宴」，據四庫本改。
〔三一七〕按：前「詞」至此原在前「詩句」後，依四庫本移至此。
〔三一八〕木犀：原脫，據四庫本補。
〔三一九〕衰蓮枉誤秋風客：「衰」原作「褰」、「誤」原作「悞」，據四庫本改。
〔三二〇〕王沂孫：原脫，據四庫本補。
〔三二一〕夢深薇露：「薇」，原作「山微」，據四庫本改。
〔三二二〕依稀海峯雲氣：「稀」原作「俙」，據四庫本改。
〔三二三〕幾回嬌半醉：依詞律，「回」下當缺一字，花外集卷一「回」下有「殢」。

〔三二四〕不在著意聞時：「聞時」原作「問」，四庫本作「聞」，香乘卷二十七引作「聞時」。據詞譜，此句六字，句末用韻，此詞押平水四支韻，當有「時」字，據補。

〔三二五〕嫩涼動個些兒：「嫩」原作「漱」、「些」原誤「甾」，俱據四庫本改。

附錄

附錄

附錄一

序跋

「新纂香譜，河南陳敬子中編次。內府元人鈔本。凡古今香品、香異，諸家修製、印篆、凝和、佩薰、塗傅等香，及餅、煤、珠、藥、茶，以至事類、傳、序、銘、說、頌、賦、詩，莫不網羅蒐討，一一俱載。」錢遵王讀書敏求記云云。原書四卷。此從維揚馬氏借得，尚缺後二卷。何時更求別本足之。庶幾珠聯璧合，不亦稱藝林中一快事耶？雍正庚戌冬至前一日識。

（錄自鐵琴銅劍樓舊藏清鈔本卷首）

新纂香譜二卷宋陳敬撰。案敬字子中，河南人。其仕履未詳。原本四卷，此存卷一卷二，爲香品、香異、修製、印篆、凝和諸類。陸平泉云：「凡香品皆產自南方。南，離位，離主火，火爲土母。火盛則土得養。故沈水、旃檀、薰陸之類，皆產於嶺南，表土氣所鍾也。」內經云：「香氣湊脾，火陽也。故氣芬烈。」香之功用如此。是書所采，沈立之、洪駒父香譜；

武岡公庫香譜，張子敬續香譜，潛齋香譜拾遺，顏持約香史，葉庭珪香錄，是齋售用錄，溫氏雜記各種。有熊朋來序。今洪氏香譜已非其舊，餘皆不傳。唯此尚具崖略。存一書以存衆書，則是本足貴也。尚存顏（原誤「顧」，適園藏書志作「顏」，是，據改。）氏香史、葉氏香譜兩序。歲次强圉大荒落如月，吴興張鈞衡跋。

（錄自適園叢書本卷末）

潘景鄭著研樓讀書記

明鈔本河南陳氏香譜

明鈔本新纂香譜四卷，題河南陳敬子中編次。前有至治壬戌彭蠡鈞徒熊朋來序，次長沙梅花溪道人李琳序，次洪氏香譜序，次顏氏香史序，次葉氏香錄序。四庫著錄洪氏香譜二卷及此書，餘皆不傳。按陳氏斯編，實博采洪、顏、沈、葉諸譜以下凡十一家，彙為一編，蘭蕙芳杜，蓋備於斯帙矣。嘗謂古無焚香之事，說文：「香，芳也。從黍從甘。」書稱「至治馨香」、「明德惟馨」，春秋傳曰「黍稷馨香」，蓋以黍稷之馨，可以薦之上帝，而非別有隱几炷香之舉。漢以後，外域漸取入貢，而香之名始覩於百家傳記中，然亦不過藉以佐閨房燕寢玩好之具而已。自道家者流，罏霏晝永，以參漳法，妄謂可通神明；而衣冠之士，稍稍效習，服媚玩多，名目益繁。南海特產，遂徧中原，而好事者遴別異同，彙為譜牒，張皇粉飾，益令人目眩神迷矣。然魏武猶禁家內不得熏香；謝玄佩香囊，安石患之，蓋自古雄才傑士，羞昵熏爐，誠以此足以頹喪氣志，不作無益害有益耳。至如荀令君之坐香三日，梅學士之撮袖放香，此其縱情自好，抑不足以為世法耳。陳氏此譜，雖盡兩世薈萃之功，然自來未見傳刻，特後賢以此無裨實用，不欲以之垂久耳。此本猶是明人傳鈔，當亦富貴中好事者所為，予特以前代手迹，姑存諸篋衍而已。若曰探究本末，以廣異聞，此錦韝紈綺之樂，非所敢及也。戊寅十月二日。

（錄自著研樓讀書記）

附錄二

著錄

清錢曾錢遵王述古堂藏書目錄

陳敬香譜四卷四本內府元人抄本

（錄自錢遵王述古堂藏書目錄卷六子器玩類）

清錢曾也是園藏書目

陳敬香譜四卷

（錄自也是園藏書目卷二史部貨寶器用類）

清錢曾讀書敏求記

陳氏香譜四卷

新纂香譜，河南陳敬子中編次。內府元人鈔本。凡古今香品、香異，諸家修製、印篆、凝和、佩薰、塗傅等香，及餅、煤、器、珠、藥、茶，以至事類、傳、序、說、銘、頌、賦、詩，莫不網羅搜討，一一俱載。熊朋來序之云：「陳氏香譜，自子中至浩卿，再世乃脱稿……可謂集大成矣。」古人命筆，雖小道不敢聊爾成書。今人偶撮一二零斷香譜，刊入類書中，沾沾誇詡，真不滿鬻香長者之一笑也。書館琴窗，蕭晨良夜，靜對此譜，如燒大象藏香一丸，興光綗雲覆，甘露味國，爾時鼻觀先參者，爲何如也。

（錄自讀書敏求記卷二之中器用類）

清陳揆稽瑞樓書目

陳氏香譜二卷舊鈔殘本 二冊

（錄自稽瑞樓書目小樹叢書）

清紀昀四庫全書總目

香譜四卷江蘇巡撫採進本

宋陳敬撰。敬字子中，河南人。其仕履未詳。首有至治壬戌熊朋來序，亦不載敬之本末。是書凡集沈立、洪芻以下十一家之香譜，彙爲一書。徵引既繁，不免以博爲長，稍踰限制。若香名、香品、歷代凝和製造之方，載之宜也。至於經傳中字句偶涉而實非龍涎、迷迭之比，如卷首引左傳「黍稷馨香」寥寥數則，以爲溯源經傳，殊屬無謂。此仿齊民要術首援經典之例而失之者也。其實本出經典之事，乃往往挂漏。如「鬱金香」載説文之説，而周禮鬱人條下鄭康成之註，乃獨遺之。則又舉遠而略近矣。然十一家之譜，今不盡傳。敬能薈稡羣言，爲之總匯。佚文遺事，多賴以傳，要於考證，不爲無益也。

（録自四庫全書總目卷一一五子部譜録類）

清瞿鏞鐵琴銅劍樓藏書目録

新纂香譜二卷舊鈔本

宋陳敬撰。原書四卷，此存卷一、卷二，爲香品、香異、修製、印篆、凝和諸類。舊爲文瑞樓藏本。從小玲瓏山館馬氏假得傳鈔者，當時已非全帙矣。是書所採，有沈立之、洪駒父香譜；武岡公庫香譜，張子敬續香譜，潛齋香譜拾遺，顔持約香史，葉庭珪香録，是齋售用録，溫氏雜記各種，今皆不傳。存一書以存衆書，則是本足貴也。有熊朋來序、洪氏香譜序、顔氏香史序、葉氏香録序。卷首有「文瑞樓藏書記」朱記。

（録自鐵琴銅劍樓藏書目録卷十六子部譜録類。）

張鈞衡適園藏書志（繆荃孫代）

新纂香譜二卷傳鈔本

宋陳敬撰。敬字子中，河南人。原書四卷，此存卷一卷二，爲香品、香異、修製、印篆、凝和諸類。有熊朋來序、洪氏香譜序、顏氏香譜序、葉氏香錄。敏求記著録即此本。今刻入適園叢書。

（録自適園藏書志卷七子部譜録類）

張乃熊莛圃善本書目

香譜四卷元陳敬編　鈔本　四冊　校

（録自莛圃善本書目卷五鈔稿本上舊鈔精鈔本）

邵懿辰、邵章增訂四庫簡明目錄標註

香譜四卷。宋陳敬撰

路有鈔本。

〔續録〕適園叢書本

（録自增訂四庫簡明目録標註卷十二子部譜録類）

附錄三

引用書目

尚書註疏　中華書局影印阮元刻本

毛詩註疏　中華書局影印阮元刻本

春秋左傳註疏　中華書局影印阮元刻本

漢　許慎說文解字　四部叢刊影印宋刻元修本

南朝　宋　范曄後漢書　中華書局標點本
百衲本二十四史影印宋紹興刻本

晉陳壽三國志　中華書局標點本
百衲本二十四史影印宋紹興刻本配宋紹熙刻本

唐　房玄齡晉書　中華書局標點本
百衲本二十四史影印宋刻小字本

南朝　梁　沈約宋書　中華書局標點本
百衲本影印南宋初年浙江翻刻眉山七史本

唐　姚思廉陳書　中華書局標點本
百衲本影印南宋初年浙江翻刻眉山七史本

唐李延壽南史　中華書局標點本
百衲本影印元大德刻本

後晉劉昫（舊）唐書　中華書局標點本
百衲本影印宋紹興刊本配明嘉靖聞人銓刻本

宋歐陽修（新）唐書　中華書局標點本
百衲本影印南宋初年刻本

宋薛居正著、清邵晉涵輯舊五代史	中華書局標點本
	百衲本影印民國嘉業堂刻本
宋歐陽修五代史記	中華書局標點本
	百衲本影印元覆刻宋慶元刻本
元脫脫宋史	中華書局標點本
	百衲本影印元至正刻本配明成化刻本
宋李心傳建炎以來繫年要錄	中華書局排印本
國語	上海古籍出版社一九七八年排印本
清孫星衍等輯漢官六種	中華書局一九九〇年排印本
唐杜佑通典	中華書局一九八八年標點本
宋鄭樵通志二十略	中華書局排印本
清錢曾也是園藏書目	影印清咫進齋鈔本
清錢曾錢遵王述古堂藏書目錄	影印民國七略盦鈔本
清錢曾撰、章鈺校證讀書敏求記校證	上海古籍出版社二〇〇七年排印本
清紀昀四庫全書總目	中華書局影印本
清陳揆稽瑞樓書目	滂喜齋叢書本
清瞿鏞鐵琴銅劍樓藏書目錄	上海古籍出版社二〇〇〇年排印本
清邵懿辰、邵章增訂四庫簡明目錄標註	上海古籍出版社一九七九年排印本
張鈞衡適園藏書志	原刻本
張乃熊芷圃善本書目	廣文書局影印傳抄本
潘景鄭著研樓讀書記	遼寧教育出版社二〇〇二年版
唐玄奘大唐西域記	宋安吉州思溪法寶資福禪寺刻大藏經本
	金刻大藏經本

唐蘇敬等新修本草	日本大阪本草刊行會一九三六年影印日本藏舊鈔本
	羅振玉一九〇一年影印影鈔日本藏舊鈔本
	傅雲龍籑喜廬叢書影刻日本藏舊鈔本
宋唐慎微經史證類大觀本草	一九〇四年柯逢時影刻本
宋唐慎微經史證類備用本草	宋嘉定四年劉甲刻本
宋唐慎微重修政和經史證類備用本草	蒙古定宗四年張存惠晦明軒刻本
唐段成式酉陽雜俎	中華書局一九八一年排印本
唐孫棨北里志	古典文學出版社一九五七年排印本
五代王仁裕開元天寶遺事	中華書局二〇〇六年排印本
宋蘇軾物類相感志	四庫全書存目叢書影印明抄本
宋歐陽修歸田錄	中華書局一九九七年排印本
宋高似孫緯略	墨海金壺本
宋朱勝非紺珠集	明天順刻本
漢郭憲別國洞冥記	漢魏叢書本
晉王嘉拾遺記	漢魏叢書本
梁任昉述異記	漢魏叢書本
唐蘇鶚杜陽雜編	中華書局一九五八年排印本
宋曾慥類說	明天啟刻本
宋洪芻香譜	整理本
明周嘉胄香乘	明末刻本
	景印文淵閣四庫全書本
唐歐陽詢藝文類聚	宋刻本
	上海古籍出版社排印本

唐徐堅初學記	宋刻本
	中華書局排印本
宋李昉太平御覽	中華書局一九六〇年影印本
	清嘉慶鮑崇城刻本
錦繡萬花谷	宋刻本
宋謝維新古今合璧事類備要	宋刻本
宋祝穆新編古今事文類聚	元刻本
宋陳元靚事林廣記	中華書局一九六三年影印元刻本
元陰時夫新增說文韵府群玉	元大德刻本
明彭大翼山堂肆考	景印文淵閣四庫全書本
宋李昉太平廣記	中華書局一九六一年排印本
正統道藏續道藏	影印明刻本
宋普濟五燈會元	中華書局一九八四年排印本
中華大藏經	中華書局一九九六年版
宋朱熹楚辭集註	上海古籍出版社、安徽教育出版社二〇〇一年排印本
唐柳宗元增廣註釋音辨唐柳先生文集	四部叢刊影印元刻本
唐楊炯楊炯集	中華書局一九八〇年排印本
宋蘇軾撰、孔凡禮點校蘇軾詩集	中華書局一九八二年標點本
宋蘇軾撰、孔凡禮點校蘇軾文集	中華書局一九八六年標點本
宋黃庭堅黃庭堅詩集注	中華書局二〇〇三年排印本
宋周紫芝太倉稊米集	景印文淵閣四庫全書本
宋陳與義陳與義集	中華書局一九八二年排印本
宋楊萬里著、辛更儒箋校楊萬里集箋校	中華書局二〇〇七年排印本
清嚴可均全上古三代秦漢三國六朝文	中華書局一九六〇年影印本

逯欽立先秦漢魏晉南北朝詩　中華書局一九八三年排印本
南朝梁蕭統文選　上海古籍出版社排印本
南朝陳徐陵玉台新詠箋註　中華書局一九八五年排印本
宋李昉文苑英華　中華書局影印宋刻配明刻本
宋郭茂倩樂府詩集　中華書局一九七九年排印本
全唐詩　中華書局一九六〇年排印本
清董誥等編全唐文　中華書局一九八三年影印本
北京大學古文獻研究所全宋詩　北京大學出版社一九九五年版
四川大學古籍整理研究所全宋文　上海辭書出版社、安徽教育出版社二〇〇六年版
上海師範大學古籍整理研究所全宋筆記　大象出版社二〇〇三年至二〇一三年版
唐圭璋輯、王仲聞補訂全宋詞　中華書局一九七九年排印本
宋蘇軾著鄒同慶、王宗堂校注蘇軾詞編年校註　中華書局二〇〇二年排印本
宋王沂孫花外集　上海古籍出版社一九八八年排印本

後記

《夢粱錄》卷十九：『燒香點茶，掛畫插花，四般閒事，不宜累家。』品香、點茶、掛畫和插花，可見宋人生活之點滴。其中品香一事逐漸發展形成一套程式，成為當時上層社會的社交活動。香事東傳日本後，更成為日本特有的『香道』。

隨著國家經濟的發展，國人生活日漸穩定，『品香』又已成為衆人的雅好。各類有關香事的書籍日漸增多，如『沉香』、『香具』及『合香』等等，但是留存至今的《香譜》較少受注視，蓋因《香譜》一書，洪氏和陳氏的《香譜》版本較多，目今尚欠缺經過整理的點校本。

有見及此，我們著手計劃出版一個較為完善的『點校本』《香譜》。二〇一一年，我們經過詳細的探討後，決定與西北師範大學的文史學院合作，由本樓提供經費，由碩士研究生沈暢負責整理點校。

前期工作，主要是由沈暢負責，承接項目後，他奔赴全國各地圖書館，遍查洪陳二人《香譜》的各種版本，並著手構建點校本的框架，用功最勤。

後期工作，集中於全書文字及標點整理再校整理工作，由本樓蔣白浪負責。本書排版工作則由溫國輝主持。

另外，我們尤其要感謝的是，上海復旦大學古籍所吳格老師，於百忙之中通閱全文，為本書審稿，並提供寶貴意見；滬上清祿書院吳清老師、台灣藝術大學劉靜敏老師和香港演藝文化界林夕先生，則為本書撰寫序文；台灣葉一豐先生查閱台灣方面的《香譜》版本，我們在此一一致謝！

本書點校工作繁重，加之我們學識水平有限，疏失之處，尚希廣大讀者批評指正。

承真樓創辦人蔣靄玲乙未